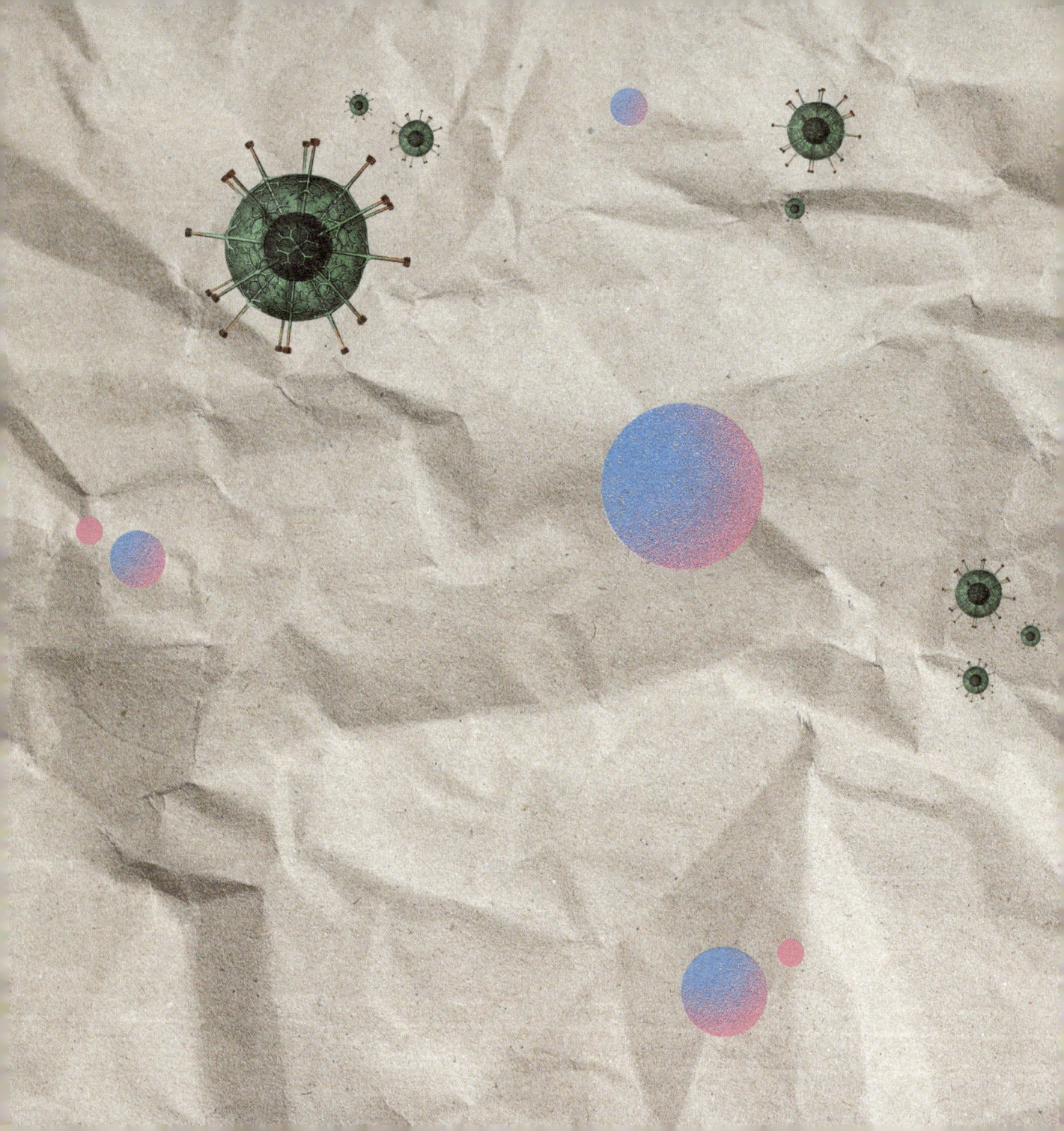

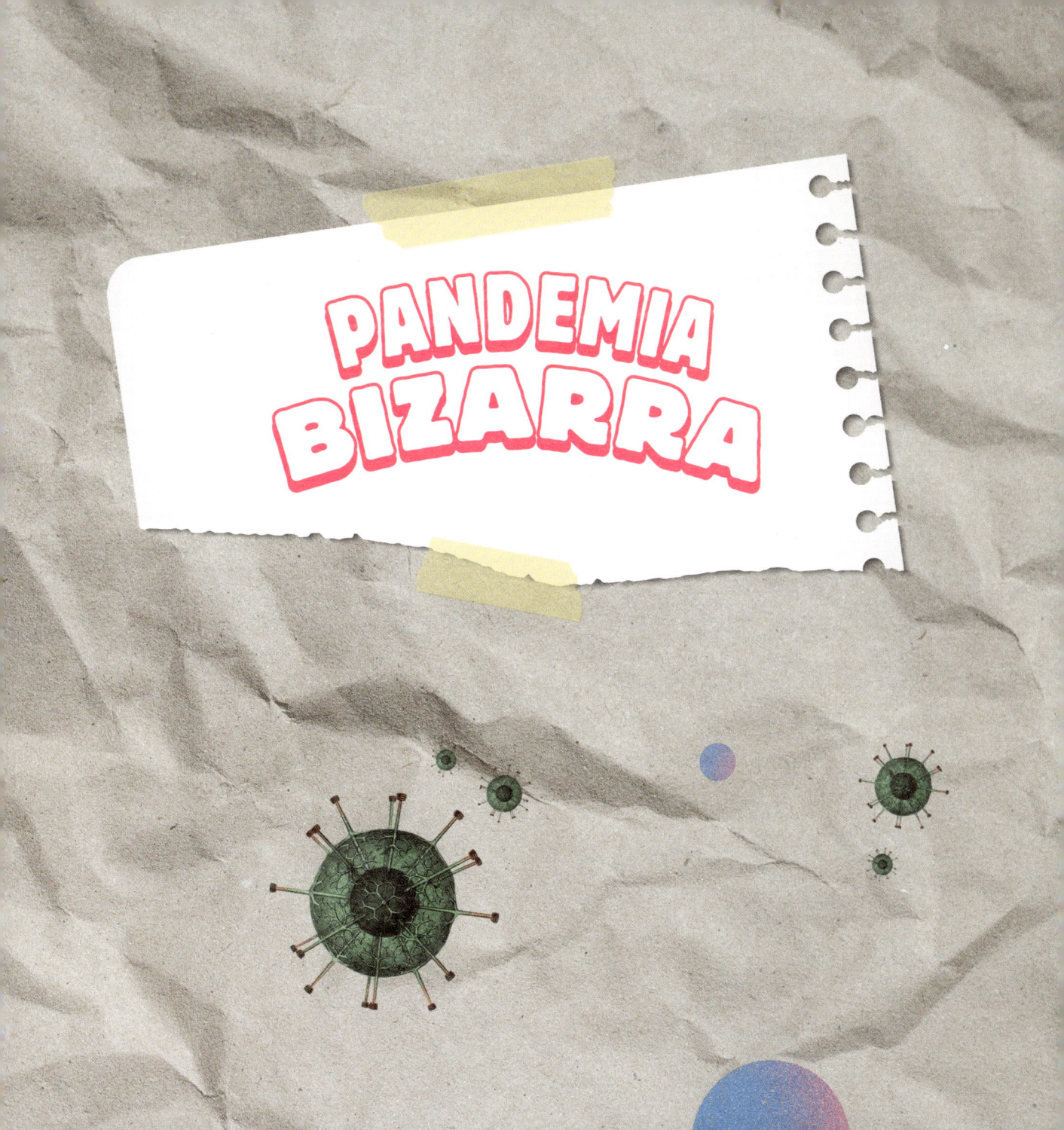

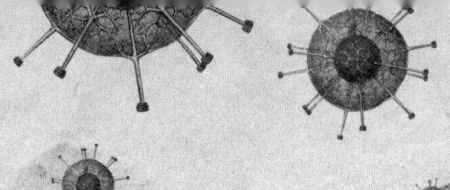

© 2020, Alejandro Rosas
© 2020, Julio Patán

Diseño de portada: Planeta Arte y Diseño / Eduardo Ramón Trejo
Ilustración de portada: Eduardo Ramón Trejo
Diseño de portadas de la colección: Music for Chameleons / Jorge Garnica
Fotografía de contraportada: © Blanca Charolet
Ilustraciones y collage: Eduardo Ramón Trejo
Diseño de interiores: Diana Urbano Gastélum

Derechos reservados

© 2020, Editorial Planeta Mexicana, S.A. de C.V.
Bajo el sello editorial PLANETA M.R.
Avenida Presidente Masarik núm. 111,
Piso 2, Polanco V Sección, Miguel Hidalgo
C.P. 11560, Ciudad de México
www.planetadelibros.com.mx

Primera edición en formato epub: noviembre de 2020
ISBN: 978-607-07-7161-3

Primera edición impresa en México: noviembre de 2020
ISBN: 978-607-07-7150-7

No se permite la reproducción total o parcial de este libro ni su incorporación a un sistema informático, ni su transmisión en cualquier forma o por cualquier medio, sea este electrónico, mecánico, por fotocopia, por grabación u otros métodos, sin el permiso previo y por escrito de los titulares del *copyright*.

La infracción de los derechos mencionados puede ser constitutiva de delito contra la propiedad intelectual (Arts. 229 y siguientes de la Ley Federal de Derechos de Autor y Arts. 424 y siguientes del Código Penal).

Si necesita fotocopiar o escanear algún fragmento de esta obra diríjase al CeMPro (Centro Mexicano de Protección y Fomento de los Derechos de Autor, http://www.cempro.org.mx).

Impreso en los talleres de Litográfica Ingramex, S.A. de C.V.
Centeno núm. 162-1, colonia Granjas Esmeralda, Ciudad de México
Impreso y hecho en México - *Printed and made in Mexico*

Alejandro ROSAS Julio PATÁN

PANDEMIA BIZARRA

LA CUARENTENA QUE NO QUIERES RECORDAR

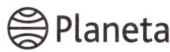

Planeta

ÍNDICE

EL AÑO QUE VIVIMOS EN PELIGRO 8
MI PANDEMIA: ALEJANDRO ROSAS 10
MI PANDEMIA: JULIO PATÁN 12

1. Llévelo, llévelo, bara, bara 14
2. Historia del alcalde y el ataúd 16
3. La silla embrujada 18
4. ¡Virgencita, plis! 21
5. Qué gusto de volverte a ver 24
6. Y es verdad, soy un payaso 26
7. Se rifan aviones 28
8. El planeta de los simios 31
9. Conspiracionitis 34
10. No beban cloro 36
11. Peque ahora, pague después 38
12. Aflójate el cinturón 41
13. El muerto al foso y el vivo al gozo 42
14. «Detente enemigo, el corazón de Jesús está conmigo» 45
15. Se vende líquido de las rodillas 48
16. «¡Tubo, tubo, tubo!» 50
17. Una epidemia de bautizos 52
18. El arte del cubrebocas 54
19. Buscando un amigo para el fin del mundo 56
20. Coctelería pandémica 58
21. El primer día del resto de nuestras vidas 60
22. Nosotros los pobres, ustedes los ricos 62
23. De dientes para afuera 64
24. La nueva normalidad 66
25. ¡Fue niña! 69
26. Tan bien que íbamos 70
27. ¡Ay, mis hijos! 72
28. Nada detiene al amor 75
29. Sex symbol 76
30. Vive la vida loca 79
31. El Grito 80
32. El privilegio de ser Bartlett 82

33 La no primera dama canta 85
34 El Buen Fin 86
35 El mesías brasileño 88
36 Las que usted guste, señor presidente 90
37 El castigo de Dios 92
38 Los marcianos llegaron ya 94
39 Cuenta hasta diez 96
40 El virus no existe 98
41 La fiesta covid del gabinete 101
42 Noche de graduación 102
43 El pararrayos 105
44 Viejos los cerros 106
45 El pez por sus dos bocas muere ... 109
46 La Santa Muerte vs. la Antorcha de Cristo 112
47 Ni muerto, ni de parranda 115
48 Susana Babich 116
49 Los incorruptibles 118
50 La desaparición de las momias de Guanajuato 120
51 Pégale al gordo 122

52 Los famosos hablan 124
53 Bomberito Juárez 126
54 El Rambo de la 4T 128
55 Un palacio en los cielos 130
56 Se ve, se siente, el narco está presente 132
57 El chiste se cuenta solo 134
58 El No doctor no doctor 136
59 La que se lleva se aguanta 138
60 Putla, pueblo mágico 140
61 El Mordisco Tour 142
62 Los idiotas de siempre 144
63 Una industria que sí prospera 146
64 «Y la fiesta comenzó» 148
65 El milagro del amor 151
66 Un líder de talla mundial 152
67 La ignorancia 1, la razón 0 154
68 ¡No! Con la esperanza no 157
69 Un premio para el presidente 160
70 #LadyIdiota 162
71 De mi casa para el mundo 164
72 El último tlatoani 167

EL AÑO QUE vivimos en PELIGRO

El 2020 agarró a la humanidad en fuera de lugar. Nadie esperaba una pandemia, mucho menos una cuarentena tan larga, ni un confinamiento 24 x 7 con la pareja, con la familia, con los hijos, con perros y gatos, o con la soledad. Nadie estaba preparado para el coronavirus, ni para hacer la cocina todos los días. Y como nadie lo imaginaba, el mundo entero cayó en una realidad bizarra permanente.

Un grupo de presidentes que fracasaron con todo éxito al enfrentar la pandemia; teorías de la conspiración que hacen palidecer a los terraplanistas; los remedios más insospechados, que incluyen desde ajos y cebollas hasta cloro y dietas veganas; bautizos, bodas, graduaciones y sepelios vía *streaming*… o no; teibols convertidos en restaurantes de comida rápida con baile incluido; temblores, erupciones volcánicas, ovnis, un meteorito que atraviesa el cielo de Monterrey y un huracán nivel 4; criaturas fantásticas como el hombre lobo o la Llorona en los pueblos mexicanos; Vírgenes sobrevolando los cielos de América Latina; guerra a muerte contra los cubrebocas; fiestas covid con todo y apuestas; centros comerciales repletos al levantarse el confinamiento; cursos en línea, conversatorios —infame palabra— y *webinars*; deportes en vivo pero sin público; la NBA —el basquetbol gringo— en una verdadera burbuja; los estadios vacíos, pero las tribunas llenas de rostros virtuales; conciertos, obras de teatro y películas *on line*.

Y junto a lo que vivía el mundo, el México bizarro también pasó lista con la rifa del avión presidencial que no incluía el avión; la ceremonia del Grito sin gente en el Zócalo; el satánico doctor Gatell y sus cuentos chinos; la no primera dama inaugurando una exposición en París o demostrando que cantar no es muy lo suyo; el presidente que se defiende con estampitas religiosas y la fortaleza de nuestros ancestros, y que no cree en la ciencia ni en la tecnología porque son neoliberales; los diputados lambiscones; el Instituto para Devolverle al Pueblo lo Robado en el que roban; los premios de la rifa que nunca llegaron a los ganadores; el narco que puso un hospital covid y otorgó préstamos a la palabra; los abrazos, no balazos; la infame ley seca; las compras por internet y el «Cielito lindo» por las noches.

De todo esto y más trata este libro, que nació en una abominable reunión en Zoom, con harto whisky y en pleno confinamiento. En la misma línea editorial de *México bizarro*, bajo la misma premisa de que lo absurdo es parte de nuestra cotidianidad, también, bajo la sombra del Señor de las Tinieblas, nuestro editor, Gabriel Sandoval, surgió la idea de no dejar que se pierdan todas esas historias de la pandemia que marcaron a la humanidad en 2020.

Así que bienvenidos a este mundo bizarro, el del año en que vivimos en peligro.

Julio Patán
Alejandro Rosas

Octubre de 2020

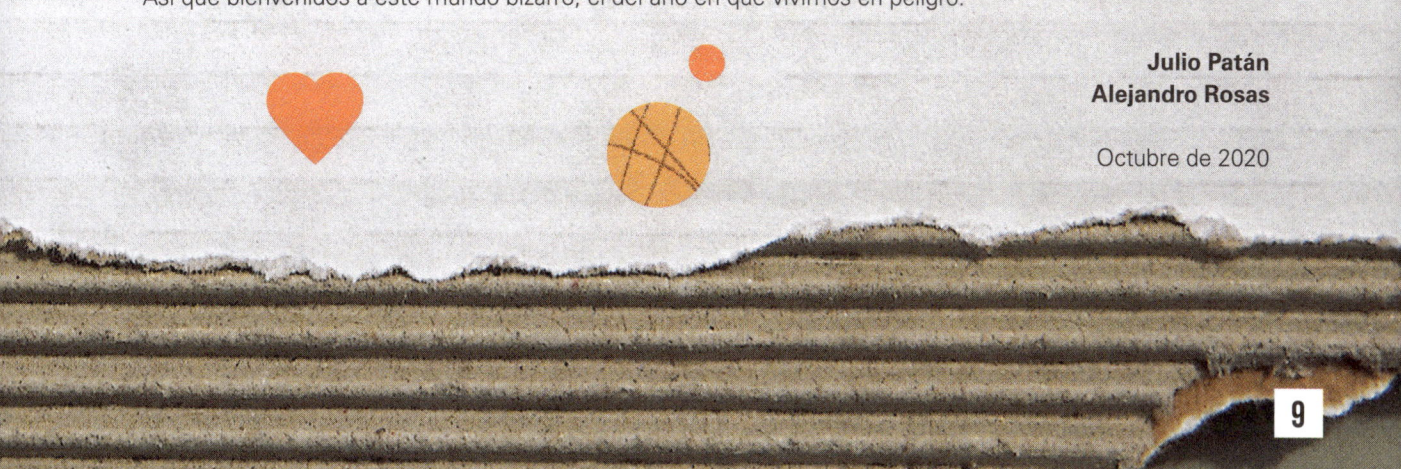

Mi PANDEMIA

Cuando mi querido Julio Patán dijo: «Estoy horneando un panqué de plátano» y el Señor de las Tinieblas, nuestro editor, comentó muy ufano: «Yo estaba horneando un panqué de naranja, pero la próxima vez creo que prepararé una gelatina de frutos rojos», pensé: «Chale, ya nos cargó la chingada».

Apenas comenzaba la pandemia y mis amigos ya habían liberado su lado femenino en grado superlativo; además era nuestro primer Zoom —no la chinguen—, ¿qué podía esperar para las siguientes ocasiones?: ¿consejos para evitar el cochambre?, ¿cómo hablarles a mis plantas?, ¿cómo planchar mis camisas?

Confieso que en un momento de dudas intenté seguir sus pasos, pero luego de que mi primer panqué terminó hecho un carbón me dije: «¿A quién quiero engañar?». Así que decidí hacer frente a la pandemia al más puro estilo Rosas: como todo un cavernario haciendo lo mínimo necesario para que mi departamento no pareciera una pocilga, bebiendo tantas veces como el cuerpo me lo pidiera y a la hora que me lo pidiera, en shorts —porque por fortuna nos tocó en primera instancia la maldita primavera y después el verano peligroso—, cocinando lo básico y declarándole la guerra a la puta cocina durante todo 2020 (prometo odiarla hasta la consumación de los tiempos). Mi único objetivo fue muy simple: sobrevivir, ya luego me preocuparía del mundo.

Como desde el principio estaba convencido —lo sigo estando— de que no nacería un mundo mejor de esta pandemia, ni la humanidad haría conciencia sobre sí misma y continuaríamos siendo ambivalentes, mostrando lo mejor y lo peor de nosotros, siendo mezquinos y egoístas pero también generosos y empáticos, ni para qué buscarle.

Si la humanidad no aprendió nada de la Segunda Guerra Mundial —a 75 años de su finalización—, el conflicto más devastador de la historia universal por el número de víctimas y la destrucción, ¿por qué debería ser distinto en esta ocasión? A lo mucho aprenderíamos a usar el cubrebocas y a lavarnos bien las manos, pero seguiríamos odiando, repudiando y siendo intolerantes, como lo dicta nuestra naturaleza.

Así que con la convicción de que no sería una mejor persona después de la pandemia, opté por no tomar cursos de nada, ni aprender idiomas, ni inscribirme a diplomados, ni a *webinars* —¡qué güevinar!—, ni intenté cocinar de nuevo, ni presté atención a las frases motivacionales que pululan en redes sociales —filosofía de banqueta, pues—, ni me conmoví con videos como en el que varios actores de Hollywood nos recetaron la peor interpretación de la historia de la canción «Imagine» o la mexicanísima imitación pero con «Cielito lindo» (sí, todo puede empeorar). Lo más que hice fue salir a caminar una hora diaria con Simur y Helga, mis compañeros de andanzas.

Creo que esta pandemia estaba hecha para mí: vivo solo desde hace 10 años y estoy muy a gusto; mis hijos ya son adolescentes y están en su rollo; he trabajado en casa desde 2002, así que solo me senté a contemplar cómo ardía el mundo, particularmente en redes sociales. Usé mil veces Uber Eats y Rappi, me comprometí con Netflix, Amazon, HBOgo, AppleTV y todas las plataformas habidas y por haber; me desvelaba, me despertaba muy tarde, a veces no me bañaba, organizaba mi propio karaoke con mis hijos cuando se quedaban conmigo y además tenía fe en que llegara el apocalipsis zombi, pero nunca se me hizo.

Mis únicos dos logros pandémicos fueron armar un set de *The Walking Dead* —para los conocedores, era la habitación de El Gobernador— y el Saturno V de 1969 piezas que lanzó Lego el año pasado para conmemorar los 50 años de la llegada del hombre a la Luna. Por lo demás, dediqué mi tiempo a hacerles compañía a los únicos extranjeros que me cayeron de perlas en esta temporada: Macallan, Bushmills y Talisker.

Enfermé de covid en el mes de agosto y sí, estuvo de la chingada, particularmente el dolor de cabeza y del cuerpo, pero no fue mi peor momento durante la pandemia. Confieso que sufrí, lloré, me angustié cuando Cosme, mi gato, se cayó entre la barda de mi condominio y la barda del vecino, y durante 60 horas no tuve noticias de él. Por dos noches salí a los alrededores de mi departamento cual la Llorona, pero en vez de gritar «Ay, mis hijos», con la voz entrecortada gritaba «¡Cooooosme! ¡Cooosme!», y cuando ya lo daba por perdido, finalmente regresó. Sufrí al más puro estilo de Sara García en cualquiera de sus películas de la época de oro del cine mexicano.

Cada uno ha vivido su propia pandemia y, es un hecho, todos hemos perdido algo, lo más grave: un familiar, un amigo, un conocido; lo menos dramático: un viaje, una oportunidad de trabajo, un amor; pero lo cierto es que nadie estaba preparado para esto y no ha sido fácil para nadie.

Yo no tengo queja; enterré familiares por causas ajenas al covid, apoyé a mis amigos que también sufrieron pérdidas; me he podido reunir con Patán y con el Señor de las Tinieblas acompañados por Susana Distancia —ahora cocinan para mí, yo siempre ganando…—; redescubrí a mi familia a través del Zoom, hasta que mi papá volvió a ser mi papá y un buen día dijo: «¿Para qué nos vemos tanto?».

Me preocupé cuando mi hermana y su familia enfermaron de covid, luego me tocó a mí y junto a eso el destino me sorprendió con varios proyectos que jamás hubiera imaginado que cuajarían ante la crisis económica que se avecina; pero además de todo, entre whiskys y tequilas, en una noche muy alcoholizada de Zoom, como ya es costumbre en nuestra historia, el Señor de las Tinieblas nos echó a andar a Patán y a mí, y nació este libro.

Quién sabe qué nos depare el destino, pero por lo pronto digamos juntos: «2021, sorpréndeme».

Alejandro Rosas

Mi PANDEMIA

A diferencia de mi amigo Alejandro Rosas, en el primer año de pandemia no me contagié una vez de covid-19, sino unas 35. Todas en falso, claro: una y otra vez, aparecieron síntomas incuestionables que desaparecieron en el momento en que llegó el resultado negativo a la bandeja de entrada de mi correo, a razón de tres mil y pico de pesos por prueba. Hasta cuatro veces, cada una con más relajación que la anterior —incluso creo que con menos dolores—, he permitido que esos hisopos gigantescos penetren mi nariz, bueno, hasta el fondo. Primer aprendizaje, indirecto: el porno tiene que ser un negocio de lo más exigente. Mis respetos.

También, a diferencia de mi amigo, no aprendí a hornear pan de plátano, porque ese arte mayor ya lo dominaba, pero perfeccioné mi técnica hasta niveles que, créanme, me ponen en el rango de la excelsitud. O, seamos honestos, de la ñoñería *hardcore*. Porque sí, la pandemia me enseñó a abrazar mi ñoño interior. Era terrible. Mientras Alejandro desayunaba barbacoa, bebía martinis a las 11 de la mañana (hablo de un martes) y comía pizza mientras veía peleas de la UFC y partidos de la liga alemana, yo aprendía las virtudes del suavizante para ropa y me esforzaba en constatar si a la boloñesa no le vienen mejor los tomates previamente horneados. Segundo aprendizaje: vivir contigo y nadie más durante semanas, como me pasó en los primeros meses de pandemia, puede matar a tu adolescente tardío y volverte una persona más o menos civilizada. No se los recomiendo.

El tercer aprendizaje fue el más doloroso. Mi madre murió de cáncer. Lo que aprendí —y ella lo hubiera apreciado con ese humor suyo, tan cáustico— es que uno, en esta pandemia, no tiene derecho ni a morirse en paz. Como su cáncer era de pulmón, permaneció en aislamiento casi hasta el momento de su muerte, cuando llegó el negativo de covid. Luego, el bizarro pandémico en pleno: las funerarias saturadas, la lista de espera para la incineración que tiene que ser en solitario, asimismo, por precaución médica, el acta de defunción que se tarda semanas… Mi hermana Constanza y yo sorteamos todos los obstáculos, un poco por suerte, un poco por disciplina y un mucho por la calidez y la decencia de nuestro médico. Pero, ya les digo, uno ni morirse en paz puede en estos tiempos. El día que fui a recoger sus cenizas descubrí que había incurrido en una omisión grave: en la urna, la urna de una mujer rigurosamente atea, radicalmente apegada al pensamiento científico, propiamente una comecuras, ocupaba todo un costado —y de hecho lo ocupa, porque no me he atrevido a tratar de quitarlo— un gigantesco, dorado, sufriente Cristo en la cruz.

Perdón, ma. Se me pasó decirles. Y es que, cuarto aprendizaje, este mundo cruel no es apto para despistados.

Pero tuve un aprendizaje positivo…, creo. Semana tras semana, mes tras mes, nos sorprendieron la negligencia, la terquedad, la falta de rigor científico de los encargados de enfrentar la pandemia en estas tierras. Sentimos en algunos momentos que éramos únicos, que México enfrentaba esta enfermedad como nadie en el mundo. Me equivoqué. No estamos solos. Este libro es posible porque el mundo, hoy más que hace algunos años, está gobernado por impresentables. A ellos, mi gratitud por estas páginas y, claro, solo por eso.

Al final, prediciblemente, mi pandemia sí ha terminado por parecerse a la de Alejandro en algo: los martinis mañaneros. A él y a todos ustedes les digo lo mismo: ¡salud!

A continuación, con todos ustedes, el año que vivimos en pandemia.

Julio Patán

«LLÉVELO, LLÉVELO, BARA, BARA»

EN PLENA PANDEMIA, LA CÉLEBRE FRASE «VENDERÍAS A TU MADRE SI PUDIERAS HACERLO» ES CASI UNA REALIDAD EN EL MUNDO: EL CORONAVIRUS ES LO DE HOY.

ALEJANDRO ROSAS

«Para las damitas, para los niños, para la suegra, el abuelo o la novia, aquí su recuerdo», y así, por diez pesitos te llevas tres coronavirus en su presentación de hule para entretener a las criaturas en casa y jugar a que se contagian unos a otros.

Es posible que no pase mucho tiempo antes de que la tradicional matatena sea sustituida por estas pequeñas figuras del virus que nos tiene asolados a todos, y entonces podrías tratar de agarrar el mayor número de coronavirus antes de que la tradicional pelota rebote en el suelo.

A la oportunidad la pintan calva. Y a pesar de que los hombres de ciencia todavía no tienen idea de cómo hacerle frente al covid-19 y avanzan al tanteo, los emprendedores —típico término mamalón del siglo XXI— ya le ganaron la partida a la pandemia y están haciendo buenos negocios, mientras que mi socio Patán y un servidor escribimos libros.

De los creadores de la «manteconcha» o las conchas rellenas de chilaquiles, pastor o cochinita pibil, llega hasta las mesas mexicanas la «conchavirus». Como si fuera un virus de laboratorio, este tradicional pan nació en los hornos de la panadería Juanito —no podía llamarse de otra forma—, en Iztapalapa, con todo y su extraordinario lema publicitario: «La conchavirus es la vacuna, llévate una». Y como no puede faltar una razón de peso para reinventar el negocio en tiempos de crisis, Beatriz Rivas, la encargada, afirma con certeza científica que inventaron la conchavirus para crear conciencia entre la gente acerca de la enfermedad.

Si la tradición panadera mexicana lo hizo, ¿por qué la industria piñatera no? Como en México no hay personaje que no termine convertido en piñata —de Trump a López Obrador, de Yalitza Aparicio a Sarita, la hija de José José, del *impresionanti* Zague a Javier Duarte o Salinas de Gortari o Peña Nieto, y hasta el subse Hugo López-Gatell y la sensual Susana Distancia han quedado inmortalizados—, la tendencia primavera-verano-invierno en el mundo piñatero ya tiene entre sus filas al coronavirus para las fiestas infantiles y reuniones familiares.

Hay varios modelos, diferentes tamaños, distintas presentaciones; algunas incluyen una imagen animada de un chino para recordar que esta maldición llegó del Lejano Oriente. Sin embargo, queda la pregunta: ¿la piñata se podrá romper a través de Zoom, Skype o FaceTime? Porque de otro modo el «dale dale dale / no pierdas el tino» tendrá que esperar a que termine el confinamiento, allá por el año 2057.

La mercadotecnia no tiene límites o «el límite es tu propia imaginación» —frase también mamalona posmoderna—, y es que en momentos

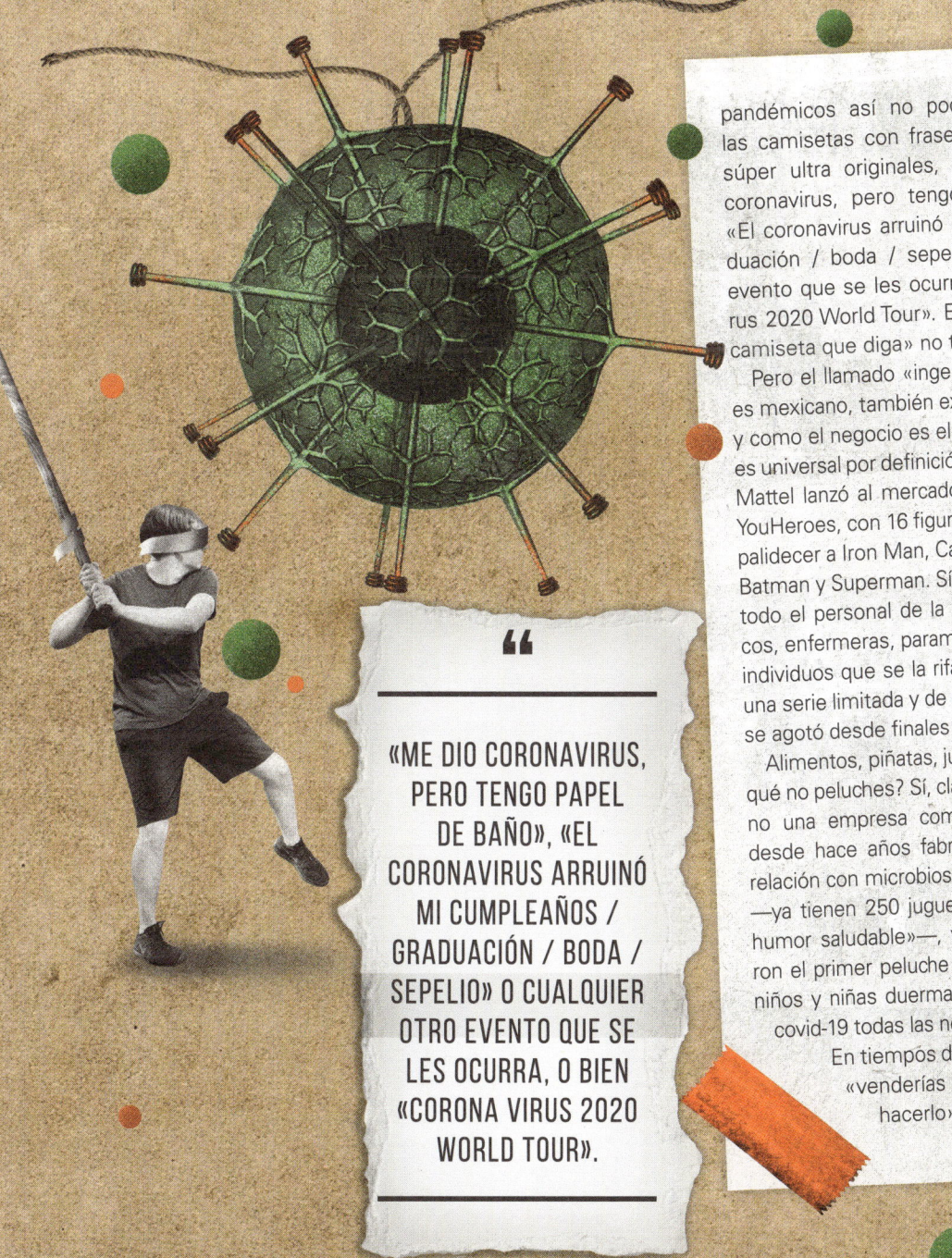

pandémicos así no podían faltar las camisetas con frases y diseños súper ultra originales, como «Me dio coronavirus, pero tengo papel de baño», «El coronavirus arruinó mi cumpleaños / graduación / boda / sepelio» o cualquier otro evento que se les ocurra, o bien «Corona Virus 2020 World Tour». Esta tradición de «una camiseta que diga» no tiene desperdicio.

Pero el llamado «ingenio mexicano» no solo es mexicano, también existe en otras latitudes, y como el negocio es el negocio y la pandemia es universal por definición, la marca de juguetes Mattel lanzó al mercado su colección #ThankYouHeroes, con 16 figuras de acción que harían palidecer a Iron Man, Capitán América, Thor o a Batman y Superman. Sí, los nuevos héroes son todo el personal de la salud: médicas y médicos, enfermeras, paramédicos y todos aquellos individuos que se la rifan en los hospitales. Es una serie limitada y de colección que al parecer se agotó desde finales de mayo de 2020.

Alimentos, piñatas, juguetes, camisetas, ¿por qué no peluches? Sí, claro, pero mejor, ¿por qué no una empresa como GiantMicrobes?, que desde hace años fabrica juguetes que tienen relación con microbios, enfermedades y células —ya tienen 250 juguetes «con un sentido del humor saludable»—, y bueno, ahora ya lanzaron el primer peluche del coronavirus para que niños y niñas duerman felices, abrazados a su covid-19 todas las noches.

En tiempos de pandemia es un hecho: «venderías a tu madre si pudieras hacerlo».

> «ME DIO CORONAVIRUS, PERO TENGO PAPEL DE BAÑO», «EL CORONAVIRUS ARRUINÓ MI CUMPLEAÑOS / GRADUACIÓN / BODA / SEPELIO» O CUALQUIER OTRO EVENTO QUE SE LES OCURRA, O BIEN «CORONA VIRUS 2020 WORLD TOUR».

HISTORIA DEL ALCALDE y el ataúd

EL SEÑOR ALCALDE DE TANTARÁ, EN PERÚ, NOS OFRECE AQUÍ UN TRUCO PARA EVADIR A LA POLICÍA. *SPOILER ALERT: NO FUNCIONA.*

JULIO PATÁN

La idea de que «las autoridades tienen que poner el ejemplo» es dudosa: implica justamente que son «autoridades», no funcionarios públicos contratados por nosotros, la ciudadanía, y que deben tener una especie de estatura moral por encima de la media, como padres benevolentes y generosos con su grandeza. La verdad, no. El funcionario, como tú, lector, como nosotros, como cualquiera, lo que tiene que hacer es respetar las leyes, acuerdos, normas, disposiciones.

Cosa con la que francamente luego nos quedan a deber, en todas partes. En México, sabemos, tenemos un presidente que se va de gira en el pico pandémico, se niega a usar cubrebocas y —ya que estamos tan bien— el gel antibacterial, antes de, por ejemplo, compartir micrófono en las conferencias mañaneras. Ahí tienen a Jair Bolsonaro, otro que anda por su país, Brasil, entre multitudes, a boca descubierta, metafóricamente y no: lo mismo dice que lamenta los muertos por la pandemia, pero que bueno, «es el destino que nos espera a todos», que se mete a una muy concurrida protesta —a una protesta, sí, leyeron bien— en modo AMLO: sin cubrebocas, físicamente. Cómo sorprenderse de que se haya contagiado. Pero ninguna figura política, mayor o menor, puede presumir una historia como la de Juan Urbina Torres.

Juan es alcalde de Tantará, por allá por los Andes peruanos. Perú aplicó medidas de confinamiento bastante estrictas: las salidas de casa se permitían solo por unos cuantos motivos —aprovisionarse de comida, atención medica—, entre los que no se contaba irse a echar trago con los amigos. Pues justamente a eso, echar trago, es a lo que se dedicó el señor alcalde con unos cuantos camaradas aquella noche de mayo, en un almacén, hasta quedar, si permiten la expresión, *sellados*.

El grupo de enfiestados violaba así, al menos, dos disposiciones: respetar el toque de queda y mantener el «distanciamiento social», motivo suficiente para ser detenido. Y eso, detenerlo, es lo que se dispuso a hacer la policía, que se presentó cumplidamente en el almacén. ¿Qué hizo Urbina? Hay una foto que lo ilustra claramente. Sin quitarse la mascarilla, se acostó boca arriba, los brazos cruzados, en posición de muerto, en un ataúd que estaba en el lugar. De poco le sirvió. Vivo, pero tal vez con ganas de morirse, pasó la cruda entre rejas.

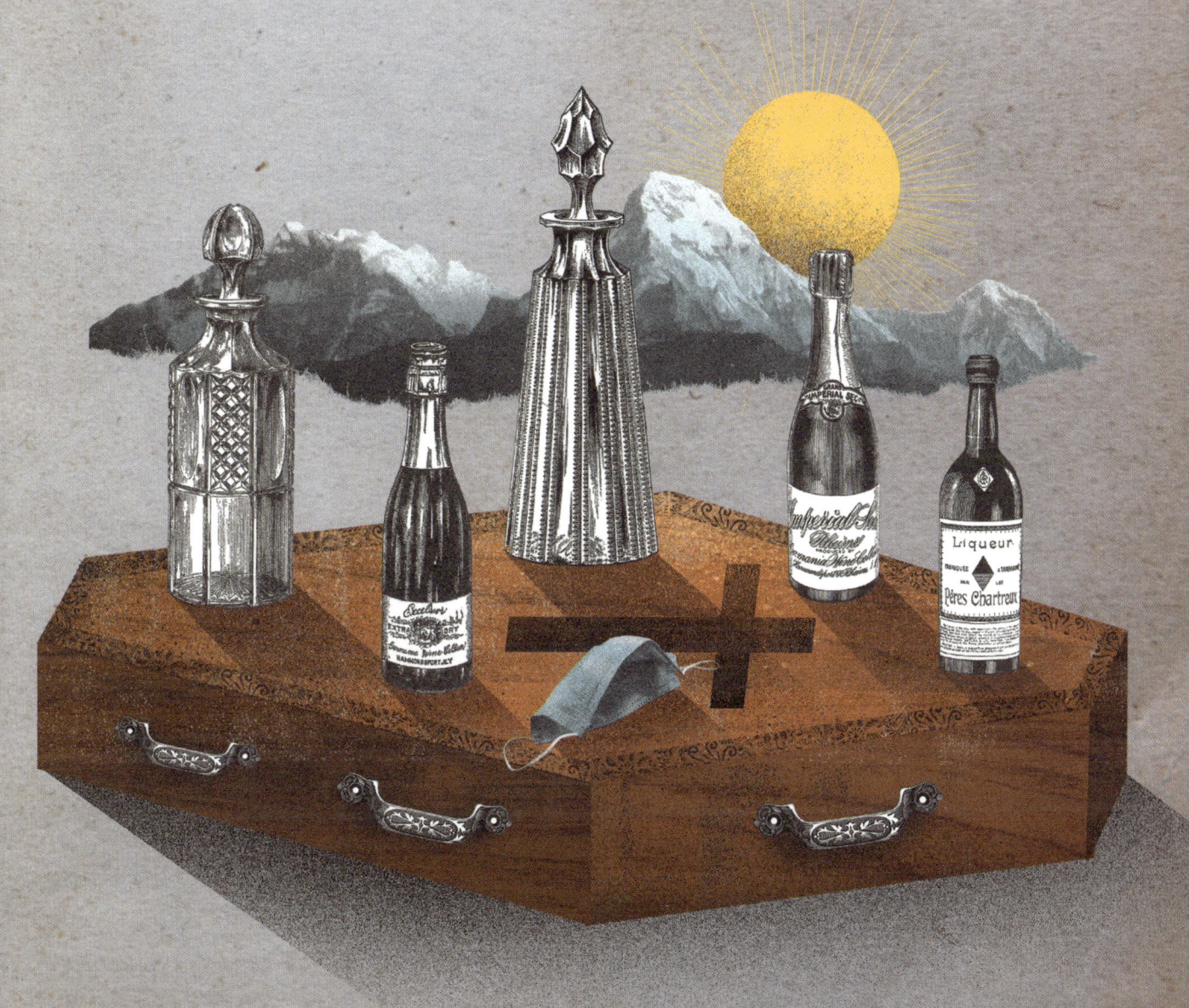

LA SILLA *embrujada*

¿MAL DE OJO? ¿MAGIA NEGRA? ¿UN AMARRE? NO, UN EMBRUJO EN PALACIO NACIONAL.

ALEJANDRO ROSAS

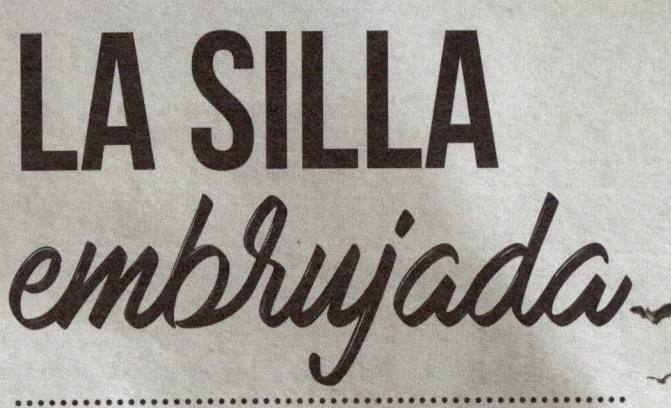

¿Por qué hablar del mayor número de fallecimientos registrados en las últimas 24 horas si mejor podemos hablar acerca de que la silla presidencial está embrujada o si solo tiene un hechizo cualquiera sin importancia? No cabe duda, cualquier otro presidente del mundo hubiera hecho lo mismo en las mismas circunstancias.

Y lo entiendo, qué aburrido hablar todas las mañanas acerca de que el semáforo de la pandemia está en rojo, que estamos en alerta máxima, que llegamos al nivel *Apocalypse Now* y estamos en modo «El fin del mundo se acerca ya» y todas esas cosas que le han quitado los reflectores. Qué triste ironía, el maldito virus le quitó la corona a nuestro amado líder.

Pero tampoco exageremos, que no era para tanto. La mañana del 21 de mayo amanecimos con la *novedá* de que en la jornada anterior tuvimos 424 fallecimientos —era el récord hasta esa fecha—, apenas sumábamos un total de 6 090 muertos en lo que iba de la pandemia y solo estaban contagiadas 56 594 personas (solo para el registro, al momento de escribir estas líneas, hay más de 800 mil contagios y más de 80 mil muertos), pero la silla presidencial ya no está embrujada, por fortuna y para bien de los mexicanos.

«¿Le habrán echado mal de ojo a la silla presidencial?», me pregunté luego de escuchar la mañanera de nuestro amado líder, que para no perder la costumbre dio una clase más de historia, o al menos, de lo que él considera es la historia. Ese día se conmemoró el centenario del asesinato de don Venustiano Carranza y por eso habló de la Revolución mexicana, así que la fecha le cayó como anillo al dedo, al igual que el covid-19 a su gobierno y a los mexicanos (ver página 70).

Nadie sabe por qué corrió el rumor de que la silla presidencial estaba embrujada, pero quien se encargó de filtrar el rumor —sí, como se filtran cotidianamente los planes opositores en Palacio Nacional— fue el mismísimo Zapata.

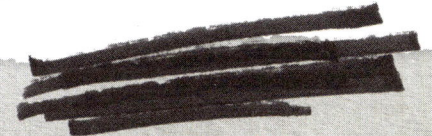

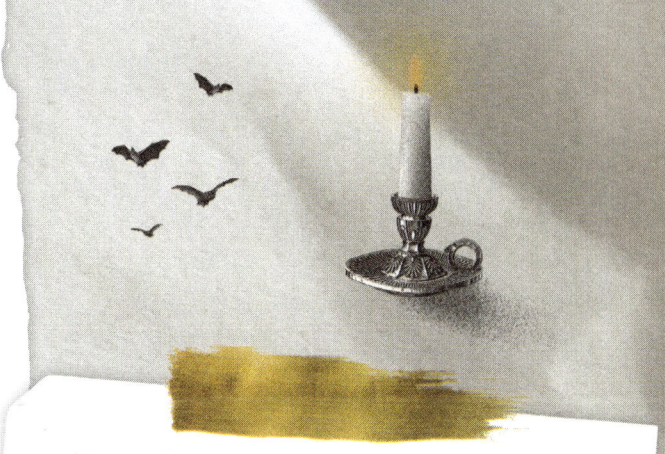

Palabras más, palabras menos, el 6 diciembre de 1914 Villa y Zapata entraron con sus ejércitos a la Ciudad de México, desfilaron durante horas por la capital y llegaron a Palacio Nacional, donde serían agasajados con una comilona. Antes de sentarse a la mesa, Pancho Villa, jovial, alegre, divertido, vio la silla presidencial, que parecía un trono; pensó que era buena idea sentarse en ella y tomarse la foto del recuerdo. Zapata, serio, desconfiado y con su gesto adusto en todo momento, cuando vio lo que haría Villa, seguramente movió lo ojos para arriba y dijo para sí «asssssh, este güey», pero aguantó candela.

Villa se sentó y sonrió; a su lado, Zapata salió con cara de «no sé qué chingaos hago aquí». Luego de la fotografía, Villa se levantó y le dijo al caudillo del sur, «ahora le toca a usted, mi general». Entonces «se dice» que Zapata rechazó el ofrecimiento y le respondió al centauro: «La silla presidencial está embrujada, cualquier persona buena que se siente en ella se convierte en mala. Deberíamos quemarla».

Si la silla estaba embrujada o no es lo de menos, lo único cierto es que desde entonces todos los presidentes que han pasado por Palacio Nacional han sido, por decir lo menos, mediocres. Si no lo creen, vean el país de lágrima que tenemos en 2020. Es un hecho, siempre se puede estar peor.

Nuestro amado líder le tenía más temor a que la silla presidencial estuviera embrujada que a que el coronavirus se le pegara. Ese 21 de mayo durante la guardia de honor que le hicieron a don Venus, fiel a su costumbre, fue el único que no usó cubrebocas, pero eso sí, ese día comentó que cuando llegó al poder mandó limpiar la silla presidencial, aunque al parecer no la limpiaron muy bien, porque cuando se sentaba aún sentía las malas vibras de los innombrables Carlos Salinas de Gortari y Felipe Calderón, sus archienemigos.

Por eso, en febrero de 2019, durante una gira por Durango, el presidente López Obrador afirmó: «Tuve que mandar hacerle una limpia de manera precavida». Quizá al rato nos enteramos de que la limpia la hizo una nueva versión de la famosa Paca que ayudó a la PGR en 1996 a resolver la desaparición del diputado Muñoz Rocha, por cierto, historia muy bien contada en el primer volumen de *México bizarro*.

Pero mientras el presidente se defiende de la brujería, les reza a sus santos e invoca a Dios en su realidad alterna, donde todo marcha bien, acá en esta otra realidad los mexicanos usan cubrebocas y procuran quedarse en casa esperando que pronto termine la pandemia, la silla embrujada qué.

¡Virgencita, plis!

ALEJANDRO ROSAS

SOLO FALTÓ LA «CABALGATA DE LAS VALKIRIAS» DE WAGNER COMO FONDO MUSICAL PARA MIRAR A LAS PRINCIPALES VÍRGENES VOLANDO EN HELICÓPTERO CON SU MANTO PROTECTOR.

En varias ciudades de América Latina, en distintas fechas, los helicópteros se elevaron uno tras otro, hasta tomar altura suficiente para sobrevolar enormes extensiones de territorio llevando consigo una de las armas secretas más poderosas de la historia: imágenes de la Virgen María en sus diferentes advocaciones, para lanzar bendiciones para todo el mundo y así derrotar al coronavirus.

Si la gente creía haber visto todo al transitar al siglo XXI, la pandemia 2020 ha demostrado que no hemos visto nada ni conocíamos nada, pero sobre todo, que en tiempos de pandemia todo es posible.

Ante el fracaso de la ciencia para encontrar con rapidez una cura o un tratamiento eficaz para enfrentar la enfermedad, la última línea de defensa que quedaba para millones de seres humanos —particularmente para los creyentes— era el poder de la madre de Dios.

Es un hecho que la Virgen María jamás recurrió a la chancla para corregir a su divino hijo, pero se sabe que es muy poderosa: si en esta temporada de pandemia subió a los cielos en helicóptero, hace siglos, cuando terminó sus asuntos en la Tierra, Dios le concedió que subiera al cielo con su alma pura, desde luego, pero también con su cuerpo íntegro, dogma que pasó a la historia como la Asunción de la Virgen.

Nunca antes en la historia tantas vírgenes volaron en helicóptero como ocurrió durante el primer semestre de 2020 en Latinoamérica. Aunque no faltó una que otra polémica, como el anuncio de que la Virgen de Fátima subió a los cielos en Colombia el 25 de marzo, en un helicóptero propiedad del Estado que el presidente Iván Duque facilitó para apoyar causas divinas o al menos así corrió por redes sociales con el *hashtag* #GrandeMiPresidente.

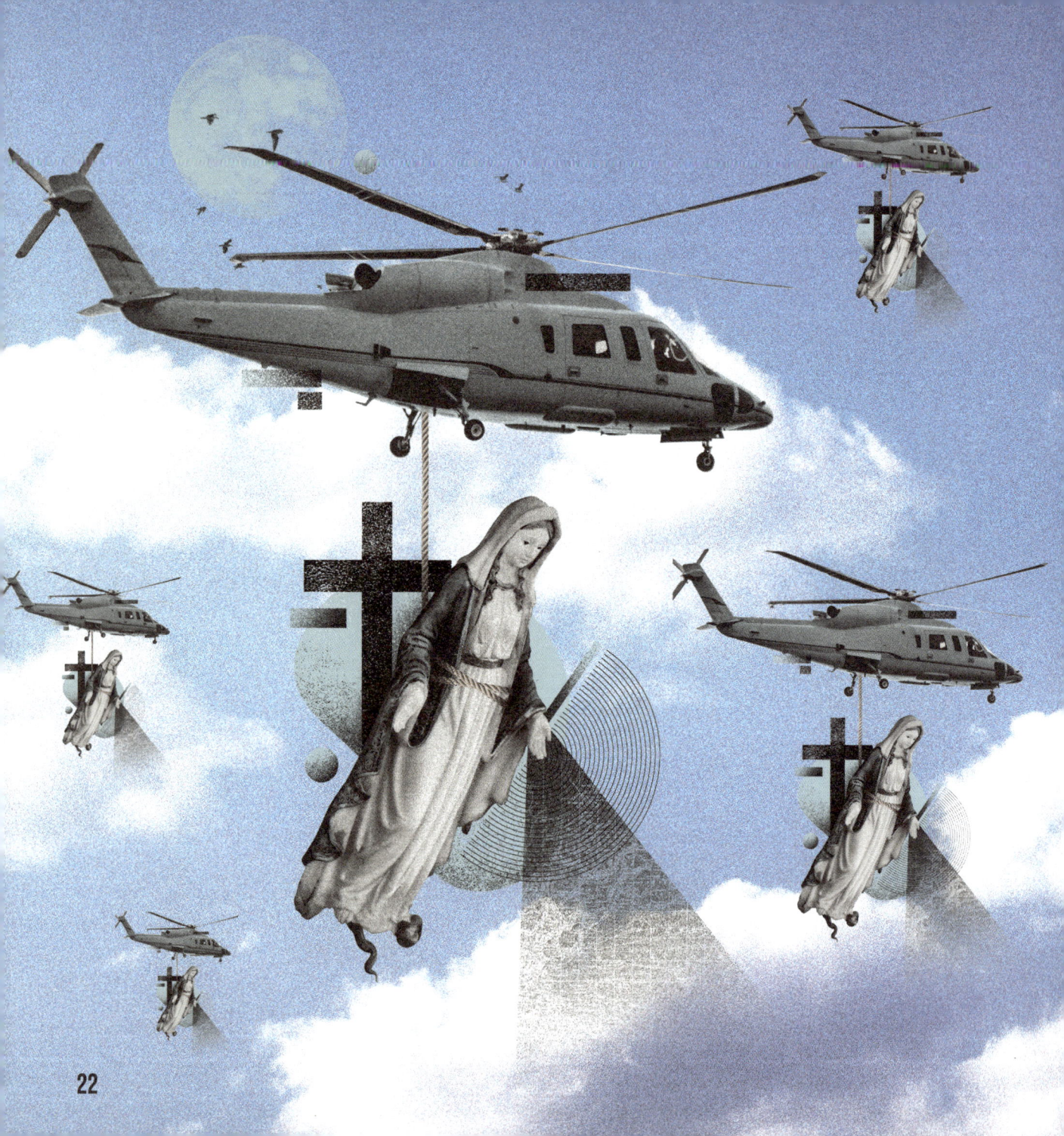

El gobierno colombiano dijo que fue *fake news*, pero haya sido o no, donde sí triunfó la Virgen de Fátima sobre las fuerzas malignas fue en El Salvador, donde los Heraldos del Evangelio —no, no es un grupo musical— organizaron el viaje y la bendición de la Virgen para beneplácito de los salvadoreños.

En Ecuador, las fuerzas armadas se sumaron a la bendita cruzada: el 26 de abril el ejército ecuatoriano le hizo valla de honor a la Virgen de El Cisne —eso sí, guardando su debida distancia—, para que, en manos del obispo, la Virgen pasara entre los soldados y luego de una misa en tierra fuera subida a un helicóptero de las fuerzas armadas para llevar bendiciones y consuelo a todos los ecuatorianos.

En México ya habíamos visto cosas bizarras, como una guerra entre vírgenes: la guadalupana contra la de los Remedios, a dos de tres caídas sin límite de tiempo durante la guerra de Independencia. También teníamos conocimiento de que, durante el virreinato, ante una epidemia o cualquier otro tipo de calamidad, los españoles primero recurrían a la Virgen de los Remedios y, si fallaba su intercesión divina, entonces la enviaban a la banca y su lugar era ocupado por la Virgen de Guadalupe. Sin embargo, ahora todas las advocaciones de la Virgen cerraron filas y todas partieron a los cielos para vencer al maligno coronavirus.

La Virgen de los Dolores en Querétaro fue la que se llevó las palmas de la temporada. No solo los queretanos de 18 municipios se vieron bendecidos, también alcanzó para que el helicóptero volara sobre siete municipios del estado de Guanajuato.

Y para hacerlo más interactivo, las autoridades eclesiásticas solicitaron que ante el paso del helicóptero todos los fieles se arrodillaran con un espejo en mano —como despedimos al papa Juan Pablo II en 1979— y además decoraran sus casas con telas blancas y rojas, para que pudiera percibirse desde las alturas quién sí jalaba parejo con la Virgen. Por si fuera poco, la bendición desde el cielo fue transmitida en *streaming* a través de redes sociales.

Todo iba bien hasta que salió a cuento el dichoso tema del Estado laico. Resulta que el helicóptero se llamaba *El Constituyente* y era propiedad del estado de Querétaro, por lo cual no debía llevar a la Virgen de los Dolores ni a la esquina, porque Juárez seguramente se iba a revolcar en su tumba, según denunció el Frente Queretano por el Derecho a la No Discriminación y al Estado Laico.

Pero como en tiempos de pandemia todo se vale, no pasó a mayores. La Virgen María triunfó por todo lo largo y ancho de Latinoamérica, aunque, a decir verdad, su intercesión no impidió que nos encerráramos en casa durante más de tres meses, guardáramos la sana distancia y limpiáramos la cocina todos los malditos días de la pandemia.

QUÉ GUSTO DE
volverte a ver

EN PLENA PANDEMIA, LOS PODERES PÚBLICOS LE DECLARARON LA GUERRA AL ALCOHOL Y NOS QUEDAMOS SIN CERVEZA.

JULIO PATÁN

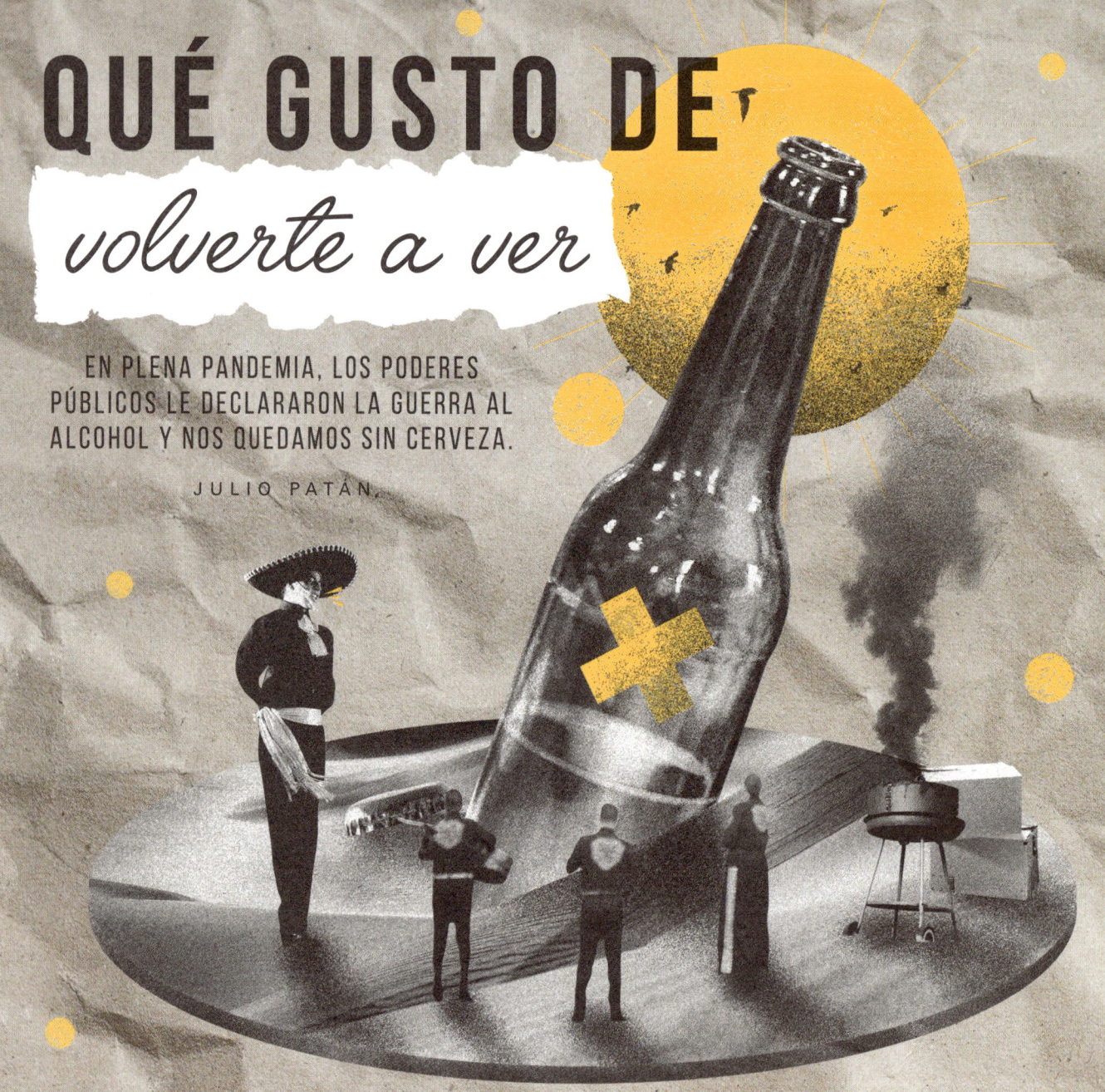

Parecía que el confinamiento pandémico no podía ser más difícil, y resultó que los poderes públicos, no todos, pero muchos, le declararon la guerra al alcohol.

Primero fue la ley seca. En la Ciudad de México, la jefa de Gobierno, con impecable temple democrático, dijo que chupáramos en paz, acotados solo por nuestra conciencia, pero en varias alcaldías se declaró la cuarentena etílica de manera parcial, por ejemplo, solo de viernes a domingo, como para que las tiendas estuvieran a reventar los jueves por las compras de pánico, y en otras de manera total, como para que pasara lo que trataba de evitarse: que la gente se desplazara. Uno de los autores de este libro, vecino de Tlalpan (para proteger su privacidad daremos solo sus iniciales: AR), se vio obligado a peregrinaciones verdaderamente largas para que no le faltara la ginebra de esos martinis sucios de media tarde, el tequilita reposado para antes de comer, el whisky pura malta para la noche. Varios gobernadores, so pretexto de que el alcohol empeoraba la violencia doméstica, empeorada de por sí a causa del enclaustramiento, decidieron que no se vendía alcohol y punto. Es brillante. A una situación de violencia habitual y encierro, súmale un posible síndrome de abstinencia. Así en Yucatán, Tabasco, Sinaloa y Puebla.

Pero ese no fue el único golpe contra el día a día etílico de la ciudadanía. Ante la necesidad de que las llamadas empresas no esenciales cerraran por la pandemia, se mantuvo en marcha la producción de tequila, sí, pero, por razones que tal vez algún día podamos entender, no la de cerveza. Y se desató el pánico. En Nuevo León, que ya había visto escenas de apocalipsis zombi por la amenaza de una ley seca, los supermercados, los OXXO, etc., se vieron de pronto invadidos por personas que compraban las cervezas por cajas, los carritos llenos a reventar, no fuera a ser que no volviéramos a ver un six en el refrigerador de abarrotes.

Y, francamente, hubo un largo periodo en el que así parecía. De pronto, en pocos días, la chelita, la cheve de siempre, esa que te acompaña en la carnita asada, esa que se convierte en una fantástica michelada, la que combina tan bien con el Clamato, la que va pegada a la birria como una hermana siamesa, las frías para el partido de fut del domingo, las caguamas para después de echarte la cascarita, los «apagones» para ese «fogonazo» que es el tequila, desaparecieron. Llamabas a un amigo, le decías «Wey, véndeme unas Carta Blanca», y te decía «No puedo, carnal. Si quieres te regalo un Macallan 15», lo que te parecía decepcionante.

Pero, como dice la canción que Beatriz Gutiérrez Müller compuso para que la cantara Eugenia León (vayan por favor a la página 85 de este volumen), «esto pasará». México, país resiliente donde los haya, volvió a producir cerveza, y en Saltillo, tierra sagrada, un mariachi atinó a plantarse a la entrada de un depósito para esperar al camión que llegaba, por fin, con la cerveza, y darle la bienvenida. ¿Saben qué cantó? «Oh, qué gusto de volverte a ver», de Rigo Tovar. Una gran canción que dice por ahí: «Aquel día en que tú te marchaste / me quedé solo y triste en el parque».

Y ES VERDAD, soy un payaso...

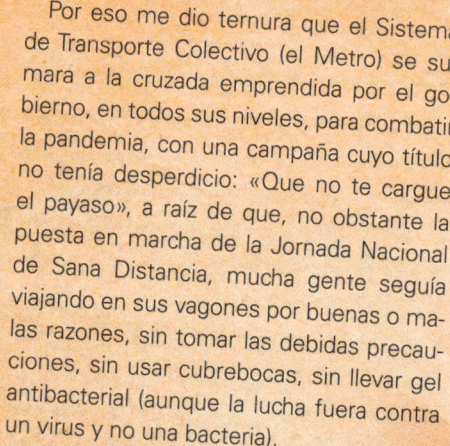

....
COMO CUANDO LOS PAYASOS DIJERON «Y DICHE UNA Y DICHE DOS Y DICHE TRES».

ALEJANDRO ROSAS

Quizá no haya ninguna otra sociedad en el mundo que tenga tantas expresiones para referirse a la muerte como la mexicana: chupó faros, se petateó, colgó los tenis, se puso la pijama de madera, le tocó bailar con la más fea, estiró la pata, se lo llevó Pilfas, ya les está dando de comer a los gusanos, se lo llevó patas de cabra.

Junto a todas estas expresiones, la que no puede faltar es: se lo cargó el payaso. Cada vez que la escucho me viene a la mente un sinnúmero de payasos siniestros, malévolos y asesinos, como Pennywise de la miniserie y película *It*, el payaso diabólico de la cinta *Poltergeist*, el cada vez más tenebroso Joker de *Batman*, Violator de *Spawn* o el payaso de *Zombie Land*. Pero también pienso en un sinnúmero de conocidos que se dicen traumados desde la infancia debido a que los payasos nunca los hicieron reír.

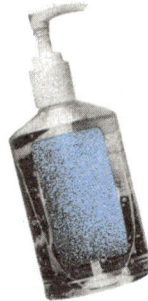

Por eso me dio ternura que el Sistema de Transporte Colectivo (el Metro) se sumara a la cruzada emprendida por el gobierno, en todos sus niveles, para combatir la pandemia, con una campaña cuyo título no tenía desperdicio: «Que no te cargue el payaso», a raíz de que, no obstante la puesta en marcha de la Jornada Nacional de Sana Distancia, mucha gente seguía viajando en sus vagones por buenas o malas razones, sin tomar las debidas precauciones, sin usar cubrebocas, sin llevar gel antibacterial (aunque la lucha fuera contra un virus y no una bacteria).

Y me dio ternura porque, si bien el título de la campaña era una advertencia de «no le busques» y prácticamente decía «no te vayas a morir», el Metro contrató un escuadrón de payasos que, al conocer sus nombres, jamás hubiera pensado en la muerte o en cualquier otra calamidad; al contrario, me dieron ganas de abrazarlos y apapacharlos: Sonrisitas, Pispirín, Piñita, Bodoquito y Zapatón.

Así, en las estaciones más concurridas —Pino Suárez, Pantitlán, San Lázaro, Indios Verdes—, entre las siete de la mañana y las 12 del día, de lunes a viernes, aparecían estos payasos y payasas que al grito de «y diche una y diche dos y diche tres» repartían cubrebocas y gel antibacterial a los usuarios que corrían presurosos para que no se les fuera el tren.

Pero como el ingenio gubernamental no tiene límites, también en el Metro,

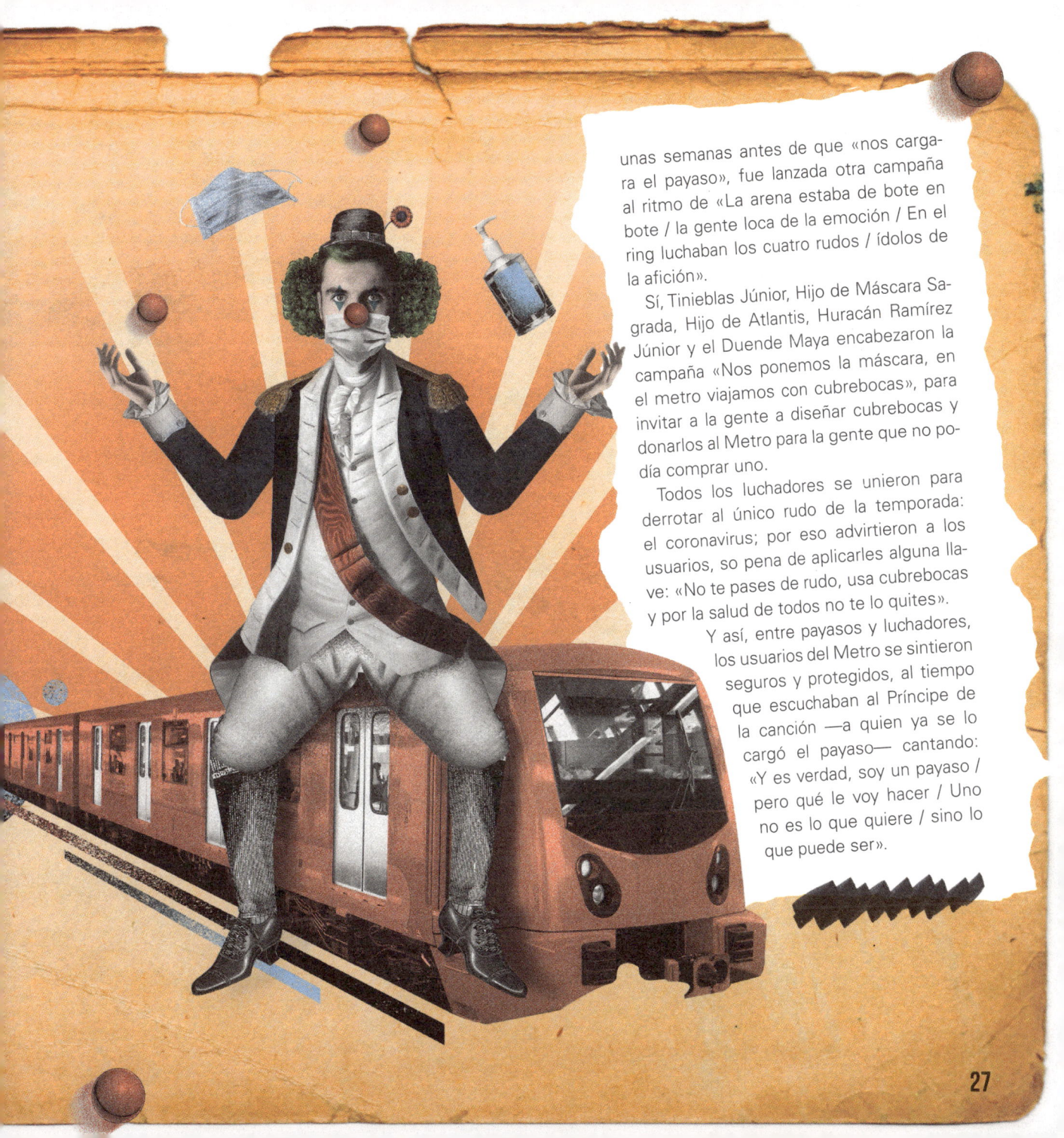

unas semanas antes de que «nos cargara el payaso», fue lanzada otra campaña al ritmo de «La arena estaba de bote en bote / la gente loca de la emoción / En el ring luchaban los cuatro rudos / ídolos de la afición».

Sí, Tinieblas Júnior, Hijo de Máscara Sagrada, Hijo de Atlantis, Huracán Ramírez Júnior y el Duende Maya encabezaron la campaña «Nos ponemos la máscara, en el metro viajamos con cubrebocas», para invitar a la gente a diseñar cubrebocas y donarlos al Metro para la gente que no podía comprar uno.

Todos los luchadores se unieron para derrotar al único rudo de la temporada: el coronavirus; por eso advirtieron a los usuarios, so pena de aplicarles alguna llave: «No te pases de rudo, usa cubrebocas y por la salud de todos no te lo quites».

Y así, entre payasos y luchadores, los usuarios del Metro se sintieron seguros y protegidos, al tiempo que escuchaban al Príncipe de la canción —a quien ya se lo cargó el payaso— cantando: «Y es verdad, soy un payaso / pero qué le voy hacer / Uno no es lo que quiere / sino lo que puede ser».

SE RIFAN AVIONES

«¿Y SI RIFAMOS EL AVIÓN PRESIDENCIAL?», DIJO UN DÍA EL PRESIDENTE DE MÉXICO. PUES SÍ, HUBO UN SORTEO. O NO. O MEDIO QUE SÍ. TRATEMOS DE EXPLICARLO...

JULIO PATÁN

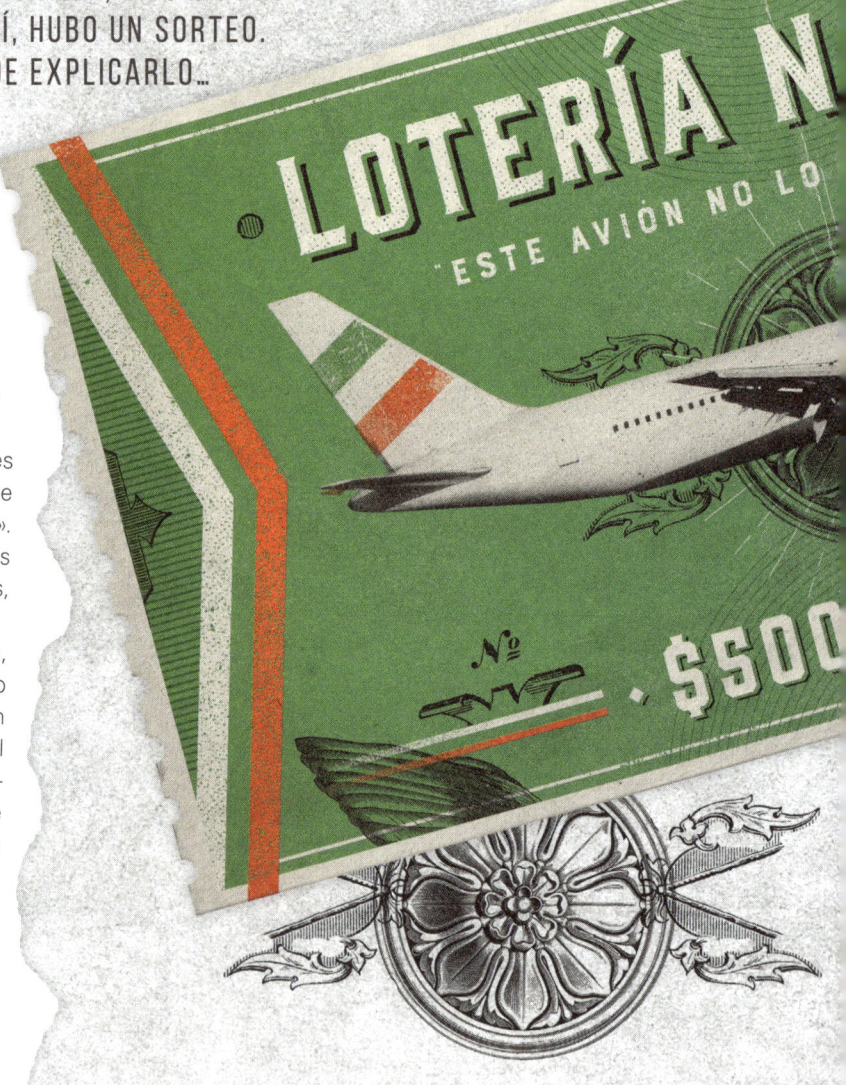

Los habitantes del mundo que no estén familiarizados con las peculiaridades de la política mexicana se habrán desconcertado: ¿por qué los mexicanos hacen tantos memes con aviones? ¿Qué tiene de chistoso que un Boeing 787 esté metido en el garaje de una casa de interés social?

La respuesta, seguramente, tampoco les habría aclarado mucho: es que el presidente quiere hacer una rifa con el «avión presidencial».

Claro que, pensándolo bien, tampoco los mexicanos entendemos mucho. Acéptennos, pues, este intento de reconstruir la historia.

El Boeing fue adquirido por Felipe Calderón, que sin embargo no lo estrenó, un privilegio que le tocaría a Enrique Peña Nieto, ya en 2016. «Privilegio» es una buena palabra. El 787 tiene cama *king size*, sala, área de trabajo y hasta una caminadora para el presidente (¿creen que un cuerpecito como el de Peña se consigue así como así?), salvo cuando el presidente se llama Andrés Manuel López Obrador. A nuestro tlatoani el avión se le manifestó como una obsesión ya en 2018, cuando dijo que jamás usaría semejante extravagancia, semejante lujo, y que nomás llegara a la presidencia lo vendería.

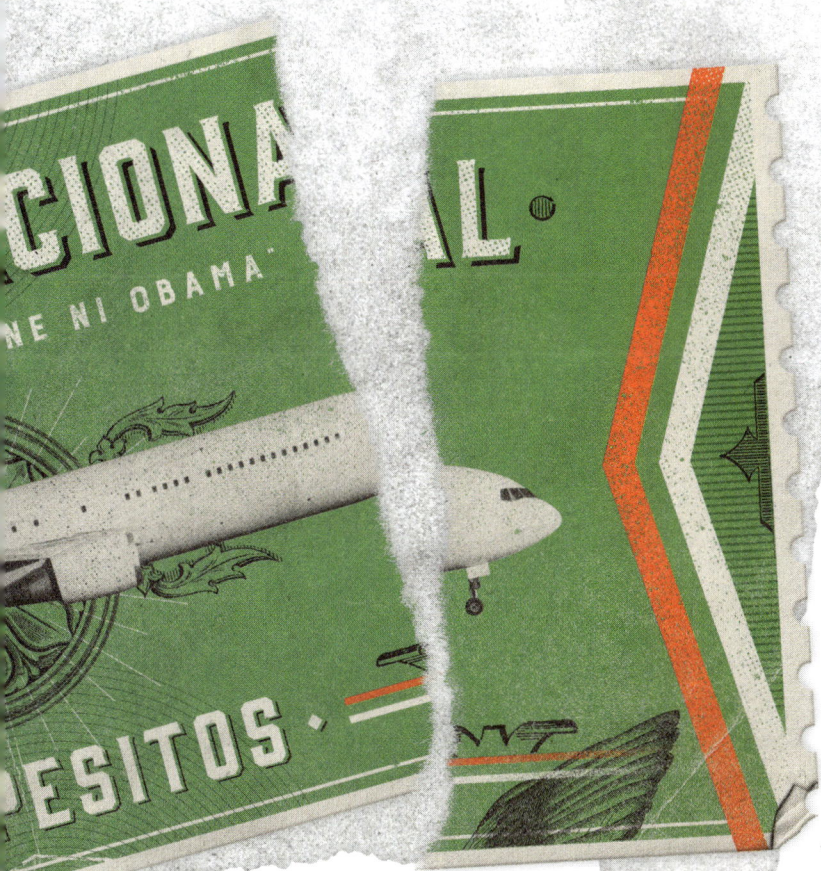

Por fin, la ocurrencia que rompería el récord de memes. Desesperado por la falta de compradores, AMLO sentenció, el 4 de febrero de 2019, que si el gobierno era incapaz de vender el *guajolojet* en tres días, ¡se rifaría! Y vino el punto de inflexión: Obrador, hombre de ideas fijas, dejó de estar obsesionado con el avión para obsesionarse con la rifa. Y la obsesión no lo suelta. Ni en las peores circunstancias.

Ingrid Escamilla murió apuñalada por su pareja, que luego mutiló su cuerpo, y el país cambió: se multiplicaron las protestas, se evidenció que los feminicidios son un cáncer largamente desatendido. Pero si el país cambió, el presidente no. En otra mañanera, ante alguna pregunta sobre el tema, dijo que no quería contestar porque la nota iba a ser esa, y él quería hablar de… la rifa.

Una rifa complicada. Primero, porque si bien los autores de este libro distan de ser expertos en aeronáutica, es presumible que el mantenimiento de un Dreamliner debe ser costoso, sin mencionar el estacionamiento. Luego, porque las leyes no permitían que la Lotería Nacional se hiciera cargo del sorteo. Así que hubo que dedicar el tiempo legislativo, justamente, a modificar la ley. Aun así, la idea de rifar un avión parecía delirante incluso para los estándares del presidente que recomendaba los abrazos para enfrentar a los grupos criminales o estampitas religiosas contra el coronavirus. De modo que, un día, se impuso por fin la, digamos, sensatez: no se va a rifar el avión, nos dijeron, sino el dinero que costaría comprarlo. Así que el gobierno lanzó varios millones de boletos a razón de

No era tan fácil, por dos razones. La primera: que no puedes vender lo que no es tuyo, y el pago por el Dreamliner no había sido liquidado por el gobierno mexicano. La otra es que nadie parecía interesado en comprarlo. Pero las obsesiones ya sabemos cómo son, y el presidente, mañanera sí, mañanera también, volvía al tema: «voy a vender el avión», porque «no se puede tener gobierno rico con pueblo pobre». «Este avión no lo tiene ni Obama», dijo también en algún momento.

500 pesos el cachito, cachito que te permitiría hacerte de 20 millones. El dinero ganado serviría para dotar de equipo a los hospitales públicos, que habían sufrido recortes muy, muy importantes en la asignación presupuestal. Una de las promesas del presidente fue que tendríamos un sistema de salud pública con el nivel del británico. Estamos todavía en proceso de investigación, pero no hemos encontrado evidencias de que el National Health System dependa de rifas para su funcionamiento.

Vendrían más episodios peculiares. Por ejemplo, la cena de tamales y chocolatito caliente con los grandes empresarios del país, a los que se «invitó» a comprar billetes de la rifa. En efecto, luego de la tamaliza, el presidente, ufano, anunció que 75 empresarios habían accedido a comprar tres millones de boletos por 1 500 millones de pesos. Subrayó también que la cooperacha era eso, cooperacha: voluntaria. Seguramente. ¿No les parece lógico que 75 empresarios mueran de ganas de comprar pedazos de lotería para un avión que ya no es un avión? Como para documentar nuestro escepticismo, se filtró a la prensa que a cada empresario se le entregaba una carta-compromiso que tenía que firmar.

Mientras el presidente volvía y volvía al tema de la rifa, afuera, en las calles, las mujeres decían «no más». Los feminicidios, y en general la violencia contra las mujeres, son horrores de larga data en México, donde ningún gobierno ha hecho nada realmente por detenerlos. Pero con el obradorismo los números rompieron todos los récords. Por eso las protestas, que incluyeron, por ejemplo, la quema simbólica de uno de esos cachitos. ¿Cómo respondió el gobierno? Anunciando que la venta de boletos empezaría el 9 de marzo, o sea, justo el día del famoso paro de mujeres. Rectificaron: que se haría el 10, dijo el presidente; que perdón, pero es que no tenía presente el inicio del paro. Empatía, que le llaman.

El sorteo se llevó a cabo el 15 de septiembre (más detalles en la página 130). En junio de este año, en plena pandemia, con los hospitales rebasados y el personal médico sufriendo contagios a mansalva por falta de equipo médico, el presidente dijo, una vez más, que ya había un comprador para esa extravagancia. Ojalá. El *José María Morelos y Pavón* se fue a guardar a un hangar en California. Y es un guardado costoso: 600 mil dólares anuales, o sea, al cambio actual, 13 millones y medio de pesos, a los que hay que sumar los boletos de avión del presidente, su *entourage* y la prensa que lo acompaña en cada gira. Usar el avión, con Peña, costaba 17 millones. La austeridad republicana sale en un ojo de la cara. Al gobierno le terminaron sobrando varios cientos de miles de boletos: el pueblo no gastó. Pero encontró la solución: usar el dinero confiscado al crimen por la Fiscalía General de la República para autocomprarse unos cuantos de los cachitos sobrantes y así, tal cual, regalárselos a las clínicas covid, que, con un poco de suerte, podrían ganarse 20 millones de pesos en el concurso.

EL PLANETA DE LOS simios

DE PRONTO LOS CHANGOS SE REBELAN Y TE DAS CUENTA DE QUE EL FIN DEL MUNDO SE ACERCA YA.

ALEJANDRO ROSAS

Lo malo de una cuarentena tan larga es que en un principio se desbordó un desenfrenado optimismo en redes sociales y otros ámbitos: «el mundo será mejor cuando regresemos a la normalidad», decían unos; «la humanidad saldrá fortalecida de este confinamiento», decían otros; «es el momento de cambiar, de abrazarnos, de respetarnos», expresaban los más ñoños.

Lo bueno de una cuarentena tan larga es que no pasaron muchas semanas antes de que volviéramos a ser los mismos de siempre y al menos en redes sociales volvimos a odiarnos por ser fifí o chairo, liberal o conservador, neoliberal o de izquierda, o por preferir los chilaquiles aguados en vez de crujientes. Era la naturaleza humana en su más pura expresión, que reclamaba, una vez más, su lugar en la historia.

Pero del mismo modo en que un exultante e irritante optimismo invadió a todas las sociedades del mundo sobre nuestro papel en la Tierra, pronto comenzó a circular todo tipo de noticias que involucraban a la madre naturaleza y a las diversas especies animales que, al parecer, con tres pinches semanas de confinamiento, habían recuperado el control del mundo —aunque los ambientalistas serios señalaban que era imposible hablar de una recuperación de los ecosistemas en tan corto tiempo.

No tardó en difundirse una frase que se convirtió en un mantra: «Es la naturaleza que se abre paso», y así, bajo esta lógica, supimos que las tortugas y los tiburones habían vuelto a las costas de Tailandia, que los cisnes habían interpretado su propia versión del famoso ballet de Tchaikovsky en Londres, que los patos circulaban por las calles cercanas al río Sena en París, que los pañales cagados —tan comunes y corrientes en la bahía de Acapulco— le habían cedido su lugar a las ballenas, que los osos negros se paseaban por las colonias fifís de Monterrey, que un puma fue visto en las

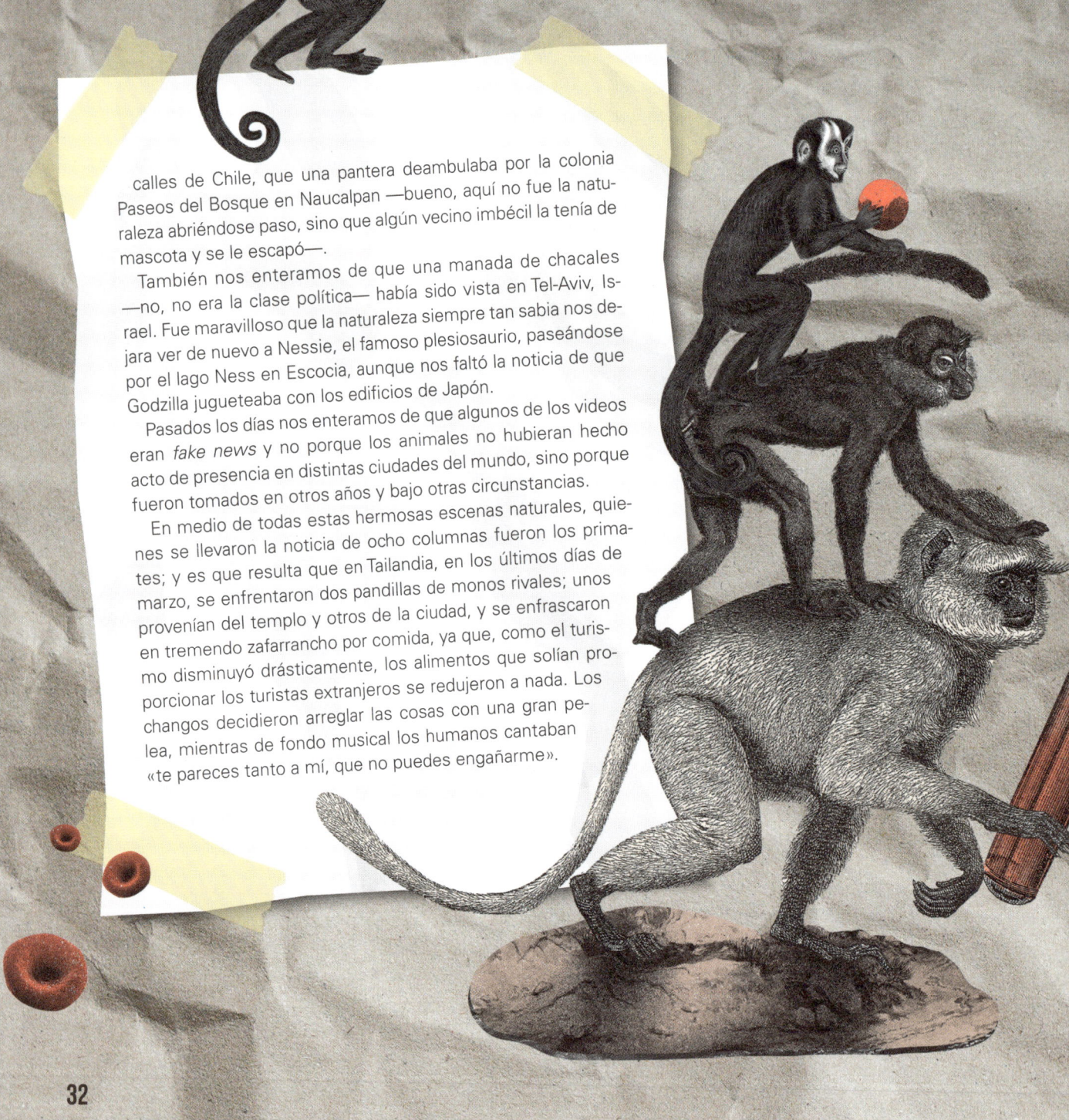

calles de Chile, que una pantera deambulaba por la colonia Paseos del Bosque en Naucalpan —bueno, aquí no fue la naturaleza abriéndose paso, sino que algún vecino imbécil la tenía de mascota y se le escapó—.

También nos enteramos de que una manada de chacales —no, no era la clase política— había sido vista en Tel-Aviv, Israel. Fue maravilloso que la naturaleza siempre tan sabia nos dejara ver de nuevo a Nessie, el famoso plesiosaurio, paseándose por el lago Ness en Escocia, aunque nos faltó la noticia de que Godzilla jugueteaba con los edificios de Japón.

Pasados los días nos enteramos de que algunos de los videos eran *fake news* y no porque los animales no hubieran hecho acto de presencia en distintas ciudades del mundo, sino porque fueron tomados en otros años y bajo otras circunstancias.

En medio de todas estas hermosas escenas naturales, quienes se llevaron la noticia de ocho columnas fueron los primates; y es que resulta que en Tailandia, en los últimos días de marzo, se enfrentaron dos pandillas de monos rivales; unos provenían del templo y otros de la ciudad, y se enfrascaron en tremendo zafarrancho por comida, ya que, como el turismo disminuyó drásticamente, los alimentos que solían proporcionar los turistas extranjeros se redujeron a nada. Los changos decidieron arreglar las cosas con una gran pelea, mientras de fondo musical los humanos cantaban «te pareces tanto a mí, que no puedes engañarme».

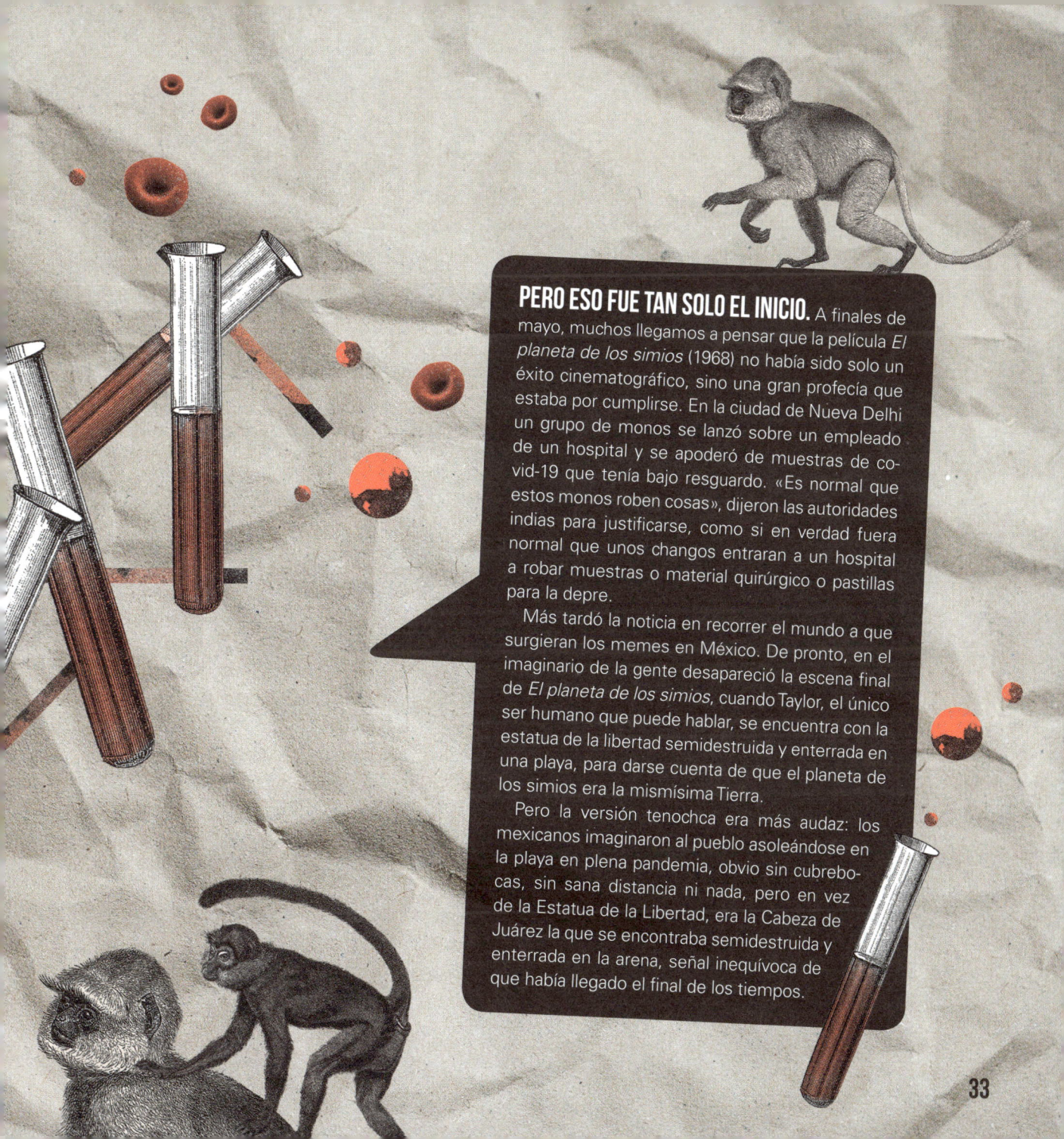

PERO ESO FUE TAN SOLO EL INICIO. A finales de mayo, muchos llegamos a pensar que la película *El planeta de los simios* (1968) no había sido solo un éxito cinematográfico, sino una gran profecía que estaba por cumplirse. En la ciudad de Nueva Delhi un grupo de monos se lanzó sobre un empleado de un hospital y se apoderó de muestras de covid-19 que tenía bajo resguardo. «Es normal que estos monos roben cosas», dijeron las autoridades indias para justificarse, como si en verdad fuera normal que unos changos entraran a un hospital a robar muestras o material quirúrgico o pastillas para la depre.

Más tardó la noticia en recorrer el mundo a que surgieran los memes en México. De pronto, en el imaginario de la gente desapareció la escena final de *El planeta de los simios*, cuando Taylor, el único ser humano que puede hablar, se encuentra con la estatua de la libertad semidestruida y enterrada en una playa, para darse cuenta de que el planeta de los simios era la mismísima Tierra.

Pero la versión tenochca era más audaz: los mexicanos imaginaron al pueblo asoleándose en la playa en plena pandemia, obvio sin cubrebocas, sin sana distancia ni nada, pero en vez de la Estatua de la Libertad, era la Cabeza de Juárez la que se encontraba semidestruida y enterrada en la arena, señal inequívoca de que había llegado el final de los tiempos.

Conspiracionitis

COMO CUANDO JAMÁS IMAGINASTE QUE, EN PLENA PANDEMIA, QUICO, EL DEL *CHAVO DEL 8*, PODÍA ROMPER TU CORAZÓN.

ALEJANDRO ROSAS

Quería llegar al espacio para demostrar que la Tierra era plana, así que construyó su propio cohete, pero no funcionó el paracaídas y se hizo uno con la Tierra. Y no, no era plana.

No estoy hablando del siglo XV, ni de los albores de la aeronáutica; esa fue la suerte que corrió Mike Hughes, un acróbata gringo, el 23 de febrero de 2020, unas semanas antes de que la pandemia asolara este mundo, que sí es redondo.

Es un hecho, los conspiracionistas no dejan ir una y en pleno siglo XXI tenemos un grupo de personas llamado «terraplanistas» que defienden como cruzados medievales que la Tierra es plana. Con seguridad, muchos de ellos son los mismos que siguen creyendo que la llegada del hombre a la Luna, el 20 de julio de 1969, fue un montaje realizado por Stanley Kubrick y que en el Área 51, en el estado de Nevada, el gobierno estadounidense tiene montado casi un Museo del Extraterrestre con todo y *souvenirs*.

Lo cierto es que con la pandemia del coronavirus los conspiracionistas se dieron un festín. Todo tipo de teorías absurdas, extravagantes, exóticas y bizarras, y no pocas chaquetas mentales corrieron por las redes sociales. Incluso Donald Trump enarboló una muy clásica que pinta perfectamente la paranoia estadounidense —si antes eran los rusos ahora son los chinos—: el covid-19 fue esparcido por China para dominar al mundo.

Teorías conspiracionistas fueron y vinieron: la pandemia fue manipulada por las fuerzas oscuras del capitalismo para acabar con los viejos porque resultaban improductivos; fue una venganza de la naturaleza contra la especie humana por habernos pasado de lanzas; fue un experimento para dominar a las sociedades a través del miedo; el virus fue creado en un laboratorio para que luego las farmacéuticas vendieran la vacuna; que como la historia es cíclica —no, no lo es—, en 2020 tocaba pandemia porque en 1320, 1520 y 1920 las hubo. Y claro que no faltaron los que decían que el dichoso virus era un castigo divino porque desde hace mucho tiempo vivimos en la versión posmoderna de Sodoma y Gomorra.

Leyendo todas estas conspiraciones me vino a la mente aquella frase citada en *La vida inútil de Pito Pérez*: «Pobrecito del diablo, qué lástima le tengo». Y es que solíamos echarle la culpa de todas las calamidades a Belcebú, pero en esta ocasión no, o al menos eso creía hasta que me encontré con que Paty Navidad —sí, la otrora artista de Televisa que de buenas a primeras ha visto conspiraciones en todos lados y es antivacunas, anticiencia y antitodo— se lanzó a decir que esta es una gran conspiración en la que los seres humanos «somos solamente baterías sin alma, utilizadas para impulsar a la élite de Lucifer».

Pero le rasqué en los periódicos y encontré que había mucho más detrás de esta declaración. Resulta que la élite de Lucifer la encabeza Bill Gates, quien es el padre creador del coronavirus. Pero su perversidad no tiene límites: a través de la red 5G diseminó el virus por todo el mundo y ahora su fundación creará la vacuna con todo y un chip para controlar a la humanidad entera.

El mismísimo Miguel Bosé, venido a menos, asumió la bandera conspiracionista e hizo arder las redes sociales al decir: «¡No a la vacuna! ¡No a la 5G! y ¡No a la Fundación Bill y Melinda Gates», a quienes acusó de ser especialistas en vacunas fallidas que han provocado la muerte de miles de personas alrededor del mundo. Sus fans callaron mientras de fondo musical se escuchaba «Don Diablo», dedicado a Bill Gates.

Sin embargo, no me importó lo que pensaran Paty Navidad o Miguel Bosé, lo que verdaderamente me partió el corazón fue ver que nuestro amado Quico —Carlos Villagrán—, sí, el del *Chavo del 8*; sí, el que empujaba a don Ramón al grito de «Chusma, chusma, ptlllll», también creyó que el coronavirus era un invento de los masones y que Bill Gates es la mano que mece la cuna.

«Lo que están haciendo del covid-19 es un engaño, no existe», expresó Quico. «Después de encerrarnos, empezaron a poner antenas para el 5G, llevan miles de antenas colocadas en universidades, escuelas y satélites a baja altura, y más de 6 mil satélites. Quieren hacer una red para el 2030 para controlar lo que se llama la población mundial».

Fui fan del *Chavo del 8*, pero no puedo seguir a Quico en esta aventura; no creo en las conspiraciones, así que ya vi a Doña Florinda diciendo: «Vámonos, tesoro, no te juntes con esta chusma».

NO BEBAN CLORO

QUE EL CORONAVIRUS SE CURA RÁPIDO Y FÁCIL, DICE EL PRESIDENTE DE ESTADOS UNIDOS. POR FAVOR, NO LO ESCUCHEN.

JULIO PATÁN

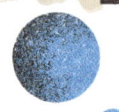l coronavirus trae milagros. Por ejemplo, logró que el candidato demócrata a la presidencia gringa, Joe Biden, desarrollara sentido del humor. «Nunca pensé decir esto», escribió con sana ironía en Twitter, «por favor, no beban cloro». No tardaríamos en descubrir que, ironías aparte, la recomendación era pertinente.

Horas antes, Donald Trump había usado una conferencia de prensa en la Casa Blanca para aportar algunas ideas sobre cómo eliminar al virus. En relativamente poco tiempo, el llamado Agente Naranja cambió sensiblemente su posición ante la pandemia. En un principio, como Jair Bolsonaro, como nuestro tlatoani, minimizó la peligrosidad del bicho. Y de pronto, Estados Unidos se volvió el país con más contagios y más muertes, muy por encima de China. ¿Qué hizo el líder del mundo libre? Arremangarse. Ponerse a trabajar. Encarar al SARS-CoV-2. Como el líder que es, decidió tomar cartas en el asunto, y ese día, frente a los medios, dejó ir algunas hipótesis de trabajo: nos iluminó el camino.

La primera hipótesis es que la luz puede ayudarnos a salir de esta. ¿La luz?, se preguntarán. En efecto. Siempre atento a las novedades de este mundo infinito y lleno de sorpresas, el presidente escuchó que la luz y el calor ayudaban a destruir el virus. Así que ese día volteó hacia la doctora Deborah Birx, que coordinaba al grupo de expertos que asesoraban a la Casa Blanca en el asunto de la pandemia, y le propuso: «Supongamos que golpeamos al cuerpo con una luz tremenda, ultravioleta o simplemente muy potente. Y supongamos que puedes meter luz en el cuerpo, a través de la piel o de alguna otra manera… Creo que vas a querer probarlo».

Pero digamos que la luz no basta. El presidente tenía un plan B. ¿Qué se chinga —perdonarán la expresión— al virus? Sí: Trump, inventivo, volteó hacia el cloro o lejía, como le llaman en otros lados. «Lo que veo es que el desinfectante mata [al virus] en un minuto. ¡En un minuto! Igual hay una manera de hacer algo así inyectándolo en el interior, casi como una limpieza, porque como pueden ver, [el virus] penetra en los pulmones y tiene un efecto enorme. Sería interesante probarlo. Habrá que usar médicos para hacerlo», dijo, precavido, «pero a mí me parece interesante».

Cuando el presidente cayó enfermo, las redes no lo perdonaron. Uno de los memes lo mostraba en el hospital, con una infusión de Cloralex vía intravenosa.

Pero no solo a él le pareció interesante. Al parecer, muchos estadounidenses decidieron enfrentar al virus con una, digamos, forma radical de la automedicación. Pocos días después de la sugerencia de Trump, la gobernadora de Michigan, Gretchen Whitmer, y el de Maryland, Larry Hogan, demócrata y republicano, respectivamente, invitaban a la ciudadanía a… ignorar al presidente. Y es que las llamadas a los servicios de emergencia se habían multiplicado a causa del consumo de desinfectantes. Como lo leen. Una parte no desdeñable de la población gringa, suponemos que proveniente de esa que constituye la masa de votantes duros de Trump, se entregó a las delicias de los sanitizantes. La primera señal de alerta vino del propio Hogan, que dijo que los servicios de emergencia se habían visto abrumados por «cientos de llamadas» de personas que habían decidido beber cloro o gel. Pero no solo fue Maryland. Nueva York tuvo 30 casos en unos pocos días. ¿Les parece sorprendente? A los escribanos responsables de estas notas también, pero tal vez menos que este otro dato: en todo el año anterior, «solo» 13 personas fueron atendidas por el mismo problema. O sea que hubo 13 habitantes de Nueva York a quienes les pareció buena idea beber cloro sin, repetimos: sin pandemia. Claro que, según una nota de la revista *Forbes*, eso es nada, una tacita de agua robada al mar, si lo comparamos con los 324 casos del muy republicano estado de Texas, que el año anterior, en cambio, tuvo «apenas» 132.

Lo que nos lleva a recordar un *sketch* de Ricky Gervais, el malévolo comediante británico. Gervais habla del triunfo de Trump, que por supuesto lamenta, y luego recuerda que, por razones inexplicables, las botellas de cloro en Estados Unidos tienen la leyenda «No consumir». ¿Cuál es su propuesta? Quitar la leyenda durante unos meses y luego hacer las elecciones: así estaríamos seguros de que Trump no va a ganar. Querido Ricky, eres un optimista: el coronavirus nos enseña que ni siquiera es necesario borrar la leyenda.

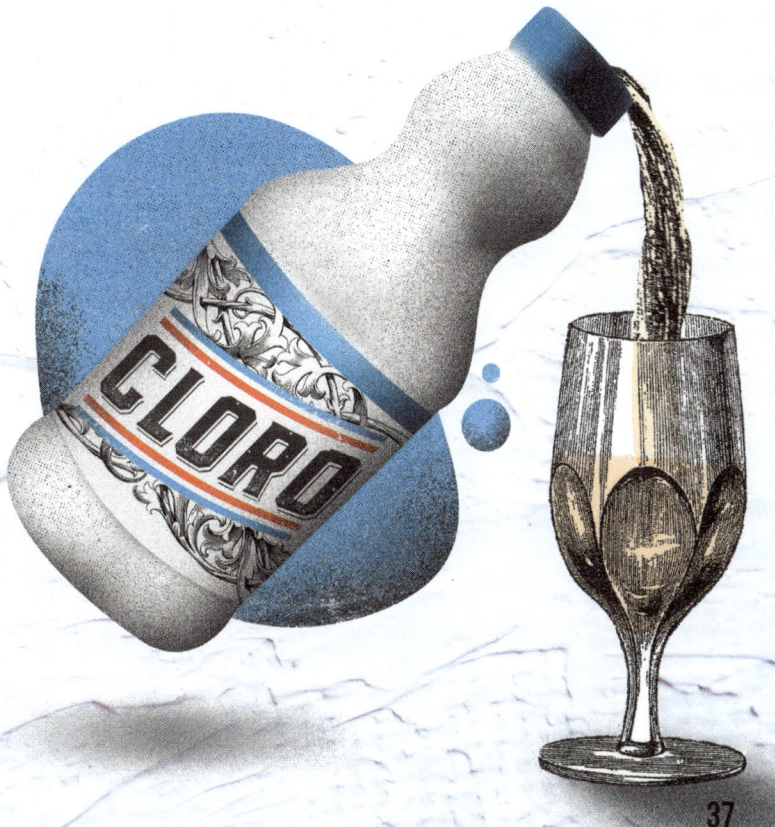

PEQUE AHORA, PAGUE DESPUÉS

ALEJANDRO ROSAS

MUCHAS BODAS FUERON CANCELADAS DURANTE LA PANDEMIA Y PENSÉ QUE LAS PAREJAS DEBERÍAN ESTAR AGRADECIDAS: EL DESTINO LES DIO UNA NUEVA OPORTUNIDAD PARA PENSARLO BIEN.

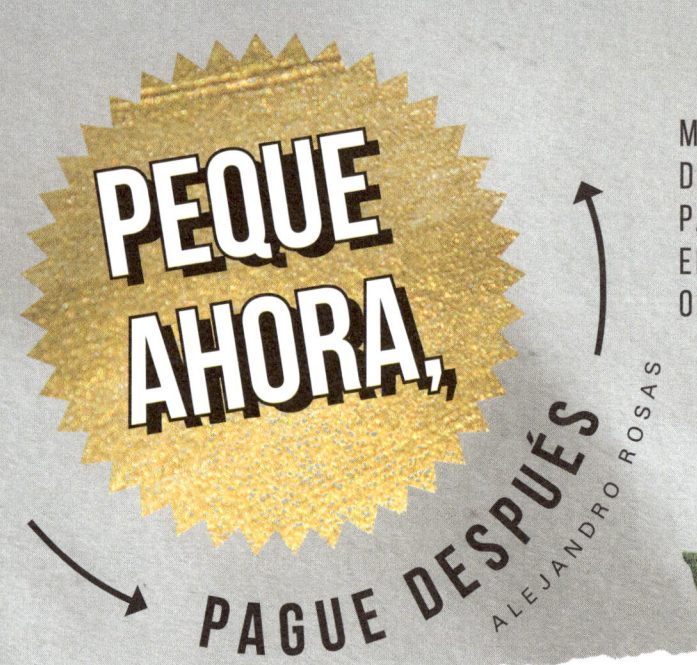

Al igual que sucedió con los funerales (ver página 42), el mundo del amor se adaptó con asombrosa rapidez a la necesidad de hacer bodas virtuales y vimos de todo, como en botica. En los primeros días de junio, en Perú se realizó la primera boda civil virtual reconocida legalmente. Los novios llevaban toda la pandemia juntos, así que «acudieron» al registro civil —junto con sus testigos— a través de una reunión por Zoom, donde los esperaba el alcalde de Arequipa, que fungió como juez, y la boda fue transmitida por Facebook.

En Alemania una pareja se presentó a las puertas del edificio del Ayuntamiento de la ciudad de Fráncfort del Meno y desde la ventana de un segundo piso el juez los casó. Los novios brindaron con un six de cervezas Corona, por aquello del Corona-virus.

En San Francisco hasta boda por la Iglesia hubo. Parris y Emily contrajeron nupcias en el templo de San Ignacio y las bancas lucieron abarrotadas con fotografías, pero no de sus invitados, sino de los fieles que solían ir a esa iglesia a escuchar misa.

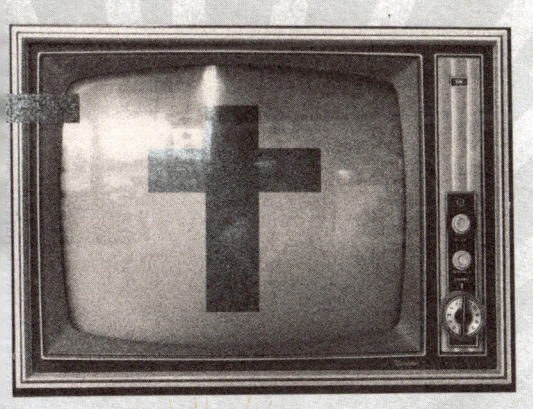

¿Para qué casarse si la novia estaba en una casa y el novio en otra, o en diferentes ciudades o en diferentes países? No tengo duda de que fue por necios, ¿por qué otra razón?

Y junto al sagrado sacramento del matrimonio, que pasado el tiempo te lleva a pensar si valdría la pena violar el quinto mandamiento de la ley de Dios —no matarás—, otro de los sacramentos que puso a la gente histérica fue el de la confesión, quizá porque no pocos creían que se acercaba el fin del mundo y había que poner todo en orden.

Muchos católicos entraron en un estado paranoico ante la imposibilidad de no poder ir a misa, comulgar y confesarse debido a que los templos estaban cerrados. Tanto así que un grupo de familias y jóvenes católicos en España grabó un video en el que no pedían que abrieran los bares y todo tipo de lugares de perdición, sino suplicaban a la autoridad que reabrieran los templos al grito de «Por favor que podamos volver a misa». Sí, estoy convencido, merecemos la extinción.

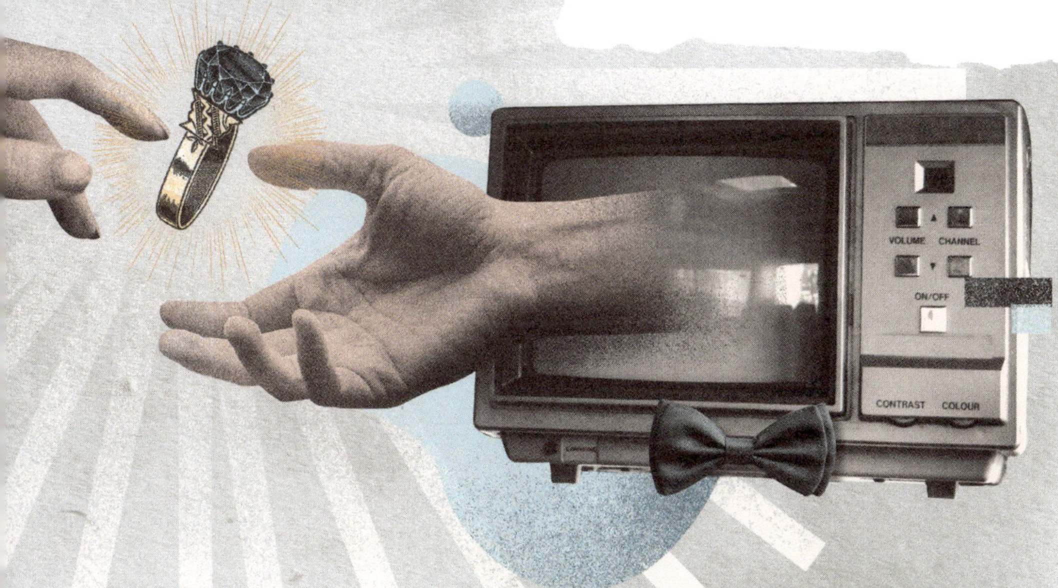

Pero el problema de la confesión rápidamente pasó a segundo plano. Como nunca falta el ingenio, muchos sacerdotes decidieron ofrecer «confesiones *drive-thru*», sí, como el Auto-Mac, pero en vez de ir por una hamburguesa y papas fritas, los feligreses iban por su absolución con todo para llevar y la pagaban confesando sus mejores pecados.

La gente hacía filas en sus autos y avanzaba conforme los sacerdotes afuera de alguna iglesia terminaban la confesión del pecador en turno; eso sí, bien protegidos con cubrebocas, mascarillas, cloro, Lysol y hasta las estampitas estilo «Detente» que usa el presidente López Obrador.

El caso más sonado ocurrió en Chile. Todos los días los pecadores se formaban en las afueras de la capilla del colegio San Francisco de Asís, en la comuna de Las Condes (todos rezaban por no encontrarse a ningún conocido mientras aguardaban en la fila de la pecadora ignominia). Al llegar su turno se bajaban del auto y se acercaban a los sacerdotes que atendían el *drive-thru* para luego retirarse felices y listos para pecar de nuevo.

Pero como la demanda de pecadores se incrementó durante la cuarentena por el porno gratis, el alcohol como forma de vida, la incapacidad de llevarse bien en familia y el deseo de matar a alguien de vez en cuando —luego de convivir más de 100 días y 24 horas diarias con los seres queridos—, el papa Francisco se pronunció por la autoconfesión.

Y dijo que, a través de la oración, siendo muy sincero con Dios —que todo lo ve—, confesándole todos los pecados, haciendo un verdadero acto de contrición y pidiendo perdón, la gente podía quedar absuelta, siempre y cuando al momento en que se reabrieran los templos marcharan a confesarse.

La Iglesia también dijo que, dada la gravedad de las circunstancias y hasta que no pasara la pandemia, les permitía a los sacerdotes que otorgaran la absolución colectiva y sin previa confesión individual, lo que hizo respirar con tranquilidad a muchos, sobre todo a la clase política mexicana.

Es un hecho que en tiempos de pandemia «Matrimonio y mortaja del cielo bajan», pero me quedo con la frase de la temporada: «Peque ahora y pague después».

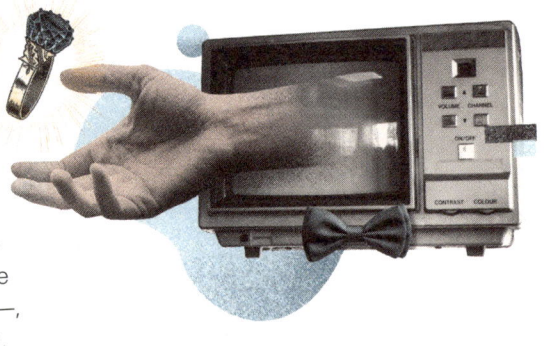

AFLÓJATE EL CINTURÓN

JULIO PATÁN

SUENA EL TIMBRE. ES LA PIZZA. TE PONES EL CUBREBOCAS, BAJAS, LA RECOGES, SUBES EL PISO QUE TE SEPARA DE TU DEPA Y A LOS CUATRO ESCALONES SIENTES CLARAMENTE QUE TE FALTA EL AIRE. «NO MAMES: LA COVID», PIENSAS DE INMEDIATO, BOMBARDEADO DE INFORMACIÓN, ANSIOSO, ASUSTADO. Y NO. ES SOLO QUE DEJASTE, CON TODA PROBABILIDAD PARA SIEMPRE, LA CINTURA 32. NORMAL.

El confinamiento implica que el gimnasio cerró hace semanas, que no caminas más que de la cama a la cocina, que ya te acabaste la programación de Netflix —salvo los documentales—, que la comida a domicilio es una gozada y que además estás ansioso, asustado, tristón porque hace meses que no ves a amigos y familiares, y le empacas, con alcoholito al lado. Implica, pues, que las calorías se agarran al vientre con pasión de enamoradas.

En efecto, el confinamiento ha producido una engorda generalizada.

En Francia, por ejemplo, un estudio bastante sesudo revela que la acumulación de kilos puede afectar a 58% de la población, mientras que otra encuesta habla un poco peor de los españoles: el 48% iguala el aumento promedio de los vecinos franceses, tres kilitos, pero otro 16% alcanzó el techo de cinco. En general, se considera, el aumento de peso planetario será de 5%, promedio que, suponemos, se obtiene de la media entre Bárbara de Regil y Zhou.

Y es que a Zhou el confinamiento le cayó, literalmente, muy pesado. Habitante de Wuhan, de donde se acepta que salió el SARS-CoV-2 para conquistar al mundo, a sus 26 años logró un récord difícil de superar: en cinco meses de confinamiento —se puso bajo encierro en enero— logró subir 100 kilos, o sea, 20 por mes, para llegar a un total de 280. ¿Les tranquiliza saber que ustedes pasaron de siete, que lo de desayunar pan dulce todos los días no fue tan perjudicial a fin de cuentas, que adelantar la hora de los tequilas con chela a la una de la tarde entre semana y a las 12 sábados y domingos no es tan reprochable y pueden hacerlo libres de culpas? De acuerdo. Es importante encontrar la paz interior. Nada más recuerden que este virus es persistente, pegajoso, tozudo, y que la mayoría de los expertos vaticinan un rebrote.

Zhou no es un cheque en blanco: es un espejo.

EL MUERTO AL FOSO y el vivo al gozo

COMO CUANDO LOS DEUDOS DE UN DIFUNTO SE DESPEDÍAN A TRAVÉS DE FACETIME, LLAMADAS Y UNA BUENA WIFI.

ALEJANDRO ROSAS

Tienes de dos sopas: te mueres, te incineran y de acuerdo con tus creencias te vas al cielo —o al infierno, pues—, o bien, en tu agonía firmas la autorización para que extraigan tu memoria y la implanten en una plataforma, donde vivirás por toda la eternidad; eso sí, virtualmente...

De eso trata la serie televisiva *Upload*, que estrenó su primera temporada el 1 de mayo, en plena pandemia. Lo curioso es que uno de sus episodios anticipó lo que se convirtió en algo normal en 2020: los funerales virtuales.

La única diferencia de la serie con la pandémica realidad es que el difunto podía estar presente y presidir sus propias pompas fúnebres, dar un discurso, hablar con sus familiares y amigos a través de una pantalla, y los funerales se convertían en un nuevo tipo de reunión social, como un cumpleaños, una boda o cualquier otra celebración.

En la nueva realidad, el fallecido, fallecido se quedaba; habiendo pasado a mejor vida y ya descansando en paz, el problema era para los deudos. Algo había que hacer con los familiares, amigos y conocidos del difunto que lamentaban no poder asistir al funeral, al entierro o a las misas que acompañan el duelo y que temían contagiarse del maligno virus si asistían al velatorio.

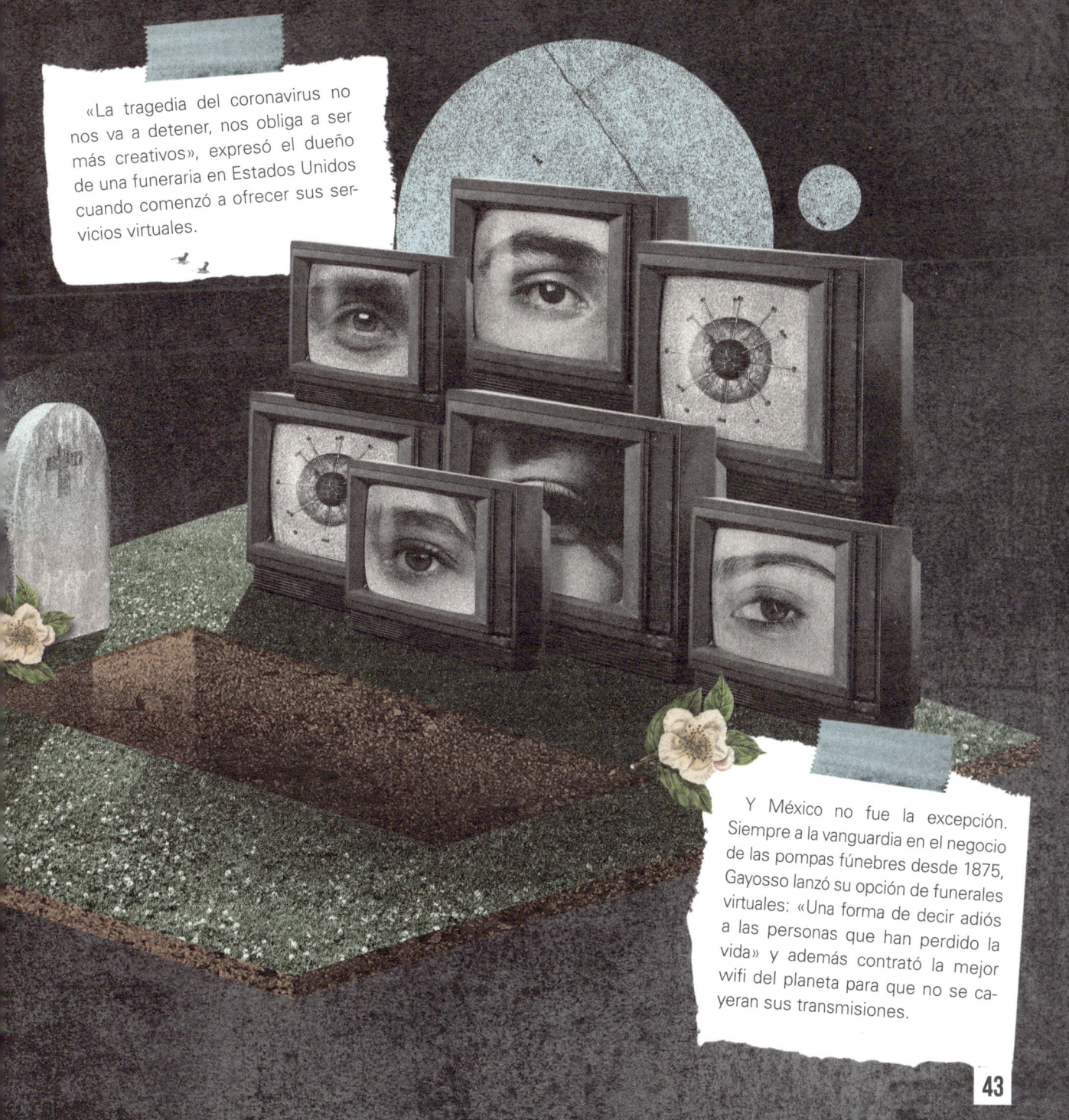

«La tragedia del coronavirus no nos va a detener, nos obliga a ser más creativos», expresó el dueño de una funeraria en Estados Unidos cuando comenzó a ofrecer sus servicios virtuales.

Y México no fue la excepción. Siempre a la vanguardia en el negocio de las pompas fúnebres desde 1875, Gayosso lanzó su opción de funerales virtuales: «Una forma de decir adiós a las personas que han perdido la vida» y además contrató la mejor wifi del planeta para que no se cayeran sus transmisiones.

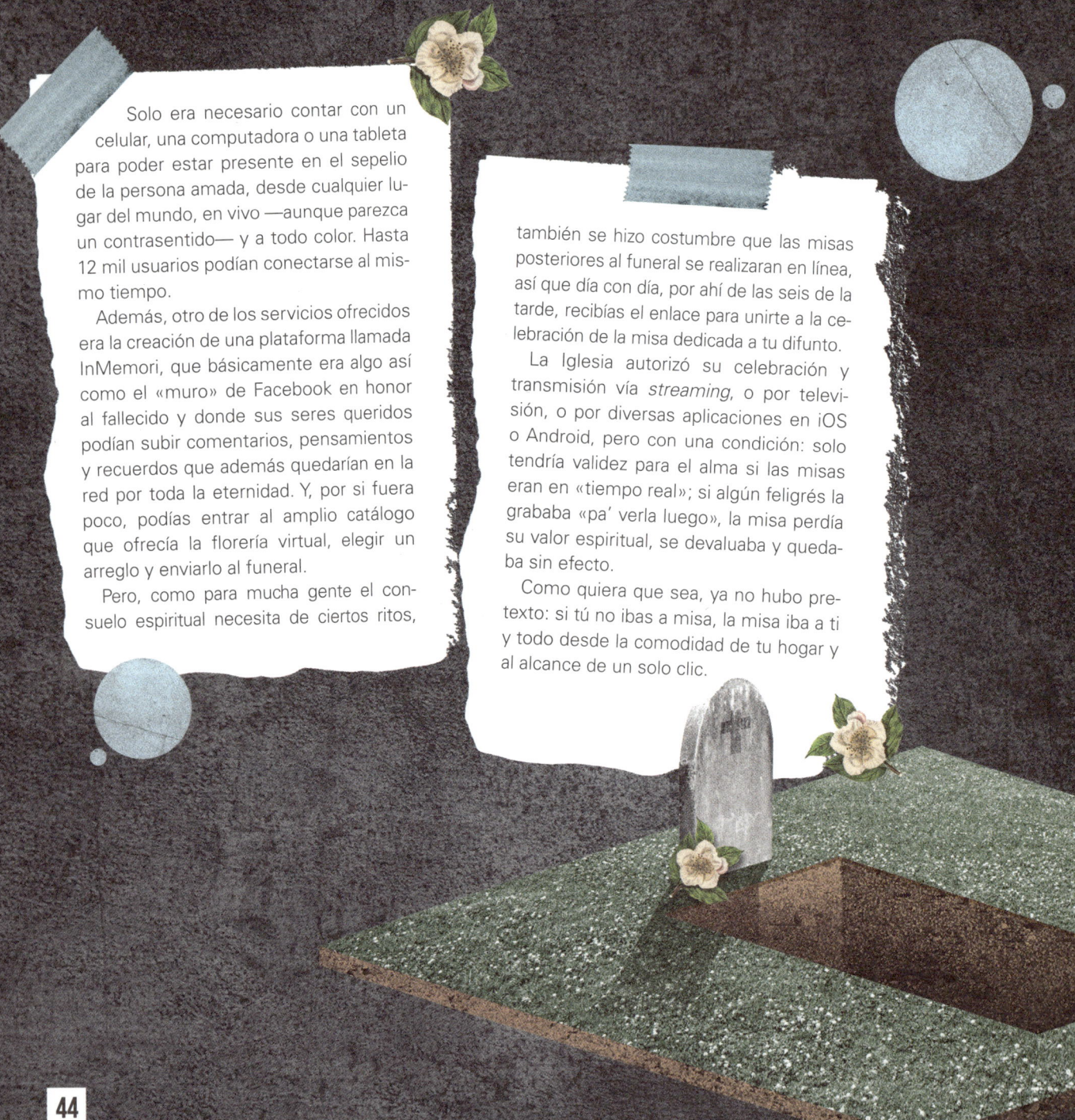

Solo era necesario contar con un celular, una computadora o una tableta para poder estar presente en el sepelio de la persona amada, desde cualquier lugar del mundo, en vivo —aunque parezca un contrasentido— y a todo color. Hasta 12 mil usuarios podían conectarse al mismo tiempo.

Además, otro de los servicios ofrecidos era la creación de una plataforma llamada InMemori, que básicamente era algo así como el «muro» de Facebook en honor al fallecido y donde sus seres queridos podían subir comentarios, pensamientos y recuerdos que además quedarían en la red por toda la eternidad. Y, por si fuera poco, podías entrar al amplio catálogo que ofrecía la florería virtual, elegir un arreglo y enviarlo al funeral.

Pero, como para mucha gente el consuelo espiritual necesita de ciertos ritos, también se hizo costumbre que las misas posteriores al funeral se realizaran en línea, así que día con día, por ahí de las seis de la tarde, recibías el enlace para unirte a la celebración de la misa dedicada a tu difunto.

La Iglesia autorizó su celebración y transmisión vía *streaming*, o por televisión, o por diversas aplicaciones en iOS o Android, pero con una condición: solo tendría validez para el alma si las misas eran en «tiempo real»; si algún feligrés la grababa «pa' verla luego», la misa perdía su valor espiritual, se devaluaba y quedaba sin efecto.

Como quiera que sea, ya no hubo pretexto: si tú no ibas a misa, la misa iba a ti y todo desde la comodidad de tu hogar y al alcance de un solo clic.

«DETENTE, ENEMIGO, *el corazón de Jesús* ESTÁ CONMIGO»

COMO CUANDO LA CIENCIA TE DICE «NO SE ABRACEN», PERO EL PRESIDENTE DE TU PAÍS ORDENA: «HAY QUE ABRAZARSE, NO PASA NADA».

ALEJANDRO ROSAS

Podía con las nanopartículas de cítricos que nuestra ilustre secretaria de Gobernación, Olga Sánchez Cordero, tomaba en gotas para blindarse contra el coronavirus y así evitarse el molesto cubrebocas.

Podía también con John Ackerman afirmando en televisión a finales de marzo que nuestro amado líder es científico y por eso tenía bajo control la pandemia —es un decir—; podía también con el hecho de que la directora del Conacyt, María Elena Álvarez-Buylla, rechazara la ciencia neoliberal, pero creyera en aluxes y en decálogos morales para combatir la pandemia. Pero con lo que nunca pude fue con que el presidente, en algún momento del infernal encierro, dijera no al tequila o al mezcal y recomendara abstenernos y portarnos bien. ¡Carajo! Eso sí me caló hondo, pero solo era el principio.

Si alguna virtud demostró el presidente a lo largo de la pandemia —y de ningún modo fue su forma de hacerle frente— es que podía superarse una y otra vez con la serie de recomendaciones —que más bien parecían consejos de las tías viejitas— que le hacía a la gente para derrotar al coronavirus y que no tenían nada que ver con la ciencia, el conocimiento médico o la experiencia internacional.

El cubrebocas y el distanciamiento social le quedaron guangos y desde el principio los ignoró, salvo cuando familiares de desaparecidos, durante una gira en Veracruz, le pidieron que escuchara sus casos, pero se negó a entrevistarse con ellos bajo el argumento de que respetaba la sana distancia. «Pero a la mamá del Chapo sí la atiendes», le gritaron, mientras nuestro amado líder se alejaba en su camioneta, no fuera que lo contagiaran con el virus ese.

El hecho es que López Obrador siguió incansable recorriendo el país, y como además el subse López-Gatell dijo en una mañanera que el presidente no se contagiaría porque tenía fuerza moral, pues se le hizo fácil y siguió besando niños y niñas a diestra y siniestra, no obstante que los pequeños hacían unas expresiones al más puro estilo «fuchi caca» que me hicieron recordar mi infancia, cuando me obligaban a saludar a mi tía la gorda que me dejaba embarrado todo su maquillaje.

No hubo mañanera en la que los reporteros no le preguntaran al presidente por qué no seguía las mismas indicaciones que había dado el subse López-Gatell para protegernos. Y entonces, en uno de los grandes momentos del surrealismo de la 4T —sí, como todas sus mañaneras—, el presidente comenzó a hurgar en su cartera, sacó dos pequeñas imágenes religiosas y dijo: «Son mis guardaespaldas».

Entonces mostró la que tenía al Sagrado Corazón y con voz firme y harta convicción expresó: «Detente, enemigo, el corazón de Jesús está conmigo», y de manera increíble el coronavirus se alejó del país y así fue como México superó la crisis de salud, la crisis económica y todas las crisis por venir y desde entonces vivimos felices.

Bueno, esto último no pasó, pero lo cierto es que el presidente mostró a sus «guardaespaldas» y además todos los amuletos que recibe del pueblo bueno en sus giras y dijo que con eso era más que suficiente para estar protegido: un trébol de cuatro hojas o un billete de dos dólares que le dio un migrante, por ejemplo. Pero al final de la mañanera develó su verdadero secreto para permanecer inmune ante el coronavirus: «El escudo protector es la honestidad, eso es lo que protege».

El tiempo demostró que nuestro amado líder no era científico ni mucho menos —aunque Ackerman insistiera—, y en otra mañanera llegó —sin cubrebocas, como siempre— con la buena nueva y el ánimo triunfador de que había descubierto la forma para no contraer el coronavirus. Y sentenció: «Para no enfermarse solo basta con no mentir, no robar y no traicionar». Sus colaboradores cercanos, los miembros de su gabinete y sus allegados se voltearon a ver y solo se escuchó un contundente «Ya nos chingamos».

Y en efecto, se enfermaron Zoé Robledo, director del IMSS; la implacable Irma Eréndira Sandoval, que fue de las primeras en caer, y nos quedamos a la espera de que Bartlett, Ana Gabriela Guevara y Yeidckol Polevnsky —que hizo algunas compritas indebidas cuando estuvo al frente de Morena— cayeran contagiados, entre muchos otros que seguramente enfermarán tarde o temprano porque no cumplen con los tres requisitos que estableció el presidente para mantenerse sano y salvo.

Los días transcurrieron y nada que bajaba la condenada pandemia. O todos los mexicanos éramos mentirosos, ladrones y traicioneros, y por eso el número de fallecidos y de contagiados aumentaba abrumadoramente día con día, o nuestro amado líder la había regado de nuevo como casi todo el sexenio.

Pero como primero muerto a reconocer que se equivocó, el presidente López Obrador, cual nuevo Moisés que subió al monte Sinaí para recibir los mandamientos de la ley de Dios, se fue al cerro de la Estrella —que solían usar los mexicas para sus ceremonias del fuego nuevo— y ahí recibió de manos de Dios, bueno, Dios ni apareció, más bien él mismo se puso a escribir un decálogo, los nuevos 10 mandamientos para que los mexicanos derrotáramos al coronavirus definitivamente.

Cuando me enteré de que teníamos decálogo de nuestro amado líder, oré con fervor para que al menos no prohibiera fornicar ni prohibiera desear a la mujer de mi prójimo; todo lo demás, como sea, podría cumplirlo.

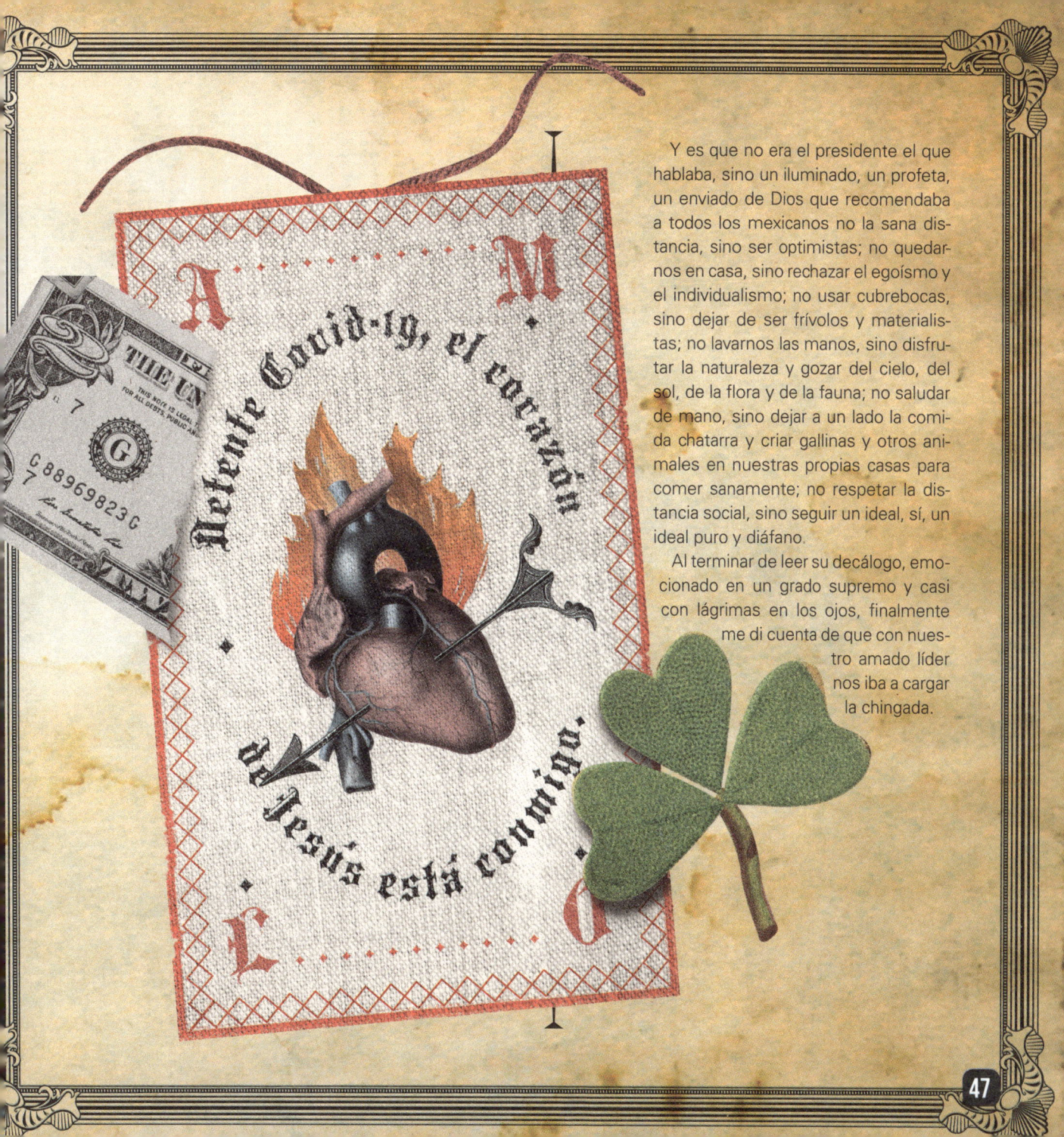

Y es que no era el presidente el que hablaba, sino un iluminado, un profeta, un enviado de Dios que recomendaba a todos los mexicanos no la sana distancia, sino ser optimistas; no quedarnos en casa, sino rechazar el egoísmo y el individualismo; no usar cubrebocas, sino dejar de ser frívolos y materialistas; no lavarnos las manos, sino disfrutar la naturaleza y gozar del cielo, del sol, de la flora y de la fauna; no saludar de mano, sino dejar a un lado la comida chatarra y criar gallinas y otros animales en nuestras propias casas para comer sanamente; no respetar la distancia social, sino seguir un ideal, sí, un ideal puro y diáfano.

Al terminar de leer su decálogo, emocionado en un grado supremo y casi con lágrimas en los ojos, finalmente me di cuenta de que con nuestro amado líder nos iba a cargar la chingada.

SE VENDE
líquido de las rodillas
en buen estado

«COSAS VEDERES, AMIGO SANCHO, QUE NO CREDERES» ES UNA FRASE QUE SE LE ATRIBUYE EQUIVOCADAMENTE AL QUIJOTE. SEGURAMENTE LA HABRÍA DICHO SI HUBIERA OÍDO HABLAR DE UN MERCADO NEGRO DE LÍQUIDO SINOVIAL.

JULIO PATÁN

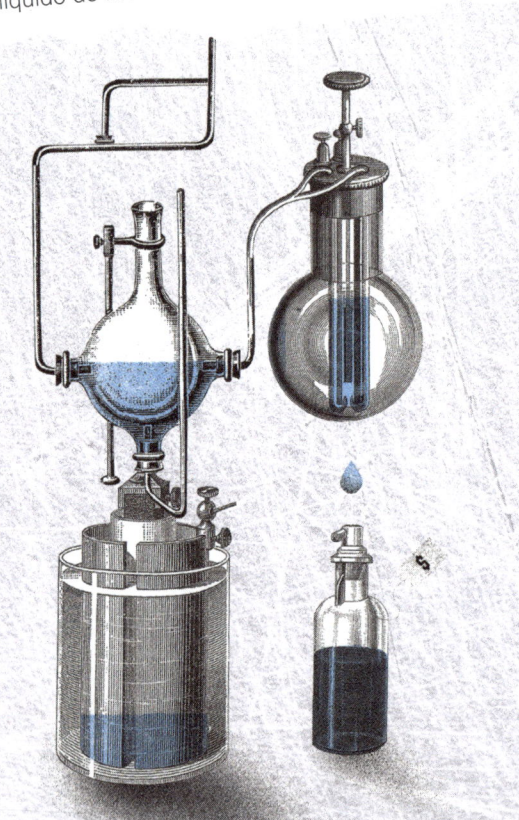

Como México no hay dos, pero no es cierto, como se ha dicho, que seamos el único país en el que la ciudadanía —que aquí, desde 2018, se llama «pueblo bueno»— haya agredido en la vía pública a las personas que más merecen nuestra solidaridad y nuestra gratitud, es decir, las personas que trabajan en las clínicas para detener la pandemia y salvar la vida de quienes se han contagiado. Pero probablemente sí somos el país que se ha sonrojado más veces con ataques de esa naturaleza. Casos ha habido demasiados, desde la enfermera a la que algún idiota decidió rociar con cloro, por aquello de que seguro estaba infectada y cómo vamos a aceptar que use el transporte público, hasta la conocida historia de una clínica en San Pedro Xalpa, Azcapotzalco, en la Ciudad de México, donde los familiares de una persona que murió por covid-19 atacaron al personal médico, que no les permitía ver el cuerpo de su hermano —porque esta enfermedad cruel impide que te despidas de los tuyos, que tienen que ser incinerados en la más estricta soledad.

Pero ninguna razón más estrafalaria para agredir al personal de salud que el conocido caso del líquido de rodillas.

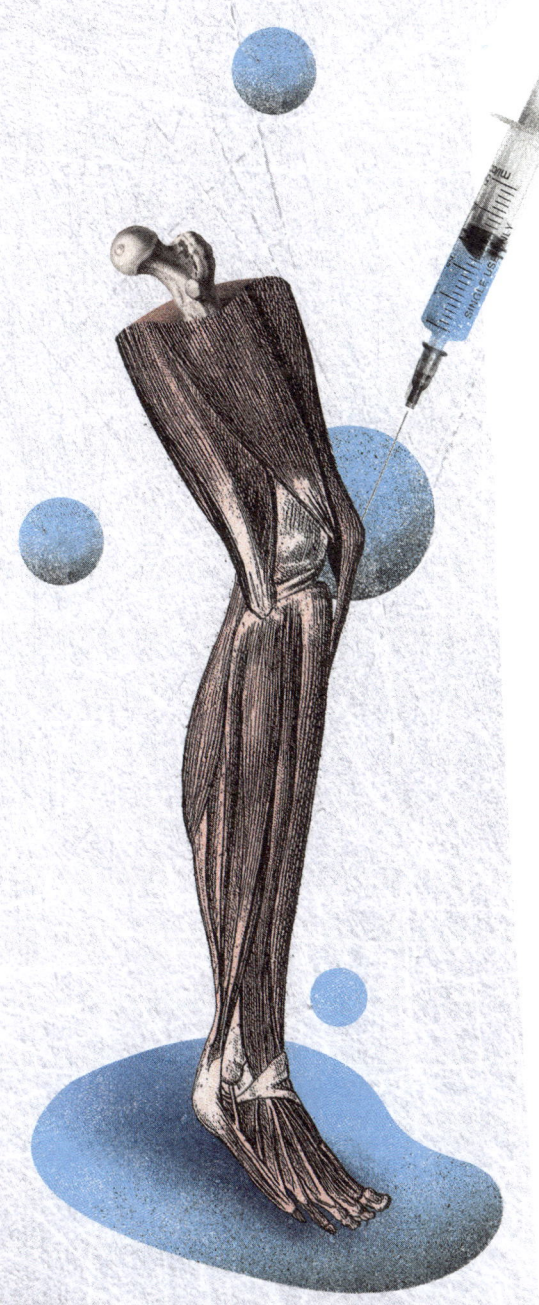

De acuerdo con una investigación de *Animal Político*, el origen de esta rarísima teoría de la conspiración, porque de eso se trata, está en un video de 2017 en el que una mujer de San Luis Potosí denunciaba que los médicos de una clínica local le habían *huachicoleado* el líquido sinovial. Como lo leen, queridas lectoras, queridos lectores. Le robaron, asegura en el video, el líquido de la rodilla. La pregunta obligada es «para qué». No hay duda de que el líquido es algo que quieres conservar: es un —perdonarán la ausencia de lenguaje técnico— lubricante espeso que impide que los cartílagos de tus articulaciones hagan fricción y puedas, por ejemplo, caminar sin molestias. Es cierto también que hay técnicas para extraerlo que son sencillas y sobre todo necesarias, por ejemplo, para analizarlo y ver si hay alguna infección por ahí. Lo que nadie ha escuchado es que el líquido sinovial de una persona pueda resultarle útil a otra.

Así y todo, en las redes sociales, fértiles en noticias falsas, en bulos, corrió como reguero de pólvora que los malignos doctores del IMSS aprovechaban la saturación hospitalaria por la covid-19 para extraer el líquido de las rodillas de pacientes y personas muertas, a fin de venderlo en el mercado negro. Que un litro puede costar hasta 10 mil dólares, llegó a leerse.

La del líquido sinovial no es la única teoría de la conspiración nacida con la pandemia. Están por ahí, recordemos, la promovida por Trump, según la cual el virus lo crearon en un laboratorio, malignamente, los chinos; o la del 5G, según la cual esta tecnología daña nuestro sistema inmune y permite que el virus se adueñe de nuestras células. Pero ningún delirio paranoico rebasa el de la conspiración sinovial, al punto de que el primer *conspirólogo* de nuestro país (con permiso de los moneros de *La Jornada*), el presidente López Obrador, un hombre convencido de que hay una mafia en el poder o de que los medios más importantes del mundo se han aliado en su contra, tuvo que tomar la palabra en una conferencia mañanera y referirse a esta rara teoría como falsa, sí, y también como «macabra».

En esta, señor presidente, estamos con usted.

Claro que igual nos equivocamos todos, en cuyo caso aplica eso de: «Me iban a dar de alta, pero se me chingó la rodilla».

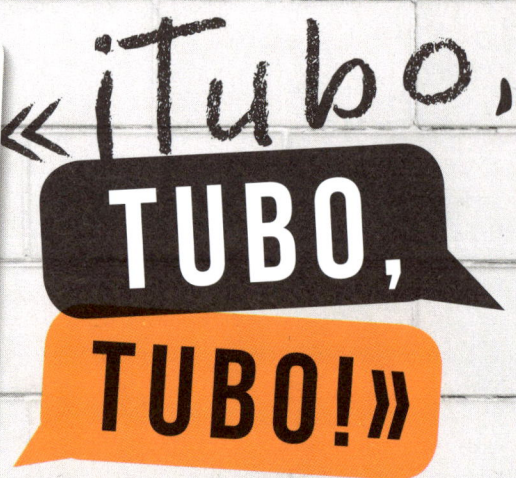

«¡Tubo, TUBO, TUBO!»

DEL CORONASUTRA AL TÉIBOL DANS, PERO CON LAISOL

ALEJANDRO ROSAS

Una de las mejores iniciativas de la temporada invierno-otoño pandemia 2020 fue la aparición del Coronasutra, un manual que distribuyeron las sexoservidoras para advertir a sus clientes qué posiciones sexuales eran las únicas que practicarían para no contagiarse de coronavirus.

El mundo del *table dance* también tuvo que adaptarse a los nuevos tiempos. Poco antes de que iniciara la Jornada Nacional de Sana Distancia y fueran cerrados bares, cantinas, restaurantes y desde luego *teibols*, las bailarinas hacían su show a un metro de distancia, se prohibieron los «privados» y se desnudaban por completo, pero conservaban el cubrebocas, cual si fueran danzarinas árabes —eran algo así como las Sherezadas de la pandemia.

Eran los años noventa cuando los *table dance* se pusieron de moda en México; había para todos los gustos y bolsillos. Desde el Solid Gold y el Men's Club —que se anunciaban como «exclusivos»— hasta el Afrotramonto, el Tavares o El Apache —que también se anunciaban como «exclusivos» (en el nombre estaba la diferencia).

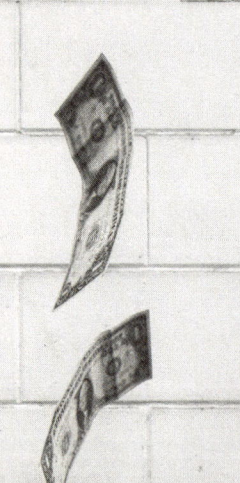

Por entonces, los más sofisticados ofrecían comida bufete, así que podías llegar a las dos de la tarde y comer con tus amigos mientras las chicas, una tras otra, bailaban *topless* en el escenario y no faltaban las meseras en lencería. Me imagino que las «comidas de negocios» no funcionaron porque no tardaron en desaparecer y toda la actividad teibolera se concentró en las noches.

Pero como en tiempos del coronavirus de lo que se trataba era de sobrevivir, varios teibols le dieron un pequeño giro al negocio y resucitaron la idea de las comidas, aunque ya no de negocios, sino alimentos para entregar a domicilio o recoger en el establecimiento de una manera muy sui géneris, por decir lo menos.

En Portland, Oregón, el dueño del Lucky Devil decidió jugársela con sus meseros y sus bailarinas, y anunció a los cuatro vientos que a partir del confinamiento ofrecerían comida para llevar y rebautizó su negocio con un nombre que era una joya: Boober Eats, pero Uber Eats no tardó en hacerle la llorona y para no entrar en conflicto legal se quedó con el nombre de Lucky Devil Eats.

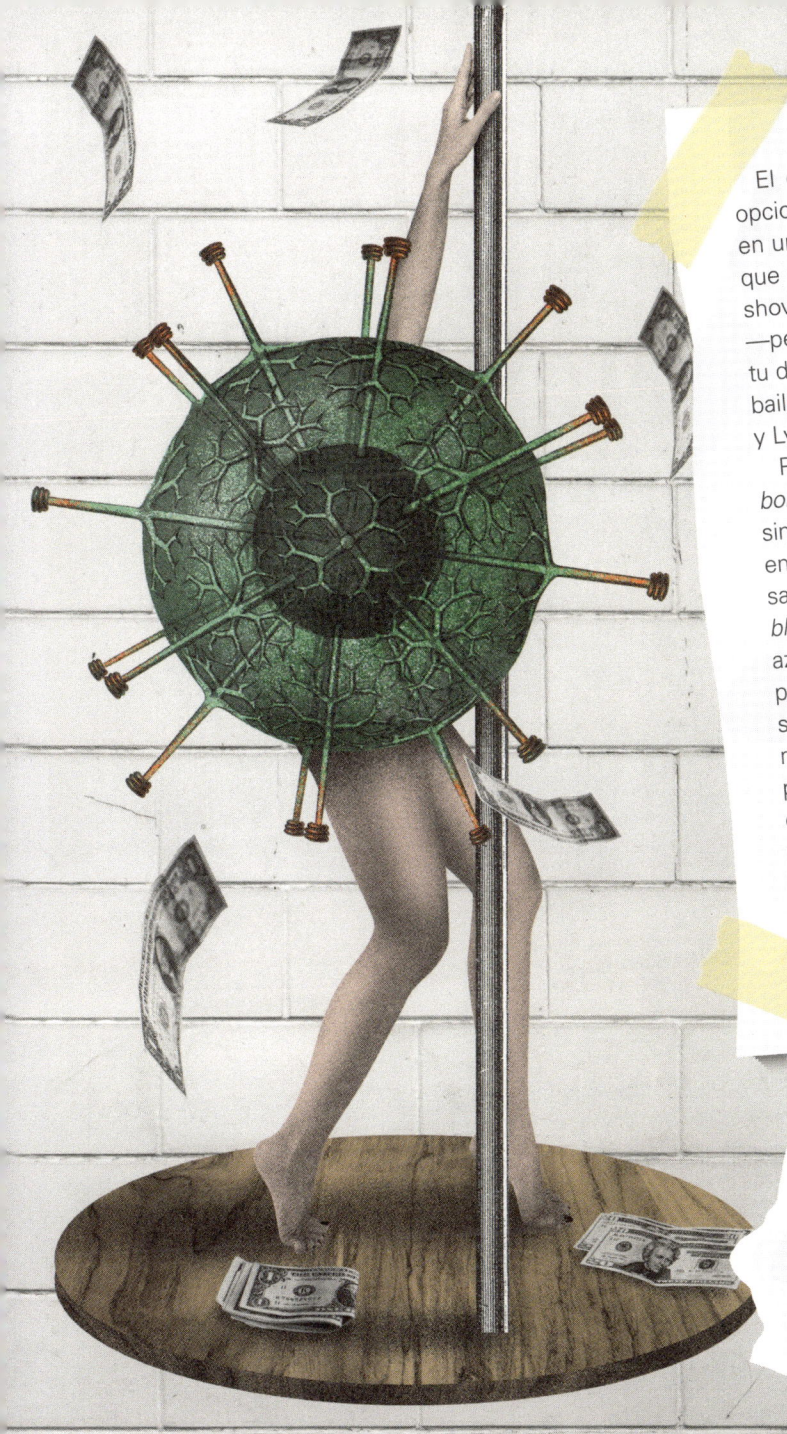

El éxito fue inusitado. El téibol ofrecía dos opciones: recoger la comida en el restaurante, en una especie de téibol *drive-thru*, y al momento en que te entregaban tu orden podías disfrutar un breve show de *pole dance* al grito de «¡tubo, tubo, tubo!» —pero en inglés—, o bien podían entregar la orden en tu domicilio, para lo cual enviaban a dos chicas que le bailaban en *topless* al cliente, con su debida distancia y Lysol en mano.

Pero México no podía quedarse atrás y El Tabú, un *teibol* tlaxcalteca, lanzó su propio servicio a domicilio, pero sin incluir alimentos. Y bajo el arte de la mercadotecnia en redes sociales, incluido YouTube, anunció: «Porque sabemos que ya nos extrañas, #QuédateEnCasa: *table dance* a domicilio», y ofrecía cuatro paquetes: el azul, con tres chicas y seis bailes, pero solo *topless*, por 4 mil pesos; el verde, con cinco chicas y 10 bailes sensuales, desnudo total, por 6 mil pesos; el paquete rosa, ocho chicas y 16 bailes sensuales, por 10 mil pesos; y el rojo, que prácticamente incluía a todas las chicas del Tabú Men's Club, pues enviaban 13 bailarinas, 26 bailes sensuales, desnudo total y todo por 14 mil pesitos. Eso sí, todas las chicas debían guardar su sana distancia y no quitarse el cubrebocas, desde luego no por pudor, sino por seguridad.

Al parecer El Tabú fracasó no por falta de ganas, sino por falta de lana, pero vale la pena señalar que si eres de los que en un téibol gritaba «mucha ropa, mucha ropa, mucha ropa», seguirás siendo población de riesgo hasta la consumación de los tiempos.

UNA EPIDEMIA DE BAUTIZOS

LA PANDEMIA, ANTES O DESPUÉS, SE IRÁ. SUS NOMBRES, SEGURAMENTE, PERDURARÁN. NUESTRA SOLIDARIDAD POR ESO.

JULIO PATÁN

Como en tantos países, en India se decretó el confinamiento para todos aquellos ciudadanos que no desempeñen tareas «esenciales». Tres semanas, dijo el gobierno, para frenar al virus. Bueno, justamente en esas tres semanas fue cuando decidieron nacer, en Chhattisgarh, los mellizos de Preeti y Vinay Verma. Fueron, como para tantas personas en el mundo, semanas difíciles y angustiantes. Fue un periodo de esos que te marcan, que son un punto de inflexión; el origen de una forma de vida, mucho nos tememos, si no completa, al menos sustancialmente nueva. Así que Preeti y Vinay decidieron bautizar a sus criaturas con nombres acordes con esa época, nombres que les recordarán siempre que nacieron en tiempos definitorios. Así que, Corona y Covid Verma, *México bizarro* les dice: bienvenidos a este mundo. Largo y feliz camino.

Pero no es la única bienvenida que queremos dar. En esta tierra bendita, recuerden, nunca nos quedamos atrás. Así que le damos también la bienvenida a Gatell Covid Chávez Lizárraga, nacido en Monclova, Coahuila, que es eso que en los medios se llama un «epicentro de la pandemia»: una de las ciudades con más personas contagiadas en el país. Dirán: bueno, al menos los padres de Gatelito compensaron lo de ponerle Covid con rendirle tributo a un doctor comprometido con la lucha contra la pandemia; un hombre que, desde la austeridad propia del servidor público, desde la atalaya de una subsecretaría, se ha convertido en una figura pública, un defensor acérrimo de la ciencia como solución a las tragedias que azotan a nuestra especie, aparte de un comunicador extraordinario y un aficionadazo a la lectura de poesía en voz alta, como pudimos comprobar en esos meses.

A la hora de teclear estas notas, el doctor entre otras cosas, ha dicho que el presidente era «una fuerza moral, no una fuerza de contagio»; sentenciado que los cubrebocas no servían para

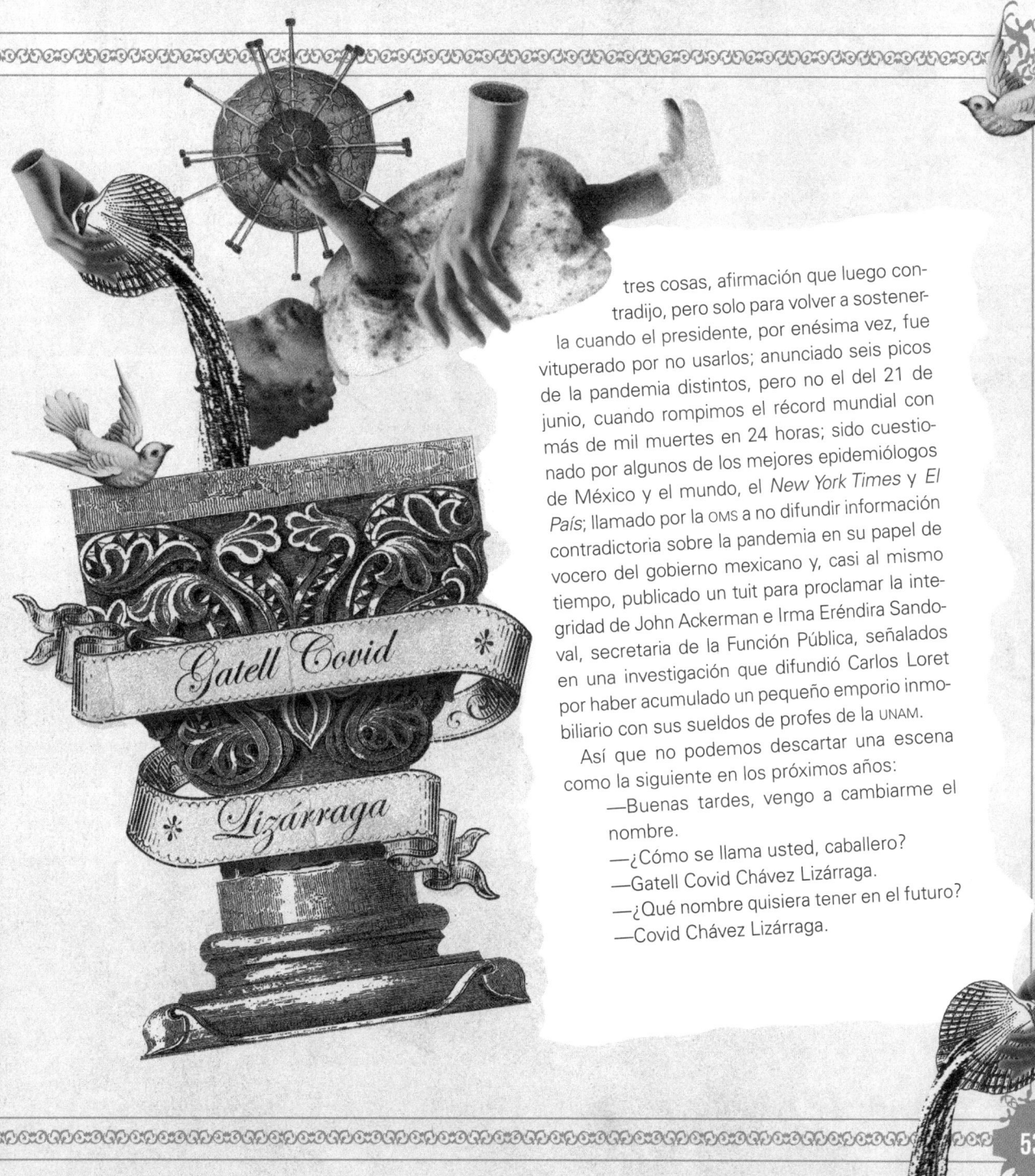

tres cosas, afirmación que luego contradijo, pero solo para volver a sostenerla cuando el presidente, por enésima vez, fue vituperado por no usarlos; anunciado seis picos de la pandemia distintos, pero no el del 21 de junio, cuando rompimos el récord mundial con más de mil muertes en 24 horas; sido cuestionado por algunos de los mejores epidemiólogos de México y el mundo, el *New York Times* y *El País*; llamado por la OMS a no difundir información contradictoria sobre la pandemia en su papel de vocero del gobierno mexicano y, casi al mismo tiempo, publicado un tuit para proclamar la integridad de John Ackerman e Irma Eréndira Sandoval, secretaria de la Función Pública, señalados en una investigación que difundió Carlos Loret por haber acumulado un pequeño emporio inmobiliario con sus sueldos de profes de la UNAM.

Así que no podemos descartar una escena como la siguiente en los próximos años:

—Buenas tardes, vengo a cambiarme el nombre.
—¿Cómo se llama usted, caballero?
—Gatell Covid Chávez Lizárraga.
—¿Qué nombre quisiera tener en el futuro?
—Covid Chávez Lizárraga.

El arte DEL CUBREBOCAS

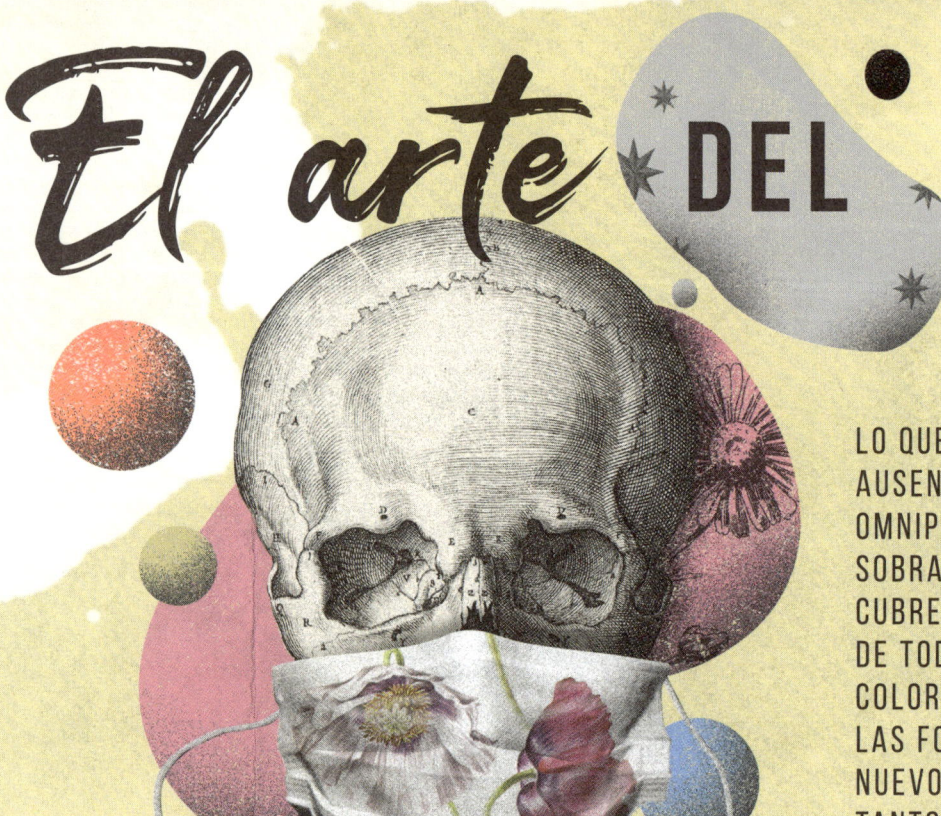

LO QUE AYER FUE AUSENCIA HOY ES OMNIPRESENCIA: SOBRAN LOS CUBREBOCAS, DE TODOS LOS COLORES Y TODAS LAS FORMAS. NUEVOS, Y NO TANTO.

JULIO PATÁN

Primero fue la escasez: en el mundo entero, México incluido, se desataron las compras de pánico y se terminaron los cubrebocas en las tiendas. Hoy, la abundancia. Imaginativamente, a veces solidariamente, a veces con una sólida perspectiva comercial, se desarrolló una multiplicidad de propuestas de diseño, desde los muy elaborados de marcas deportivas como Adidas, para que salgas a correr sin que la tela entre por las fosas nasales hasta el cerebelo cada vez que inhalas, hasta los negros de encaje que usa la aristocracia española en los entierros, hasta, sobre todo, los de las artesanas de Hidalgo y Chiapas que, ante la falta de compradores, decidieron hacerlos a mano, bordados, con gran éxito.

Porque en México somos harto creativos, para bien y para mal.

Para bien, como nos enseñan esas artesanas que han logrado incluso exportar a países como Alemania o, claro que sí, los muchos emprendedores que se han lanzado a conquistar el mercado no solo de los cubrebocas, sino también y simultáneamente de las caretas de plástico. Están las de máscaras de superhéroes como el Hombre Araña, suponemos que con permiso de Marvel. Están las de Star Wars, producidas por un grupo de creativos armados con impresoras 3D. (Si tú, lectora, lector, has encontrado una de las de Darth Vader, no dejes de avisarle a Alejandro Rosas, capaz de pagar fortunas por una de esas figuras de colección). Están las que reproducen la boca de Gene Simmons, legendario bajista de la banda Kiss, con, sobra decirlo, esa lengua en toda su extensión que es la marca de la casa.

Y, por supuesto, están las de luchadores. De hecho, eso, hacer máscaras, le permitió llevar dinero a casa a un profesional del cuadrilátero, El Hijo del Soberano, impedido —como tantos— de ganarse el pan con la noble disciplina del pancracio por culpa de la pandemia. La idea es brillante: no solo usa las imágenes de las máscaras de sus colegas, sino los materiales con que se diseñan las máscaras y el resto del vestuario. 150 pesos por una, lectora, lector.

Luego está la otra forma de creatividad. Una nota de Foro TV ilustra cómo, a la entrada del metro Pantitlán, en la Ciudad de México, un visionario tuvo la idea de recoger las muchísimas mascarillas que la gente tira por las calles (ya saben que no nos distinguimos por nuestra limpieza en los entornos comunes) y, claro que sí, reciclarlas. Pueden verlas, colgadas en su infinita pluralidad cromática, una tras otra, ondeando al viento, en los mecates que se extienden desde el toldo de un puesto callejero.

La opinión de los autores de estas líneas es que a ciertas cosas es mejor invertirles; por ejemplo, a un receptáculo de microorganismos salivales, pero, desde luego, creemos en la libertad y a nadie le reprocharemos que le apueste a la segunda mano. Cada quien enfrenta la pandemia como puede, sin duda.

BUSCANDO un amigo PARA EL FIN DEL MUNDO

COMO CUANDO TE DICEN QUE EL FIN DEL MUNDO SE ACERCA YA, PERO TÚ TE SIRVES OTRO MACALLAN 12 CON UN HIELO Y TE ACOMODAS FELIZMENTE EN TU SILLÓN PARA VER EL FINAL DE LOS TIEMPOS.

ALEJANDRO ROSAS

«La única prueba de amor que te pido, vida mía», le dije sin un asomo de duda, «es que, si esto del coronavirus deriva en un apocalipsis zombi y alguno me muerde, me tienes que disparar en la cabeza para que acabes con mi sufrimiento». Sus ojos llenos de horror me confirmaron que de ningún modo me daría esa prueba de amor, así que me vi convertido en zombi.

Y es que con eso de la pandemia todo podía suceder. En tanto los médicos fracasaban con todo éxito en buscar una manera eficaz de combatir al coronavirus, Amazon Prime y la productora Full Moon Features no esperaron vacuna alguna y anunciaron el estreno de *Corona Zombies*, la primera película de terror basada en la pandemia.

Pero había que decirlo: el fin del mundo no era algo disparatado. Había señales por todos lados. En las primeras semanas de la pandemia, en San Luis de la Paz, Guanajuato, los habitantes del pueblo estaban aterrados porque unos días antes se presentó un circo con un número en el que participaban dos zombis —sí, así como lo leen.

Cuando el gobierno anunció la cuarentena, la sana distancia, el distanciamiento social y todo eso, el circo se marchó, pero dejó libres y a su suerte a los zombis, que de inmediato aterraron a la gente de la localidad y cobraron no pocas víctimas, según denunciaron los pobladores a la prensa local. Los zombis llegaron al Congreso local, pero se retiraron de inmediato porque no encontraron ningún cerebro para alimentarse. Cabe mencionar que aún no los encuentran...

Pero el tema de los zombis, en todo caso, era cosa menor. Además del covid-19, el 2020 trajo consigo un sinnúmero de señales del apocalipsis nada despreciables. Era un hecho que el mundo llegaba a su fin y no como en 2012, cuando los mayas la regaron retefeo con sus cálculos fallidos y todos nos quedamos vestidos y alborotados esperando el fin del mundo.

La apocalíptica verdad se reveló ante nuestros ojos con distintas señales cada vez más siniestras, como el surgimiento de las arañas lobo del Ártico que estaban en modo caníbal, devorándose unas a otras en tanto aumentaban su tamaño; o qué tal esos encabezados en distintos diarios del mundo con noticias como: «Captan araña gigante devorando a un murciélago», que en todo caso era una especie de venganza porque los pinches murciélagos propagaron el coronavirus; o bien «Muere hombre de 54 años por picadura de "avispón asesino"».

En México nadie había reparado en estos mortíferos insectos hasta que los preclaros y patriotas senadores del Partido Verde se dieron cuenta de que los seres humanos estábamos en peligro de extinción; y como el miedo no anda en burro, exigieron a la autoridad competente «implementar medidas urgentes para evitar el ingreso a territorio nacional del temible "avispón asesino"». El gobierno respondió con rapidez e inteligencia como siempre: prohibió el ingreso de los avispones a territorio nacional negándoles la visa.

Pero, junto a las extrañas criaturas que surgieron por todo el orbe, y a dos o tres meteoritos que pasaron rozando de la Tierra —a varios cientos de miles de kilómetros—, una serie de volcanes, encabezados por el mortífero Krakatoa, hicieron erupción en el mes de abril como si anunciaran el fin de los tiempos. No era para menos: el Krakatoa llevaba inactivo 137 años, pero se le ocurrió despertar en plena pandemia y de inmediato todo mundo recordó que cuando estalló en 1883 provocó la muerte de casi 40 mil personas.

Señales del apocalipsis, sin duda, pero la más alarmante de todas ocurrió en el poblado de Coita, en Chiapas. Durante varios días la gente juró, al tiempo que se santiguaba, haber visto un hombre lobo que comenzó a merodear en la región. A pesar del terror que los invadía, los habitantes salían por las noches para tratar de cazarlo y en una ocasión, incluso, lograron grabar los aullidos del temible licántropo, que ya era más chiapaneco que la marimba.

Brujos y curanderas se rieron de la gente. «No, no es un hombre lobo», dijeron, «se trata de un nahual, un brujo con la facultad de convertirse en coyote o en cualquier otro animal». «¡Ahhhhh!», dijeron los chiapanecos mucho más tranquilos; los nahuales son cosa de todos los días, así que guardaron las balas de plata para mejor ocasión.

Coctelería
PANDÉMICA

EL GEL ANTIBACTERIAL NO, REPETIMOS, NO ES APTO PARA EL CONSUMO. AQUÍ, UNA HISTORIA QUE LO EJEMPLIFICA.

JULIO PATÁN

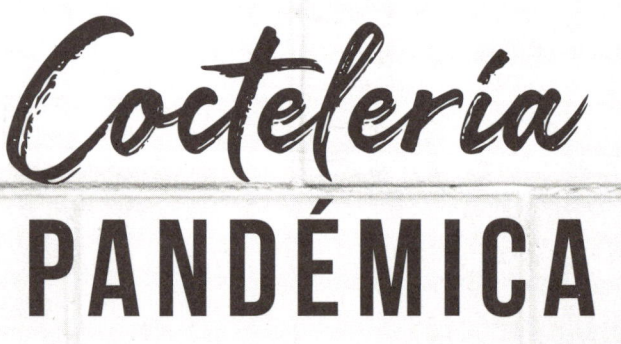

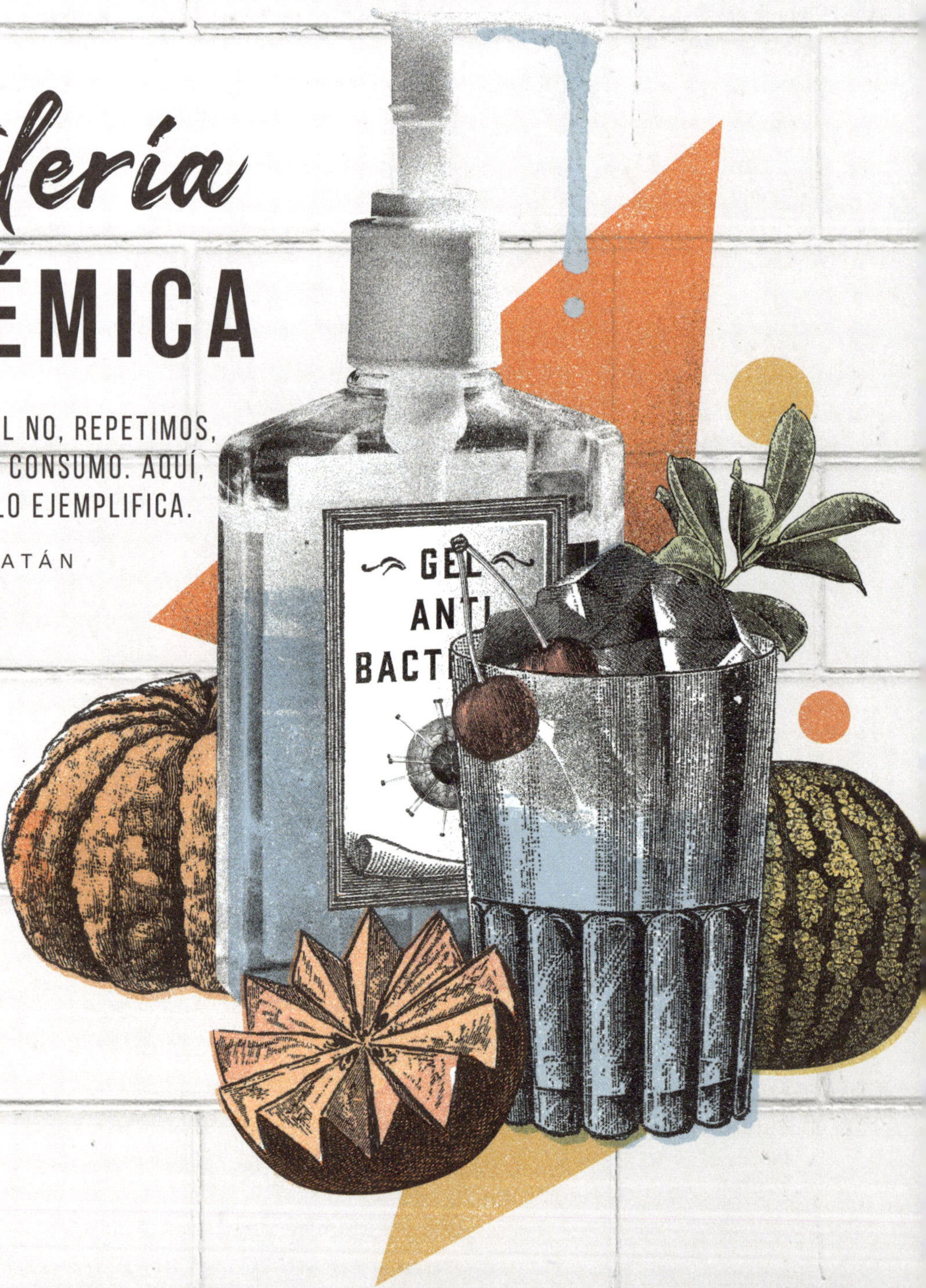

La crueldad de los estamentos políticos es ilimitada. El confinamiento ya es bastante atormentador, más cuando tu economía, y con la tuya la del país entero, está en serios predicamentos. Bueno, súmenle ahora uno de los peores tormentos que amenazan al ser humano: la ley seca. Polémicamente, ese atavismo de la política mexicana, con su paternalismo y sus tics puritanos, rebrotó con la pandemia no en todo el país, pero sí en varios estados, por aquello de la autonomía de los gobernadores, y, parcial o totalmente, en algunas alcaldías de la capital, porque también los alcaldes pueden tomarse esas libertades. Y se desató la desesperación, incluso el pánico.

Una buena amiga de los autores de este libro, talentosa artista visual que es casi un gobierno paralelo en Yucatán, adonde decidió emigrar para ser feliz hace muchos años con evidente éxito, no alcanzó a hacer compras de pánico (su enorme poder no da todavía para revocar una decisión del gobernador) y a punto estuvo de volver a la Ciudad de México, que no soporta. En Monterrey, los supermercados y las tienditas se vieron atiborradas de ciudadanos dispuestos a gastarse el salario de un mes en cervezas, preventivamente. Tampoco los chilangos la tuvieron fácil. Uno de los autores de este libro, habitante de Tlalpan, donde se impuso una ley seca total, caminó 17 kilómetros, flagelado además por la aplicación del programa Hoy No Circula que le impedía usar el coche, para comprar una botella de su whisky favorito y reservas de tequila reposado, un agua de uso.

Y es que la abstinencia alcohólica no es de Dios. El caso más radical, y el que mejor ejemplifica esta verdad universal, es el de las prisiones. Por ejemplo, las del estado de Morelos. En una entrevista, el comisionado de seguridad de esas tierras, José Antonio Ortiz, dijo, cuando le preguntaron sobre las medidas antipandemia que se tomaban en los reclusorios, que lo que de plano habían retirado era el gel antibacterial, porque los presos, nos permitimos citarlo, «se lo toman como tequila», o sea, como se toma su reposado el autor de este libro que vive en Tlalpan: derecho. En Puebla, lamentablemente, tres presos que tuvieron la misma idea murieron.

EL PURITANISMO DEL DOCTOR GATELL

Tal y como van las cosas, puede que el alcohol no sea lo único que nos quiten. El subsecretario López-Gatell está convencido de que una función del gobierno es determinar qué podemos meternos al cuerpo y qué no. Antes de la pandemia, fue él quien le arrancó al presidente un decreto para prohibir el uso de los cigarrillos electrónicos, ya aprobados por el Congreso y mucho menos dañinos que los de combustión. Ya en plena enfermedad, con México rompiendo récords de contagios al día, llamó en Chiapas a dejar los refrescos, cosa al parecer muy importante para desterrar al coronavirus, a los que llamó «veneno embotellado». Así que, en una de esas, ni el alcohol ni el mezclador. Contra el virus, puritanismo.

EL PRIMER DÍA DEL RESTO DE nuestras vidas

LOS FRANCESES SALIERON DEL CONFINAMIENTO, COMPRENSIBLEMENTE, DISPUESTOS A RETOMAR SUS VIDAS. ¿QUÉ FUE LO PRIMERO QUE HICIERON? COMPRAR ROPA.

JULIO PATÁN

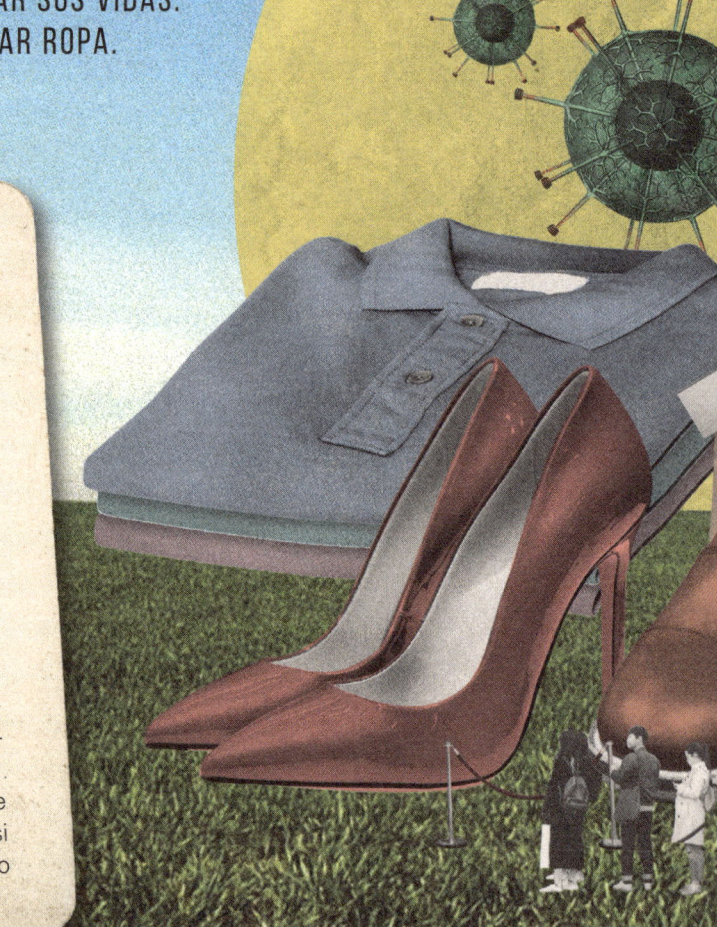

«¿Qué es lo primero que vas a hacer cuando pase la pandemia? ¿Qué es lo que más extrañas?», podía leerse en chats grupales y redes, entre los amigos, los familiares, los amantes separados por el confinamiento, en Zoom o en Skype, en México y en el resto del mundo. Y venían esas respuestas que podrían ser el retrato de nuestra especie en toda su profundidad, su sofisticación. «Tomar una copa con los amigos en el bar», decía uno. «Abrazar a mi madre», decía otro. «Llevar a mi hijo por un helado», apuntaba alguno más. «Tener sexo con otra persona», dejaba caer otro, más honesto o acaso más optimista, con humor. «Leer en el parque», rezaba el ñoño. «Andar en bicicleta hasta Tepoztlán, subir el Tepozteco y meditar durante tres horas entre los árboles», apuntaba el que nunca invitarías a una fiesta.

Bueno, es altamente probable que un porcentaje importante de esas personas mintiera. Porque si bien es cierto que la humanidad es variada como

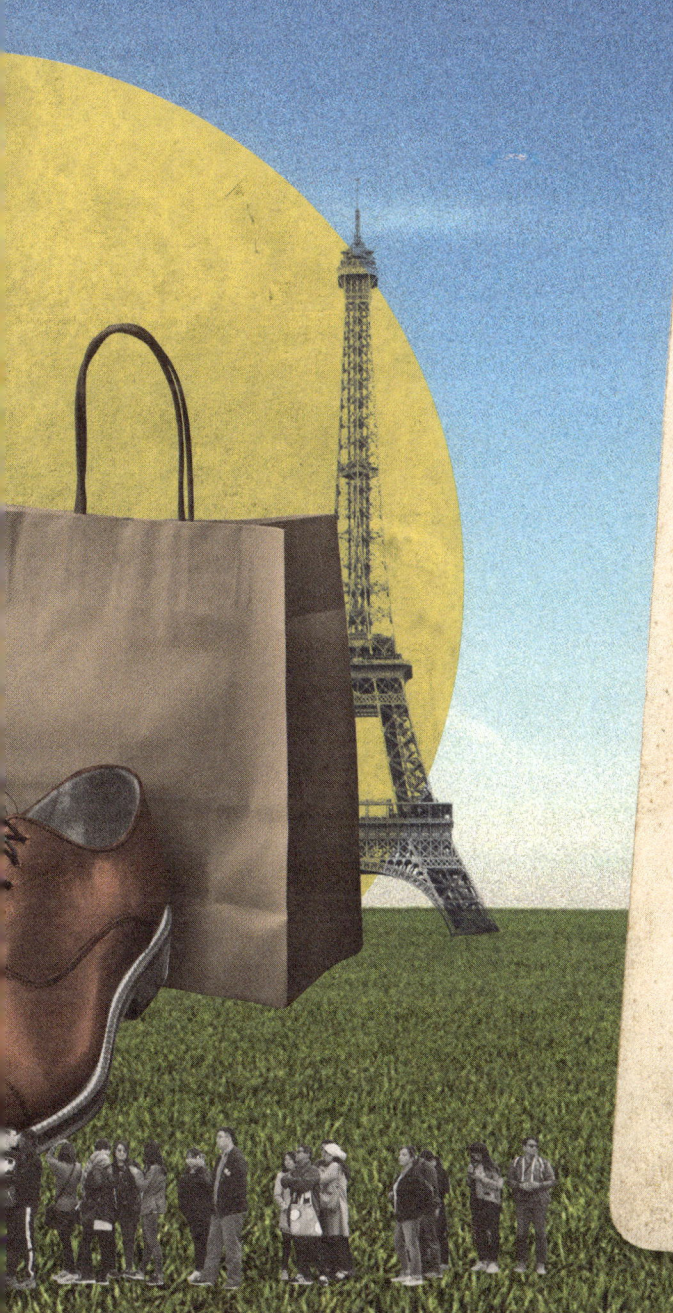

las formas y los colores de la artesanía huichol, también lo es que tenemos un algo que nos une, un común denominador, un lazo invisible que nos hace, a todos, humanos, en una suerte de fraternidad (bueno, y sororidad) universal. Y nuestras hermanas y nuestros hermanos franceses han demostrado eso: que probablemente muchos mentimos.

Francia tuvo una pelea dura con el virus: cinco meses y medio después de iniciada oficialmente la pandemia en esas tierras, andaba cerca de las 30 mil muertes y la ciudadanía enfrentó un confinamiento largo y estricto. Pero el confinamiento terminó y los franceses, pueblo culto donde los haya, pueblo entregado a las sofisticaciones del goce, el pueblo de la gran novela del siglo XIX, el pueblo del Louvre, el pueblo que inventó y reinventó un par de veces el cine, decidió salir a celebrarlo. ¿Cómo creen que lo hizo? ¿Haciendo fila en los museos? ¿Tal vez en las librerías? ¿Ballet? ¿Sacaron sus instrumentos para tocar música barroca en los jardines de Luxemburgo? No.

Fueron a hacer fila para entrar a comprar a Zara. En efecto, el primer día de libertades recobradas, desde temprano, los franceses fueron a formarse desde las ocho de la mañana a la entrada de las tiendas, o sea, dos horas antes de la apertura, hasta formar colas de un kilómetro. Porque no solo fue París: Lyon y Burdeos vieron escenas parecidas.

Y ustedes, ¿adónde fueron a formarse?

NOSOTROS LOS POBRES, ustedes los ricos

COMO CUANDO TE ENTERAS DE QUE LA TELENOVELA FAVORITA DEL GOBERNADOR DE PUEBLA ERA *LOS RICOS TAMBIÉN LLORAN*.

ALEJANDRO ROSAS

Cuando el coronavirus comenzó a recorrer el mundo desde principios de 2020, varios jefes de Estado, incluyendo nuestro amado líder, demostraron a sus sociedades que en uno de los momentos más graves en la historia reciente de la humanidad nos tocaron los peorcitos para hacerle frente a la crisis mundial.

Y es que no había ni para dónde hacerse. Unos y otros abrían la boca solo por el gusto de abrirla: Jair Bolsonaro, de Brasil, declaró: «Es apenas una pequeña gripe, un resfriado»; el presidente bielorruso, Alexandr Lukashenko, expresó: «Aquí no hay virus, ¿lo has visto volar? No, ¿verdad?»; Trump no se quedó atrás y dijo que tenía todo bajo control; el presidente de Zimbabue, Emmerson Mnangagwa, se aventó con todo: «El coronavirus es la obra de Dios para castigar a los países que nos han impuesto sanciones»; o Boris Johnson, que al más puro estilo de nuestro amado líder dijo: «Voy a seguir estrechando la mano de todos; la otra noche estuve en un hospital con pacientes con coronavirus y saludé a todos». Días después fue internado en terapia intensiva con covid-19.

Nuestro presidente no podía quedarse atrás y también se sumó a las luminosas declaraciones de los preclaros estadistas del mundo. Cuando el covid-19 ya había echado raíces en México, López Obrador recomendó: «Si pueden hacerlo y tienen posibilidad económica, pues sigan llevando a la familia a comer a los restaurantes».

Bajo la vieja máxima infantil de «lo que hace la mano hace la tras», si el presidente se echaba esas perlitas, sus achichincles tenían que seguir el mismo camino. Qué tal Jesús Uribe, el delegado del gobierno de la 4T en Baja California, cuando declaró que con la pandemia habría «un nuevo fortalecimiento de la familia» y agregó: «Bueno, de las que sobrevivan», y soltó un nada discreto «je, je, je».

Pero el «Micrófono de Oro Pandemia 2020» lo merece, sin duda alguna, Miguel Ángel Barbosa, gobernador de Puebla, cuyas estúpidas declaraciones solo son superadas por él mismo.

Cuando el dichoso virus llegó a México, los fanáticos religiosos de la 4T de inmediato se sumaron a la versión de que era una «enfermedad de ricos» porque los primeros contagiados se encontraban entre un grupo de mexicanos que había ido a esquiar a Vail o había regresado de España o Nueva York. Con el paso de los

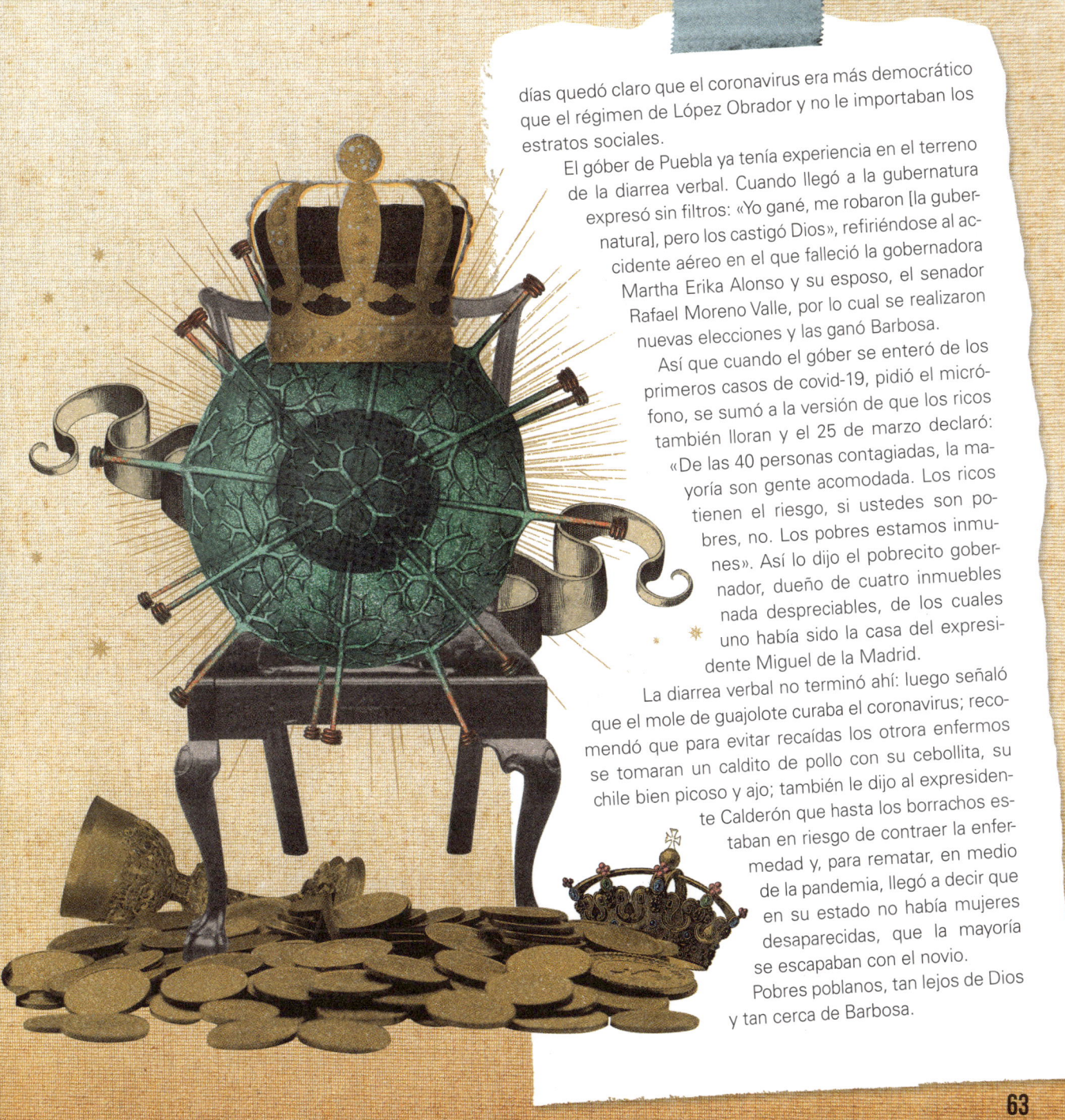

días quedó claro que el coronavirus era más democrático que el régimen de López Obrador y no le importaban los estratos sociales.

El góber de Puebla ya tenía experiencia en el terreno de la diarrea verbal. Cuando llegó a la gubernatura expresó sin filtros: «Yo gané, me robaron [la gubernatural], pero los castigó Dios», refiriéndose al accidente aéreo en el que falleció la gobernadora Martha Erika Alonso y su esposo, el senador Rafael Moreno Valle, por lo cual se realizaron nuevas elecciones y las ganó Barbosa.

Así que cuando el góber se enteró de los primeros casos de covid-19, pidió el micrófono, se sumó a la versión de que los ricos también lloran y el 25 de marzo declaró: «De las 40 personas contagiadas, la mayoría son gente acomodada. Los ricos tienen el riesgo, si ustedes son pobres, no. Los pobres estamos inmunes». Así lo dijo el pobrecito gobernador, dueño de cuatro inmuebles nada despreciables, de los cuales uno había sido la casa del expresidente Miguel de la Madrid.

La diarrea verbal no terminó ahí: luego señaló que el mole de guajolote curaba el coronavirus; recomendó que para evitar recaídas los otrora enfermos se tomaran un caldito de pollo con su cebollita, su chile bien picoso y ajo; también le dijo al expresidente Calderón que hasta los borrachos estaban en riesgo de contraer la enfermedad y, para rematar, en medio de la pandemia, llegó a decir que en su estado no había mujeres desaparecidas, que la mayoría se escapaban con el novio.

Pobres poblanos, tan lejos de Dios y tan cerca de Barbosa.

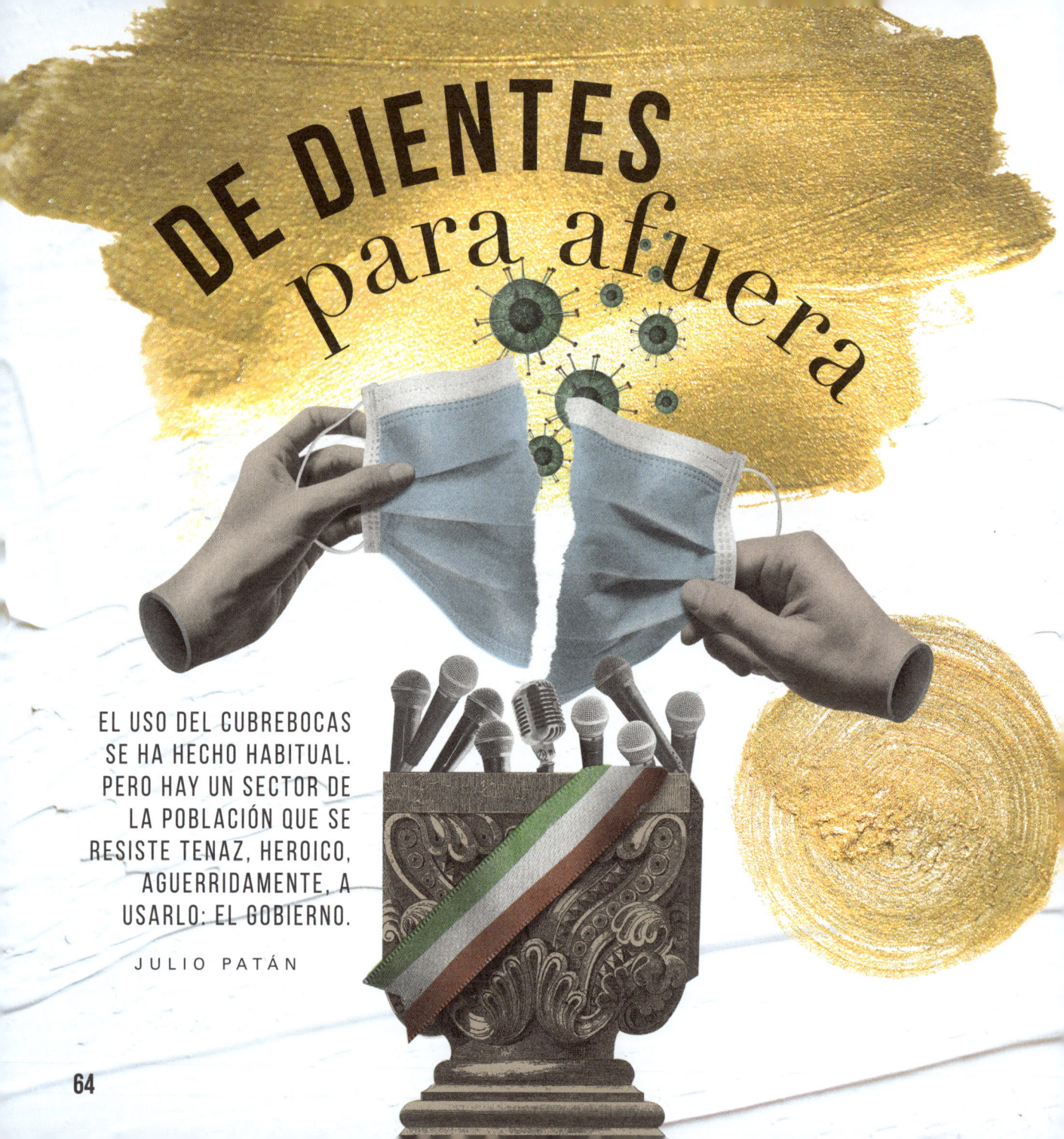

DE DIENTES para afuera

EL USO DEL CUBREBOCAS SE HA HECHO HABITUAL. PERO HAY UN SECTOR DE LA POBLACIÓN QUE SE RESISTE TENAZ, HEROICO, AGUERRIDAMENTE, A USARLO: EL GOBIERNO.

JULIO PATÁN

Los cubrebocas son incómodos en todas partes, pero en los supermercados, nos parece, la incomodidad escala a un nivel superior. Por ejemplo, es altamente probable que, si usas lentes, estos se empañen con el vaho y en vez de unas Ruffles verdes acabes por llevarte un brócoli. También traen problemas a la hora de la firma electrónica, cuando pagas, o, antes, para degustar las muestras gratuitas del departamento de salchichonería. Pero, sobre todo, son incómodos cuando eres secretaria de Estado.

La imagen, a priori, debería aplaudirse. Canasta con rueditas en mano, la secretaria federal del Trabajo, Luisa María Alcalde, recorre los pasillos del Superama y hace la compra. Debería aplaudirse porque, en un país de funcionarios arrogantes, propensos al dispendio, al alarde, la imagen está lejos de ser una puesta en escena, como las del presidente comiendo en fondas luego de bajarse de una caravana de Suburban, los funcionarios chilangos haciendo trabajo comunitario o el senador Martí Batres sacando un tóper con quesadillas para demostrar que en México impera la austeridad republicana. No. La secretaria Alcalde camina, de hecho, con el teléfono pegado a la oreja y una absoluta indiferencia a la cámara: no sabe que la están grabando. El problema es que la secretaria lo hace casi todo bien: viste con discreta elegancia y hace su compra frente a la sección de vinos, sin rodearse de guaruras ni asistentes, como buena ciudadana. Pero tiene un problemita: el cubrebocas, que ya es obligatorio en tierras chilangas, no se le ve por ninguna parte. Y eso, la verdad, la homologa con una administración que, para decirlo suavemente, tuvo desde el principio una relación francamente complicada con un implemento diseñado para no arriesgar la vida de tus semejantes.

El caso más grave es por supuesto el del presidente, que hasta el momento solo se le ha visto usando cubrebocas en cuatro ocasiones, solo cuatro veces en los muchos meses que lleva la pandemia. De ahí en fuera, ni cuando anda de gira; ni cuando va a visitar un restaurante, como la vez de El Cardenal; ni en las conferencias mañaneras, por mucho que comparta el micrófono con los integrantes del gabinete. No. La imagen más habitual de la pandemia es la de grupos de personas que usan cubrebocas alrededor de una persona que no lo usa: el presidente. Pero tampoco los usa la secretaria de Gobernación, Olga Sánchez Cordero, porque, dice, está protegida por unas gotitas que usa, compuestas de nanopartículas de cítricos, ni, pa' pronto, el zar de la lucha contra la pandemia, Hugo López-Gatell, que primero dijo que los cubrebocas no servían para nada, luego dijo que siempre sí, luego que siempre no, y poco después, por primera vez, se puso uno que le llegaba, en cálculos moderados, del esternón a las cejas.

Los autores de este libro intentan sortear siempre las tentaciones de la superioridad moral, pero en este caso debemos decirlo: con una excepción, nos parece condenable que los funcionarios públicos sean tan reacios a usar un instrumento tan eficaz para cuidar a tus semejantes. La excepción es, claro, el presidente de la República. Él, como dijo el doctor López-Gatell, es una fuerza moral, no una fuerza de contagio.

Tenemos una administración de dientes para afuera. Literalmente.

65

LA NUEVA
normalidad

CUANDO EL PRESIDENTE ANUNCIA LA NUEVA NORMALIDAD Y QUIERE ACABAR CON LA PANDEMIA POR DECRETO.

ALEJANDRO ROSAS

O les urgía comprarse una talla más grande después de más de dos meses de encierro, o se anunciaron grandes ofertas, o, como andaban en la depre por la pandemia, decidieron irse de *shopping* a las primeras de cambio; lo cierto es que los franceses hicieron largas filas para ingresar a las tiendas Zara el primer día en que el gobierno anunció que llegaba a su fin el confinamiento.

A partir del 11 de mayo los europeos salieron a las calles, a las plazas, a las playas. Europa comenzó a transitar hacia su nueva normalidad, que incluyó el regreso del futbol en Alemania —en primera instancia— y aunque lo hicieron con las tribunas vacías, en el Borussia Park los dirigentes del equipo colocaron miles de fotografías de sus aficionados para agradecerles su apoyo aunque fuera desde casa, nada más que fue imposible hacer «la ola».

En Vilna, la capital de Lituania, se les ocurrió hacer una quincena dedicada a los restaurantes y cafés, y para que no lucieran vacíos los locales, las tiendas departamentales vistieron a más de 60 maniquíes femeninos y masculinos con lo más *fashion* y moderno de la segunda quincena de mayo.

Si Europa ya estaba dejando atrás el confinamiento y comenzaba a reactivar su economía, «cómo chingaos no podíamos hacerlo igual en México», fue lo que seguramente pensó nuestro amado líder y por eso decidió vencer al coronavirus por decreto.

Entre bombos y platillos anunció que para el 18 de mayo comenzaríamos a transitar hacia la nueva normalidad, al fin y al cabo «debido a nuestra cultura —en palabras del presidente—, los mexicanos éramos muy resistentes a las calamidades», aunque nadie le dijo que en la pandemia de influenza española de 1918 murieron 500 mil mexicanos de esos muy resistentes.

Todo México quedó atónito con el anuncio del presidente, sobre todo porque aún se esperaba lo peor de la pandemia, pero más atónitos por el nombre mamalón —de esos que le gustan tanto— con el que bautizó a los lu-

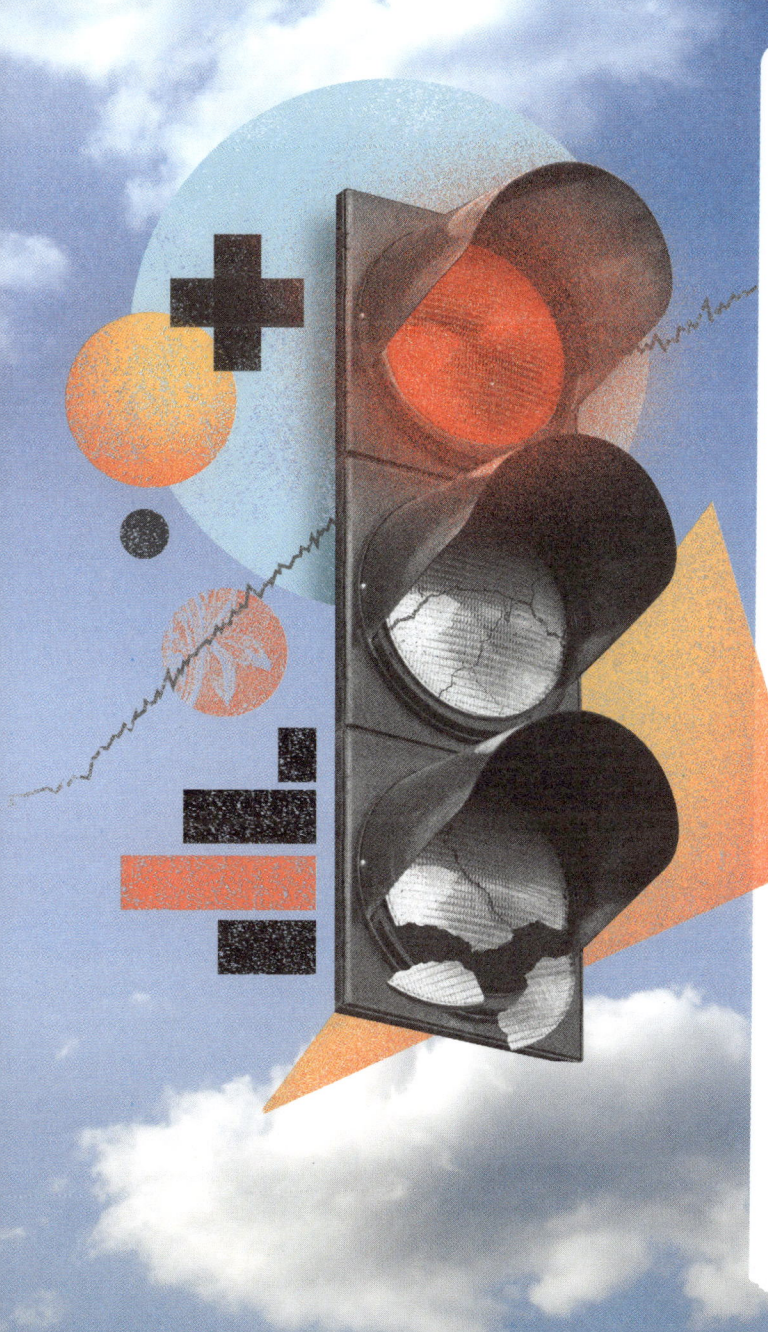

gares donde comenzaría la normalización, así en letras de oro se llamarían: «Municipios de la esperanza».

Y si bien la esperanza muere al último, en México murió de inmediato con todo y los municipios libres de coronavirus, que rápidamente fueron alcanzados por la misma desesperanza que el resto del país.

La «nueva normalidad» mexicana se convirtió en una obsesión para nuestro amado líder, que no perdía el optimismo. El 22 de mayo dijo en su mañanera: «Ya se puede descartar que haya un desbordamiento»; cuatro días más tarde aseguró: «Ya vamos de salida…, ya nada más esta semana».

Para el 31 de mayo el subse López-Gatell anunció el fin de la Jornada Nacional de Sana Distancia y no había indicios ni de nueva, ni de vieja normalidad, ni de nada. Pese al exultante optimismo del presidente, la realidad le estalló en su mañanera —y no, no era un complot contra su gobierno—, México estaba en llamas: 93 435 casos positivos y 10 167 fallecidos a causa del virus. El primer intento de nuestro amado líder por llevar al país a la nueva normalidad había fracasado.

Pero como el presidente es intolerante a la frustración, ya parece que se iba a dejar vencer por la apabullante realidad, y al grito de «yo tengo otros datos», comenzó a insistir, día y noche, que la pandemia ya estaba domada, que la curva ya era recta, que saliéramos de nuestras casas pero con cuidado, que venciéramos el miedo, aunque contagios y fallecimientos no dejaban de aumentar.

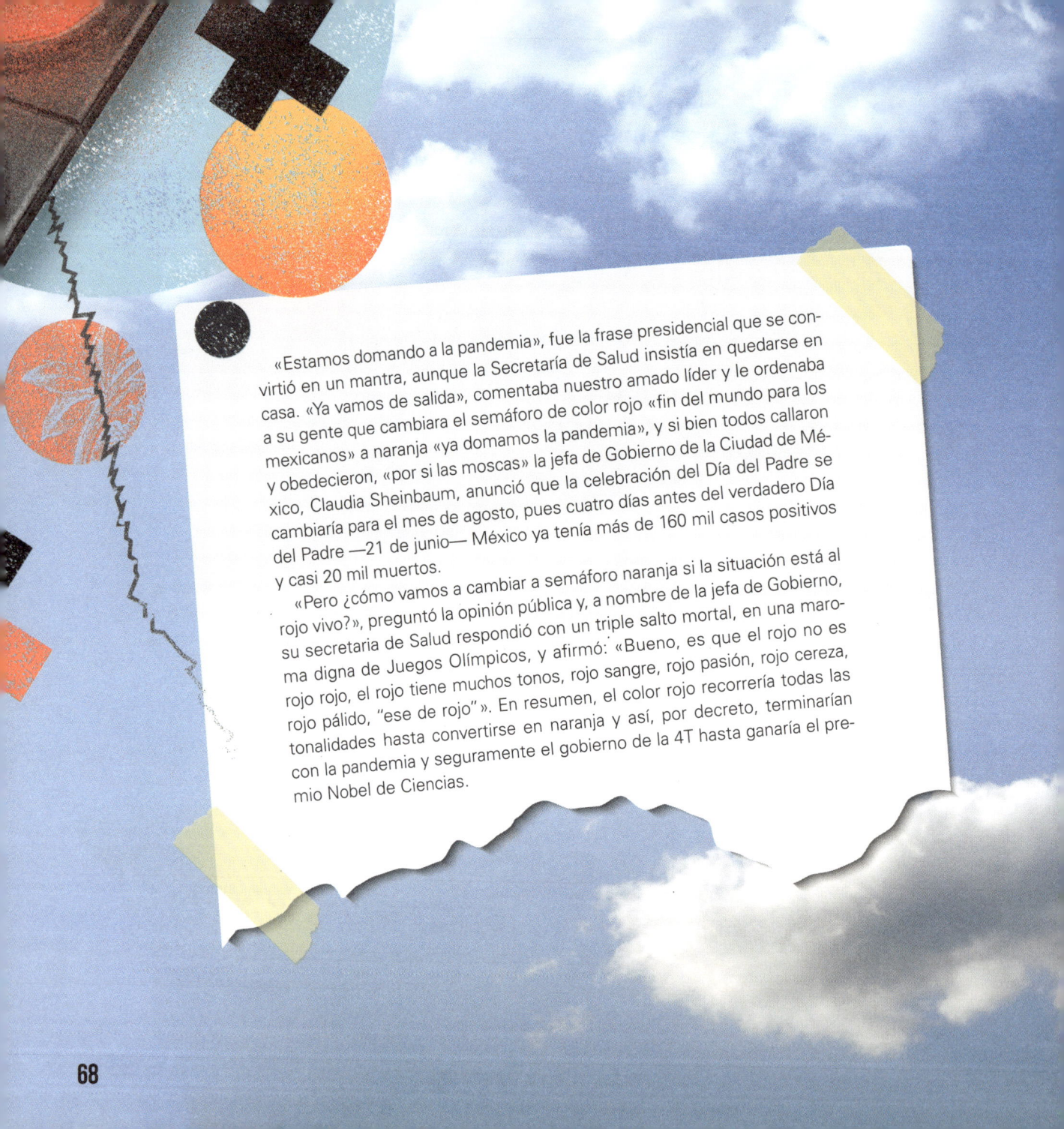

«Estamos domando a la pandemia», fue la frase presidencial que se convirtió en un mantra, aunque la Secretaría de Salud insistía en quedarse en casa. «Ya vamos de salida», comentaba nuestro amado líder y le ordenaba a su gente que cambiara el semáforo de color rojo «fin del mundo para los mexicanos» a naranja «ya domamos la pandemia», y si bien todos callaron y obedecieron, «por si las moscas» la jefa de Gobierno de la Ciudad de México, Claudia Sheinbaum, anunció que la celebración del Día del Padre se cambiaría para el mes de agosto, pues cuatro días antes del verdadero Día del Padre —21 de junio— México ya tenía más de 160 mil casos positivos y casi 20 mil muertos.

«Pero ¿cómo vamos a cambiar a semáforo naranja si la situación está al rojo vivo?», preguntó la opinión pública y, a nombre de la jefa de Gobierno, su secretaria de Salud respondió con un triple salto mortal, en una maroma digna de Juegos Olímpicos, y afirmó: "Bueno, es que el rojo no es rojo rojo, el rojo tiene muchos tonos, rojo sangre, rojo pasión, rojo cereza, rojo pálido, "ese de rojo"». En resumen, el color rojo recorrería todas las tonalidades hasta convertirse en naranja y así, por decreto, terminarían con la pandemia y seguramente el gobierno de la 4T hasta ganaría el premio Nobel de Ciencias.

¡FUE NIÑA!

EN PLENA PANDEMIA, LA HIJA DEL SENADOR DECIDIÓ HACER UN *BABY SHOWER*. HUBO HELICÓPTERO Y TODA LA COSA.

JULIO PATÁN

Hay muchas mentiras en torno a la historia de Ivanna Novelo Müller. Una de ellas es que los asistentes no llevaban cubrebocas. Por favor: muchos lo llevaban, claro que sí, y no solo eso: eran cubrebocas azul y rosa, en conformidad con tan feliz ocasión. Ivanna celebraba así su *baby shower*, emocionada con la perspectiva de anunciarles a sus familiares y amistades el sexo del *baby*. Bueno, no, no era ella la que iba a anunciar el sexo. Para eso estaba el helicóptero, que dejó caer una hermosa nube de polvo rosa.

«¡Es niña!», se supo, se vibró, se aplaudió en la fiesta, que se desarrollaba en el Hotel Estero Beach de Ensenada. El hotel es propiedad de don Gerardo Novello, un hombre que tiene tres características que es necesario subrayar: es senador de Morena por Baja California, aparentemente es dueño del hotel y sin duda es el abuelo de la bebé.

¿En qué contexto se desarrolló la fiesta? En el de la pandemia, sí, pero sobre todo en el de uno de los estados más invadidos por el virus y, por lo tanto, un estado en el que era imperativo respetar el confinamiento y, sobre todo, pensarían ustedes, no reunirse con 40 invitados sin, por añadidura, hacer muchas concesiones a lo de la sana distancia.

El senador, es justo decirlo, así lo pensó. Activo promotor del «quédate en casa», sentenció: «Ante las crisis sanitarias siempre se debe actuar con prudencia y en este caso no fue así». Pero sus hijos pensaban de otra manera. Gerardo, hermano de Ivanna, puntualizó que la fiesta duró menos de dos horas, que el confeti es biodegradable (todos los días se aprende algo), que también lo es el polvo que bajó del cielo y que ultimadamente era una reunión privada, familiar, en una propiedad asimismo familiar.

Pero lo mejor fue su remate, revelador de que, la verdad, sí le enchilaron las críticas: «Se contagian más yendo ustedes a un OXXO o en un supermercado. También no dudo que en sus propias casas se infecten más. Mejor busquen otra cosa de qué hablar si ya les enfadó verse la cara. (No Sean Celosos)», dice que dijo el semanario *Zeta*. Otro timbre de orgullo para el movimiento morenista.

Por nuestra parte, queremos felicitar a la orgullosa madre y al —suponemos, a pesar de todo, no menos orgulloso— abuelo. Este libro se tiñe de rosa.

TAN *bien* QUE ÍBAMOS

NO PASARON MUCHAS SEMANAS ENTRE UNA DECLARACIÓN Y OTRA: DE «NOS VINO COMO ANILLO AL DEDO» A «TAN BIEN QUE ÍBAMOS». SEMANAS QUE BASTARON PARA HUNDIR AL PAÍS EN UNA CRISIS SIN PRECEDENTES.

JULIO PATÁN

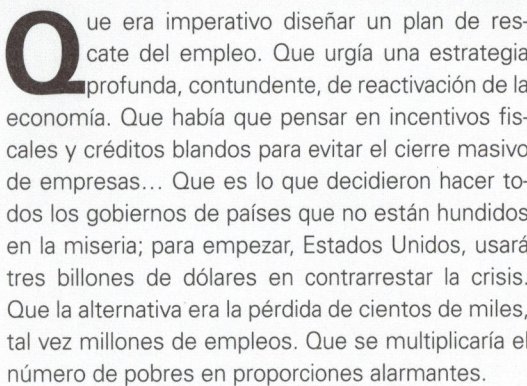

Que era imperativo diseñar un plan de rescate del empleo. Que urgía una estrategia profunda, contundente, de reactivación de la economía. Que había que pensar en incentivos fiscales y créditos blandos para evitar el cierre masivo de empresas… Que es lo que decidieron hacer todos los gobiernos de países que no están hundidos en la miseria; para empezar, Estados Unidos, usará tres billones de dólares en contrarrestar la crisis. Que la alternativa era la pérdida de cientos de miles, tal vez millones de empleos. Que se multiplicaría el número de pobres en proporciones alarmantes.

Y el presidente constitucional de los Estados Unidos Mexicanos, licenciado Andrés Manuel López Obrador, dijo: «Ni hablar». Que nada de rescates a los ricos. Que su gobierno, por el bien de todos, atendería, primero, a los pobres.

¿Cómo los atendería? Como los estaba atendiendo desde el inicio de su gobierno. Que no se iba a mover un centímetro de sus planes, subrayó por si quedaban dudas. Es decir, que el dinero iría a los «programas sociales» y a las grandes obras de infraestructura de la Cuarta Transformación de la Vida Pública, o sea, suyas: el Tren Maya, la refinería de Dos Bocas, el aeropuerto de Santa Lucía, más lo que ocupe Pemex. Que con eso la hacíamos. Que íbamos a tener, así, dos millones de empleos nuevos. Que, por lo demás, créditos de 25 mil pesitos a las empresas más pequeñas, y dense por bien servidos.

Los escépticos hubieran dicho que con esos planes, el año anterior, habíamos creado un total de 342 mil puestos, es decir, la menor cantidad en una década salvo cuando la crisis económica mundial, tal vez porque también habíamos logrado poner el

PIB en negativos, de nuevo, por primera vez en lustros. O que Pemex había roto un récord de pérdidas con 35 mil millones de dólares. O que la inversión privada, la mexicana y la de fuera, se había dado a la fuga. Pero el presidente tenía otros datos: la crisis, dijo como para que dejaran de incordiarlo con el temita, le había venido «como anillo al dedo» para impulsar eso, la Cuarta Transformación. La Cuarta Transformación, pasamos a enterarnos, no necesita de los empleos creados por las pequeñas y medianas empresas, que ascienden a 72% del total.

Bien, pues los escépticos tuvieron razón. Para junio del año de la pandemia, los pronósticos optimistas apuntaban a un PIB de -8%, cuando el promedio mundial era de -6%, aunque los economistas más fifís se movían en números de -12 a -14%, asimismo inéditos. También habíamos logrado perder 350 mil empleos el mes anterior, toda una mejoría: en abril la pérdida fue de 550 mil. Luego supimos que tan solo en el primer mes de la pandemia 12 millones de personas habían dejado de percibir ingresos. El Coneval, poco después, daría la cifra de nuevos pobres que traerían las políticas del gobierno de «primero los pobres»: 10 millones.

Suponemos que a eso se refería el presidente cuando, olvidando el año de 2019, esa catástrofe autoinducida, dijo: «Tan bien que íbamos, y se nos vino la pandemia». El pinche virus. La plaga. Aunque puede que tenga razón. ¿A qué plaga se refiere, señor presidente?

¡AY, MIS HIJOS!

LO QUE NO QUISO HACER NUESTRO AMADO LÍDER LO HIZO LA LLORONA DESDE ULTRATUMBA.

ALEJANDRO ROSAS

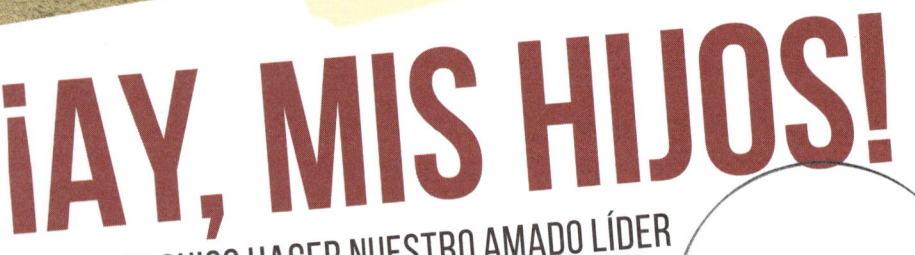

«¿Te has divertido esquiando?», «¿qué tal el aperitivo?», fueron las dos principales frases de una campaña publicitaria —acompañada por imágenes de gente intubada en una clínica— lanzada en Italia a finales de marzo para que la población se quedara en casa porque la epidemia se había salido de control.

Y es que los italianos, muy quitados de la pena, consideraron que la cuarentena era sinónimo de vacaciones, así que se sirvieron con la cuchara grande y le dieron *vuelini a la hilachini* —que en español significa «le dieron vuelo a la hilacha»— y pagaron caro ese ánimo latino festivo del que tanto presumen.

Pero como «a cada capillita le llega su fiestecita», según reza la sabiduría popular mexicana, tocó el turno a los mexicanos, que para la juerga nos pintamos solos. Mientras que países como Colombia, Argentina, Perú, Chile o Panamá desde mediados de marzo tomaron con seriedad la cuarentena y en muchos casos sus gobiernos recurrieron a la fuerza pública, a las multas, al confinamiento obligatorio, a los permisos para que solo una persona pudiera salir a comprar víveres e incluso llegaron a decretar un día sin hombres y otro sin mujeres, como fue el caso de Perú y Colombia, en México nuestro amado líder insistió en que nos siguiéramos abrazando, que acudiéramos a los restaurantes y mostráramos nuestro afecto al más puro estilo de su frase del sexenio: «Abrazos y no balazos».

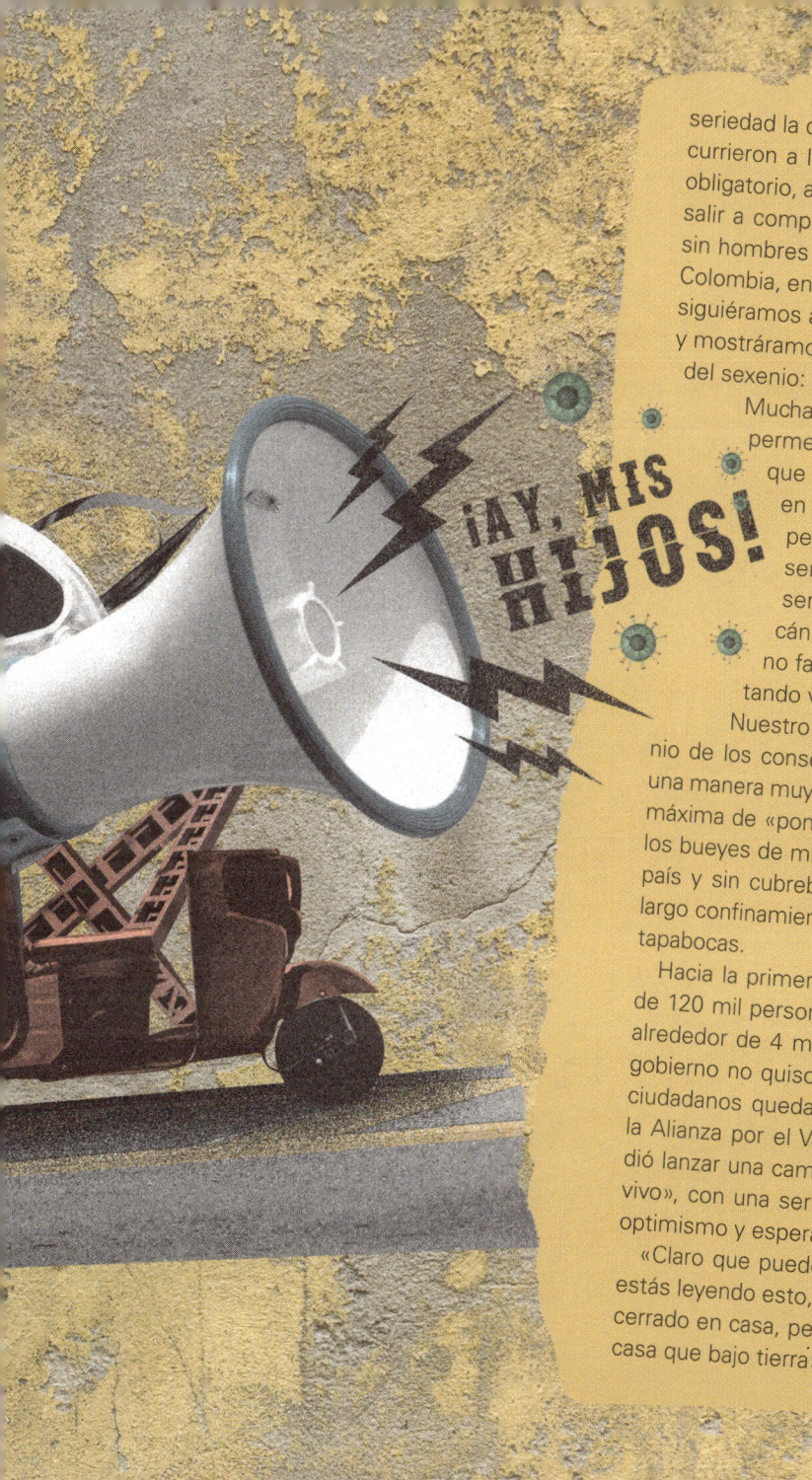

¡AY, MIS HIJOS!

Mucha gente así lo hizo: aprovechó la ida a los supermercados como paseo familiar —poco faltó para que llevaran al perro—, los conciertos de marzo en diversos foros lucieron repletos, más de 4 mil personas se reunieron el 21 de ese mes para observar —con mucha imaginación— cómo baja la serpiente emplumada por la pirámide de Kukulcán, en Chichen Itzá. Y luego en Semana Santa no faltaron decenas de miles de mexicanos intentando vacacionar como en los viejos tiempos.

Nuestro amado líder, que se ha quejado todo el sexenio de los conservadores, decidió enfrentar la pandemia de una manera muy conservadora y hasta timorata. Y bajo la vieja máxima de «ponte el cubrebocas y quédate en casa pero en los bueyes de mi compadre» siguió con sus giras por todo el país y sin cubrebocas, aunque en varias mañaneras de ese largo confinamiento hubiera sido deseable que usara pero un tapabocas.

Hacia la primera semana de junio México registraba más de 120 mil personas contagiadas, más de 14 mil muertos y alrededor de 4 mil nuevos contagios diariamente. Como el gobierno no quiso dar un golpe en la mesa y ordenar a los ciudadanos quedarse en casa con medidas más drásticas, la Alianza por el Valor Estratégico de las Marcas (AVE) decidió lanzar una campaña titulada «Quédate en casa, quédate vivo», con una serie de frases motivacionales, cargadas de optimismo y esperanza:

«Claro que puedes visitar a tus amigos si los odias»; «Si estás leyendo esto, nuestro pésame»; «No quieres estar encerrado en casa, pero sí en un ataúd»; «Mejor encerrado en casa que bajo tierra».

Obvio, nuestro amado líder se molestó y se quejó con amargura: «No creo necesaria la campaña que se dio a conocer para pedir que la gente no salga y se quede en sus casas, pero con un tono, lo digo de manera muy respetuosa, demasiado autoritario y, además, infundiendo miedo; tratando a los ciudadanos como si no fuesen responsables y como si no estuviesen demostrando que están participando conscientemente y evitando salir de sus casas».

Y pues no, el pueblo demostró que no era tan responsable y que no se quedaba en casa, pues el 30 de abril mucha gente se volcó a las calles para celebrar el Día del Niño en plena pandemia.

La AVE ignoró la crítica del presidente y lanzó otra campaña publicitaria para evitar un desastre el día de las cabecitas blancas en que muchos mexicanos saldrían de sus hogares para pasarla con sus madrecitas: «Este 10 de mayo no chingues a tu madre, quédate en casa».

Pensé que era la mejor campaña publicitaria en la historia de las campañas publicitarias en tiempos de pandemia, pero no, encontré una mejor, la ganadora indiscutible hasta la consumación de los tiempos.

En Acaponeta, Nayarit, un grupo de ciudadanos grabó el legendario y aterrador grito de la Llorona «¡Ay, mis hijos! ¿Dónde están mis hijos?», y por las noches recorrían la ciudad con altavoces que reproducían los lamentos para que la gente no saliera de sus hogares. La idea era infundir miedo y terror a niños y jóvenes que no quisieran acatar el «quédate en casa» y lo lograron. La Llorona sonríe satisfecha.

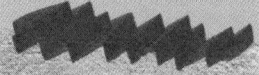

NADA DETIENE *al amor*

ÉL ES SENADOR. ELLA, *INFLUENCER*. SE AMAN. Y SE CASARON, DE PUNTA EN BLANCO, EN PLENA PANDEMIA.

JULIO PATÁN

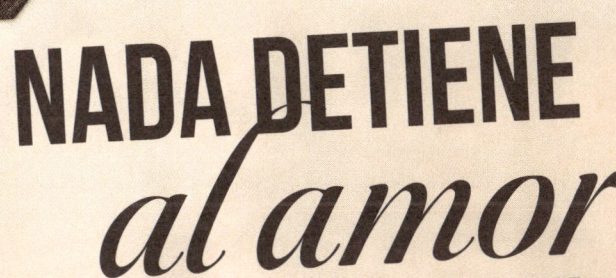

Samuel García es un alma inquieta. Senador por Movimiento Ciudadano, de 32 años, se ha distinguido por su enconada oposición al gobierno federal, tan enconada que decidió apelar a change.org para exigir la destitución de Andrés Manuel López Obrador.

¿Creen ustedes que a un hombre con esa decisión, ese vértigo en la sangre, puede detenerlo una miserable pandemia? Evidentemente no, máxime cuando se trata del amor. Y vaya amor. Samuel conoció a la mujer de su vida, la «*influencer* y empresaria» Mariana Rodríguez, en Puerto Vallarta, hace unos años. Y floreció el romance: rápidamente se hicieron novios, y novios famosos. Él por su briosa actividad política, ella con sus 800 mil seguidores en Instagram, se han hecho notar en varias ocasiones. Por ejemplo, recientemente, cuando Mariana decidió lanzar un nuevo negocio en plena pandemia: la venta de productos médicos, entre ellos las mascarillas N-95 tan necesarias para los médicos que enfrentan la covid-19 y tan escasas en los hospitales públicos por aquellas fechas. La *influencer* decía que los productos que promocionaba eran de la empresa Stay Safe. Resultó que la empresa había sido fundada pocos días antes y que la dirección en que teóricamente estaba era en realidad la de un local que llevaba décadas abandonado. Que era una compañía fantasma, pues, de eso la acusaron, y hasta de que los cubrebocas habían sido sustraídos de clínicas gubernamentales. No está comprobado que así fuera, pero al glamoroso tándem lo lincharon en redes. Samuel, amoroso pero firme, dijo que nada tenía que ver con esa empresa y recomendó a su compañera de vida que, porfa, más cautela en adelante.

Esa fue la pareja que decidió brincarse el confinamiento y casarse a finales de marzo, cuando la pandemia arreciaba. Lo hicieron en una bonita iglesia, elegantísimos, con pocos invitados, pero eso sí, bien pegaditos. Poco antes, él había dicho en Instagram que vaya desgracia, que habían tenido que posponer el enlace por culpa del coronavirus. Otra vez, les cayeron encima en redes.

Casi olvidamos decirles por qué exige Samuel la destitución del presidente: porque —asegura— ha enfrentado la pandemia con una absoluta irresponsabilidad.

Sex SYMBOL

«NO DEBES TENER DOS AMORES, ES MUY COMPLICADO BESAR EN DOS BOCAS», DICEN QUE LE ESCUCHARON CANTAR A LÓPEZ-GATELL, PORQUE NO SABÍA POR QUIÉN DECIDIRSE, SI POR LOS MEXICANOS O POR EL PRESIDENTE.

ALEJANDRO ROSAS

«No estás solo, no estás solo, no estás solo», así sonó la porra que le echó el presidente a su subsecretario favorito, Hugo López-Gatell, en la mañanera del 4 de mayo, luego de señalar que había una campaña para demeritarlo.

El subsecretario respondió con una sonrisa de oreja a oreja —sí, de esas con las que arrancó miles de suspiros durante abril y mayo— y emocionado casi hasta las lágrimas, se llevó la mano derecha al corazón, cerró los ojos como tratando de capturar ese sublime momento y le agradeció al presidente.

La imagen circuló profusamente por redes sociales y llegó a ser la foto de portada del disco *fake* del grupo Los Pandemia Hits titulado *No estás solo*, que contenía éxitos como: «Veo luz al final del túnel», «Loas a mi científico favorito», «Esto pasará», «Detente, neoliberal del amor», «Como anillo al dedo» y «Bailando con el coronavirus».

Y es que al doctor Hugo López-Gatell solo le bastaron unos días para convertirse en todo un *rockstar*, en el gran protagonista de la que llamaron «la telenovela de las 7» y que no era otra cosa más que la rueda de prensa cotidiana en la que el subse y su equipo informaban a la población acerca del estado de la pandemia en todo el país.

A principios de marzo, el doctor López-Gatell era un ilustre desconocido; por entonces se desempeñaba como subsecretario de Prevención y Promoción de la Salud, pero, si lo conocían, era tan solo en su casa. Sin embargo, fue tocado por el Zeus del Olimpo mexicano, nuestro amado líder, y de pronto se convirtió en el paladín de la lucha contra el coronavirus ante la extraña desaparición del secretario de Salud, que por momentos llegamos a pensar que se lo había tragado la tierra, pues durante semanas nadie supo de él.

López-Gatell resultó un gran comunicador: claro, preciso y conciso, con lo cual rápidamente se ganó el gusto del público. «Qué bien habla», «con qué claridad explica», «qué paciencia tiene», era lo que se comentaba en todos lados, porque, por entonces, 22 de marzo, México registraba 316 casos confirmados y dos fallecimientos, así que a nadie le importaban las cuentas chinas y los cuentos chinos del subse, ni si seguía el modelo centinela o el modelo caballero águila 2020.

Entonces el subse comenzó a sentirse más y más a gusto con los reflectores, y cada día aparecía más simpaticón, dicharachero, sonriente y cordial con la prensa: «Con mucho gusto te lo vuelvo a explicar», les respondía con toda calma a los reporteros que insistían en alguna pregunta.

Y un buen día, después de varias semanas, muchas mujeres comenzaron a verlo guapo, buen mozo y tan sexy como para escribirle en Twitter «Hazme gemelos». Un buen número de mujeres habían caído seducidas ante los encantos de López-Gatell, aunque otro buen número criticó a las primeras diciendo que el confinamiento les había dañado el cerebro.

Guapetón o no, para mediados de abril el subse ya era más conocido que otros personajes de la política mexicana según las encuestas, pero sobre todo era el *sex symbol* del momento. Comenzaron a circular videos de López-Gatell, sus fotografías de juventud, *stickers*, memes, animaciones, piñatas y hasta su figura de acción estilo Funko se podía conseguir. Halagos en redes sociales, piropos, propuestas decorosas e indecorosas, y hasta se atrevieron a modificar la letra del reguetón «Mayores», interpretado por Becky G y Bad Bunny, para lanzar una nueva versión que decía: «A mí me gustan doctores, de esos que son asesores, que mandan a cuarentena para que te mejores».

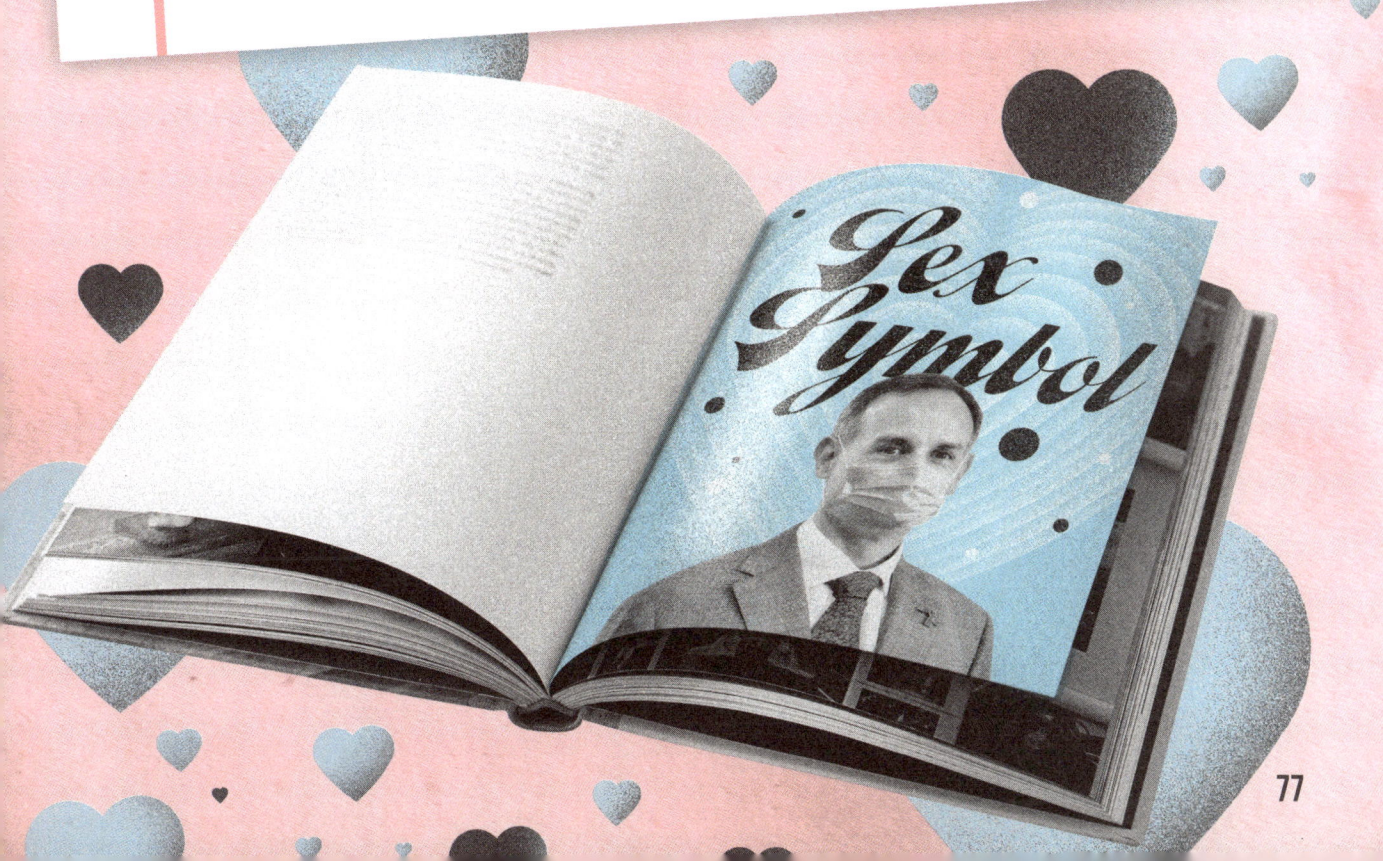

Por si fuera poco, en otro de los capítulos de la telenovela de las 7 de la noche, una reportera le preguntó: «¿Por qué tan guapo, doctor?» y poco después la cantante Susana Zabaleta le dedicó un mensaje cachondón en video y, mientras se tocaba con deseo, con una voz muy sensual le decía: «Usted tiene toda mi atención y estimula mis funciones mentales superiores, gracias, doctor Gatell, gracias».

Qué necesitados estaremos en México de héroes que de la noche a la mañana López-Gatell no solo era el novio y *crush* de México, san Hugo o el personaje más mencionado en las redes sociales, sino que muchos lo llegaron a ver como candidato a la presidencia de la República en 2024.

Hacia finales de abril fue la apoteosis: a pesar de que la 4T siempre criticó a Peña Nieto y a su familia por salir en revistas como *¡Hola!* o *Quién*, ¿quién creen que fue portada en esta última publicación? Bajo el título de «El inesperado hombre del momento. Hugo López-Gatell. Esposo, padre, amante del rock y la voz del covid en México».

Y así, de buenas a primeras supimos que el ídolo nacional había sido telonero del grupo Caifanes, cuáles eran sus hobbies, cómo fue su infancia, su vida en familia y todos esos temas que suelen aparecer en las revistas de sociales y del corazón.

Pero el romance del subse con los mexicanos acabó pronto, porque su verdadero amor, a quien le entregó su corazón por completo, fue al presidente López Obrador y, como cualquier loco enamorado, le hizo caso en todo: minimizó la gravedad de la pandemia, desestimó el creciente número de contagios y fallecimientos, ignoró la importancia de pruebas, afirmó que la pandemia se estaba domando y que el cubrebocas era casi un capricho fifí.

Dicen que el amor cuesta caro, y el de López-Gatell por nuestro amado líder costó carísimo: más de medio millón de contagios y más de 60 mil muertos.

VIVE LA *vida loca*

JULIO PATÁN

POCOS ENCUENTROS MUSICALES MEJORES QUE EL VIVE LATINO. ESO PENSARON LAS 40 MIL PERSONAS QUE DECIDIERON IR A VERLO (Y OÍRLO), VIRUS O NO VIRUS, EN PLENA ARRANCADA DE LA PANDEMIA.

La noticia nos llegó en junio: Ismael Salcedo, vocalista de la banda mexicana Los Daniels, estuvo en cuarentena durante la segunda quincena de marzo. Tenía covid-19. ¿Por qué era noticia, tanto tiempo después? Porque Ismael, tres días antes de que empezaran a manifestársele los síntomas, había tocado en el Vive Latino, ese festival de música con el que 40 mil mexicanos, a la manera del presidente López Obrador, que por entonces todavía nos invitaba a salir a las calles y abrazarnos, le dijeron al SARS-CoV-2: «No te tenemos miedo. Ni a influenza llegas».

En efecto, el Vive Latino se desarrolló más o menos conforme a lo planeado, como casi todos los años desde el 98. El 14 de marzo, primera de las dos fechas de conciertos, en México había ya varias decenas de casos confirmados. Así y todo, detener esa máquina era complicado: los invitados eran alrededor de 100, entre músicos y comediantes, de los que se acabaron presentando algo más de 80, incluidos Enrique Bunbury, Carlos Vives, Zoé, Vicentico o Guns n' Roses, por ejemplo. ¿Fue un Vive Latino común y corriente? Más o menos. Se midió la temperatura de los asistentes, se repartió gel antibacterial y se vio al monero súper aguerrido que sigue haciendo caricaturas sobre lo que pasó hace dos sexenios (no sea que lo tachen de derechoso), a la actriz a la que todavía no le recortaban las ayudas para financiar Dos Bocas y al escritor que aún tenía Fonca decir «aquí estamos y nos vamos a abrazar».

Y sin embargo, lo dicho: Ismael Salcedo resultó positivo. ¿Fue el único? Puede que no. A inicios de abril recibimos la mala noticia de que había muerto un policía por esa enfermedad. El 27 de marzo el agente empezó a mostrar problemas de salud, particularmente una fuerte diarrea. Y sí: a Segundo Santillán se le había diagnosticado covid-19. Segundo fue uno de los policías destinados en el festival.

¿Se contagió ahí? Imposible saberlo. O tal vez no. En el mundo, en general, se acepta que es imposible determinar por dónde llegó la enfermedad: la apertura de fronteras, el vértigo del comercio internacional, la enorme cantidad de vuelos y la sintomatología esquiva del virus impiden determinarlo... Salvo que seas Hugo López-Gatell. México tiene el único epidemiólogo que puede precisar de dónde vienen los contagios. Vienen de los ricos, según dijo una vez, y no del presidente, según dijo otra, porque, sí, es una fuerza moral y no una fuerza de contagio. Como no ha dicho nada, suponemos que el Vive Latino también fue una fuerza moral. Fiu.

EL GRITO

Y COMO LA HISTORIA ES PRIMERO, PRIMERO MUERTO QUE CANCELAR LA CEREMONIA DEL GRITO DE INDEPENDENCIA.

ALEJANDRO ROSAS

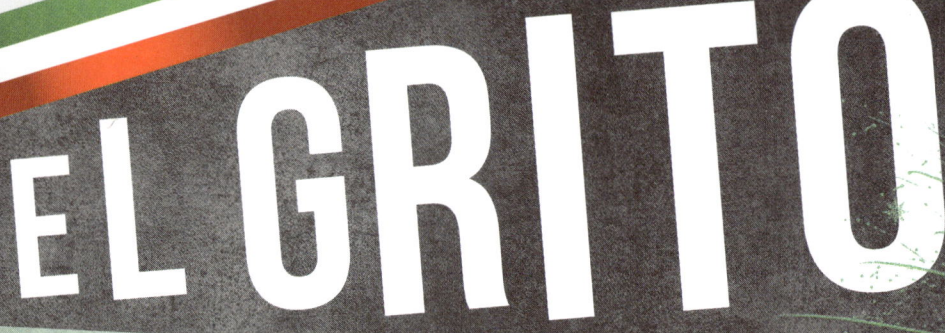

Algo extraño sucedió al inicio de la pandemia, allá por el lejano marzo; quizá se abrió un portal a otra dimensión, quizá la física cuántica alteró la realidad, quizá los mayas tenían razón y comenzó el apocalipsis. No importa lo que haya sido, el hecho es que mientras gran parte de la sociedad tomó el camino del confinamiento, del trabajo en casa, del distanciamiento social, nuestro preclaro gobierno fue teletransportado a una realidad paralela donde todo era felicidad absoluta, donde el país avanzaba con una economía boyante, la inseguridad había desaparecido y la 4T marchaba firme hacia el futuro.

Nuestro amado líder comenzó entonces a gobernar un país al que solo podían ingresar él y su círculo de confianza. Un país en donde no había epidemia y por eso alentó a la gente a seguir abrazándose; un país que no estaba por entrar en una profunda crisis económica, por eso no hubo un cambio de rumbo en la política económica; un país en el que podían continuar los proyectos faraónicos como Dos Bocas o el Tren Maya, pues no era necesario utilizar esos recursos para apoyar a la gente que no podía darse el lujo de confinarse; un país en el que no había gente enferma ni cientos de fallecimientos diarios, por eso en las mañaneras podía seguir hablando de la dichosa rifa del avión presidencial, de los neoliberales, de la prensa que no está a su favor, de los conservadores o de los ataques a su persona, lo cual provocó que casi al borde de las lágrimas dijera que era el presidente más atacado de toda la historia.

Pero como buena parte de la sociedad es muy necia y estuvo insistiendo en que la pandemia era real, que sí existía el virus, que era necesario el cubrebocas y toda esa cantaleta —sí, así la consideraba el gobierno—, nuestro amado líder pensó que su poder era tan grande que podía cambiar la realidad con solo ordenarlo.

De pronto, así de la nada, con la pandemia en ascenso, el 30 de mayo el gobierno dio por terminada la Jornada Nacional de Sana Distancia —con 9 930 fallecimientos hasta entonces— y anunció que el 1 de junio comenzaba la «nueva normalidad». Cinco meses después, la nueva normalidad alcanzaba 86 mil fallecimientos.

Pero siguiendo la vieja máxima de «voy derecho, no me quito», poco después el gobierno decidió que había muchos tonos de rojo, naranja, amarillo y verde para el dichoso semáforo que nos debía indicar cuándo sí y cuándo no se abrirían distintas actividades económicas. Así que, «a la viva México», pasamos del rojo-emergencia absoluta-apocalipsis-fin del mundo al naranja-ya pueden salir.

Y como en el gobierno de la 4T todos bailan al ritmo que toca nuestro amado líder, las ocurrencias se vinieron una tras otra. A Claudia Sheinbaum, la jefa de gobierno de la CDMX, le pareció buena idea cambiar la celebración del Día de la Madre, del 10 de mayo al 10 de julio, y como era de esperarse, su idea valió madre. La gente se desbordó para celebrar a las cabecitas blancas en su día.

Claudia insistió y propuso que la celebración del Día del Padre se pasara del tradicional tercer domingo de junio al 16 de agosto. Pero tampoco funcionó, todo mundo celebró a su modo en junio y el nuevo Día del Padre también valió madre. La noche del 16 de agosto no faltaron los memes que decían: «Claudia, se nos olvidó el Día del Padre».

Adelantándose a los acontecimientos, el 29 de julio, en vivo y en directo desde ese otro México maravilloso donde se encuentra gobernando, el presidente anunció que sí habría ceremonia del Grito la noche del 15 de septiembre y que también habría desfile militar el día 16, por si había dudas. Hidalgo, Allende, Morelos y el resto de nuestros próceres de la Independencia se revolcaron en sus tumbas junto con los 44 mil fallecidos por covid que había en México hasta el día del anuncio.

La muerte se frotó las manos: 100 mil personas se reúnen en el Zócalo cada 15 de septiembre y 400 mil asisten para presenciar el desfile; 500 mil posibles contagios más de golpe y porrazo. Qué buen festín para el coronavirus. Aunque desde días antes los gobiernos de Nuevo León, Querétaro, Baja California Sur, además de ciudades como Torreón y León habían anunciado la cancelación de la noche patria, el gobierno federal dijo: «¡Va!».

Pero como suelen ser muy prudentes, decidieron que para la noche del Grito solo habría 500 personas en el Zócalo que representarían a los 32 estados de la república, los cuales portarían antorchas para mandar el mensaje de que se mantiene viva la llama de la esperanza, porque «la esperanza es una fuerza muy poderosa», dijo el presidente.

Así, en algo parecido a la antigua ceremonia del fuego nuevo azteca, vimos a miembros del ejército ensayar por las noches en la Plaza de la Constitución, con antorchas en mano y juegos de luces. Y es que nuestro amado líder primero muerto que suspender el Grito porque «No es posible olvidar la historia», expresó, y fiel a su costumbre agregó su ya tradicional letanía: «Porque ya no es como antes que se quitó la materia de Civismo de las escuelas».

¡Viva México!

EL PRIVILEGIO de ser BARTLETT

800 MILLONES EN CASAS, ADJUDICACIONES MILLONARIAS A SU HIJO... DESDE EL MÉXICO DONDE SE ACABÓ OFICIALMENTE LA CORRUPCIÓN, CON USTEDES: MANUEL BARTLETT.

JULIO PATÁN

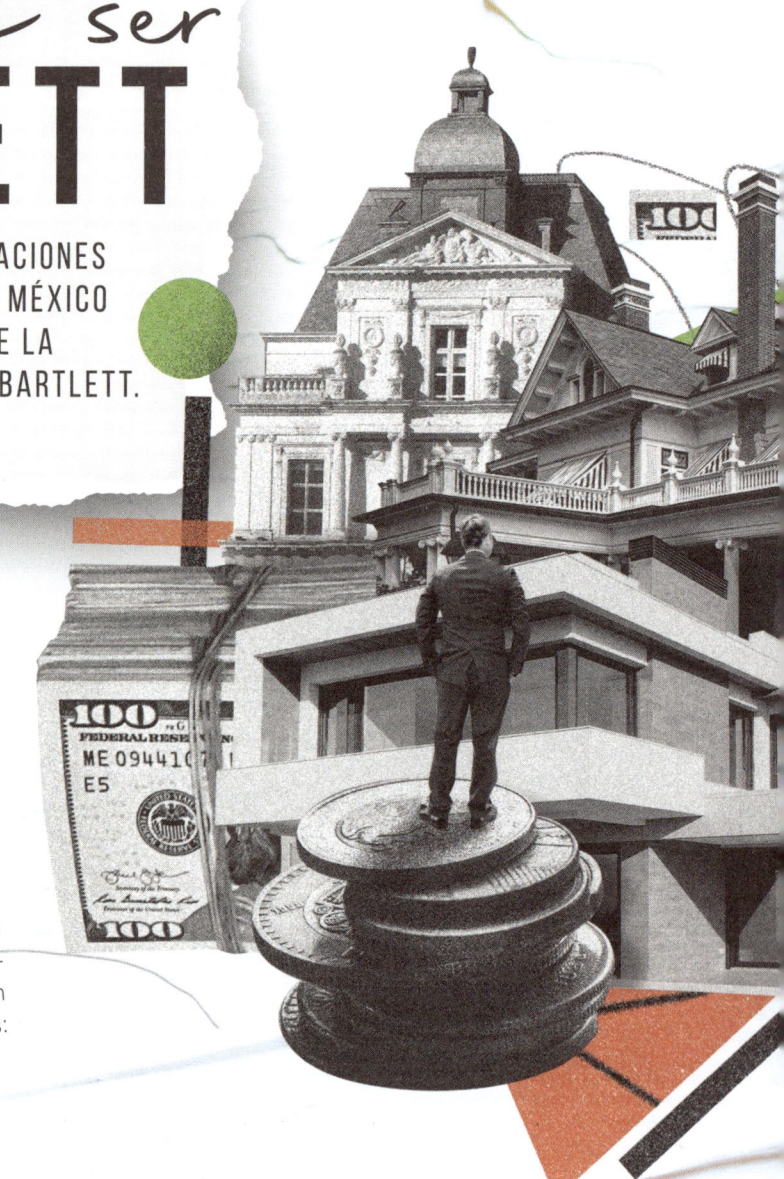

López Obrador llegó al poder, ante todo, con una promesa: acabar con la corrupción. Para conseguirlo, se rodeó de un equipo de primera línea, un *dream team* que incluye a Napoleón Gómez Urrutia, René Bejarano, Carlos Cabal Peniche, Ana Gabriela Guevara y, claro, Manuel Bartlett, que además no llegó solo. Llegó, como todos los hombres de bien, con una bonita familia.

Para el arranque de 2020, la 4T no tenía muy buenas cuentas que presentar. No las tenía en la economía. Luego de sexenios de —palabras del presidente López Obrador— crecimiento mediocre, alrededor de 2% en líneas generales, nos fuimos a negativos:

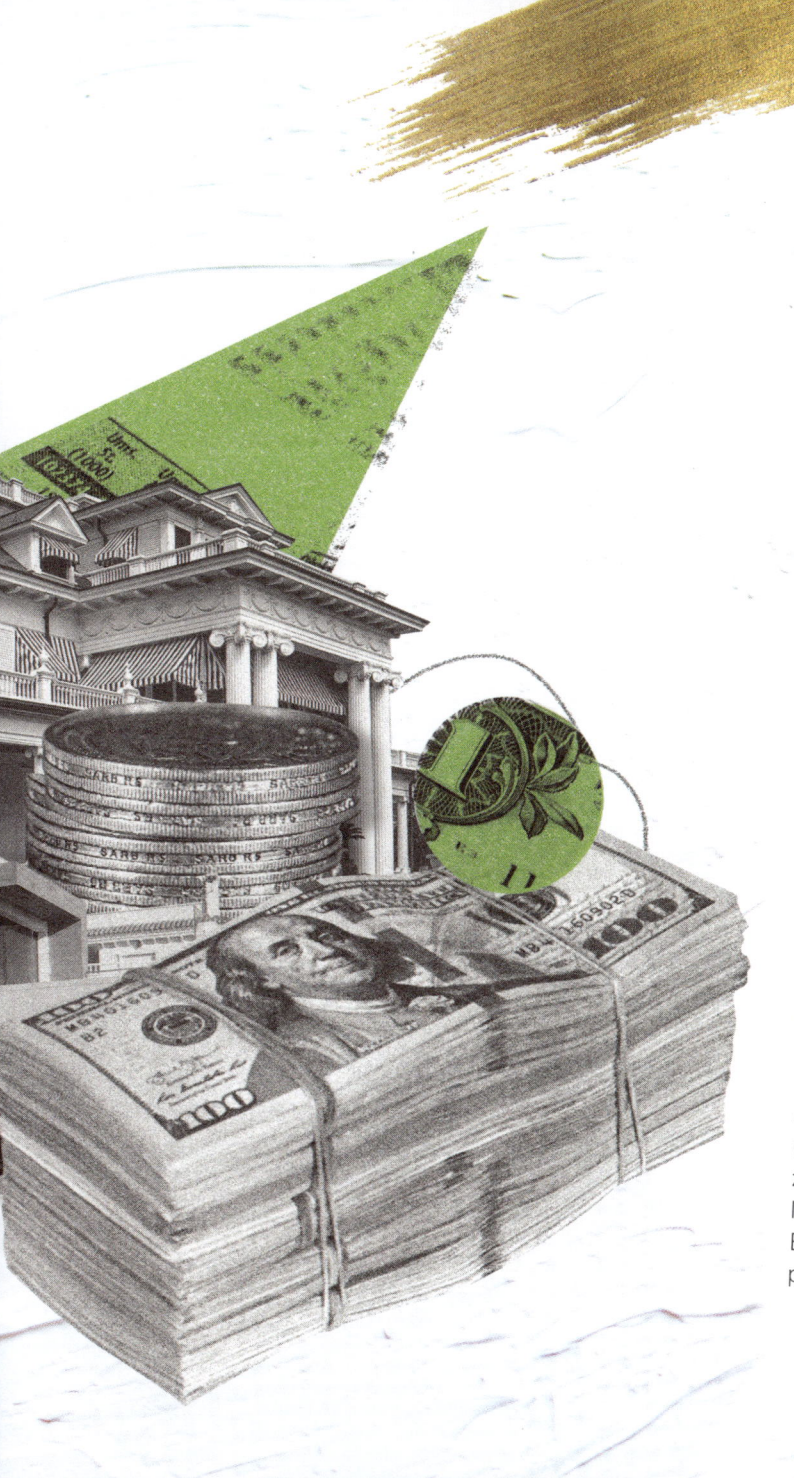

-2.1%, cifra inédita sin crisis planetarias, y la crisis que nos ahoga todavía no llegaba. No las tenía en seguridad: los homicidios se multiplicaban. No las tenía Pemex, pilar del obradorismo: 35 mil millones de dólares de pérdidas. No las tenía en la salud pública: el covid se acercaba mientras las manifestaciones por el desabasto, cortesía del Insabi, se multiplicaban. Y empezaba a no tenerlas en la lucha contra la corrupción. El licenciado Manuel Bartlett, titular de la Comisión Federal de Electricidad, iba a volverse un asiduo de los medios…

De hecho, ya había protagonizado un escándalo considerable. En agosto de 2019 Carlos Loret de Mola presentó en su espacio radiofónico una investigación de la reportera Areli Quintero que dejaba datos peculiares. La familia Bartlett, es decir su pareja, Julia Abdala, su hijo de 24 años y él mismo, habían logrado construir un imperio inmobiliario valuado en 800 millones de pesos: 23 casas entre Valle de Bravo y lo más caro del suelo chilango: Las Lomas, Tecamachalco, Polanco, la colonia Roma, paseo de la Reforma. Bartlett, funcionario público desde tiempos del echeverrismo, sin empresas conocidas como para pagarse esos jacalitos, a la hora de tomar posesión declaró que tenía propiedades por 51 millones de pesos. Los otros 749 estaban a nombre de su referido hijo y de su pareja, Julia Abdala. Una relación asimismo peculiar. Antes de empezar su vínculo con el licenciado, en el año 99, las propiedades de Julia ascendían a… cero. En este momento son nueve, algunas compradas en lapsos de tres meses.

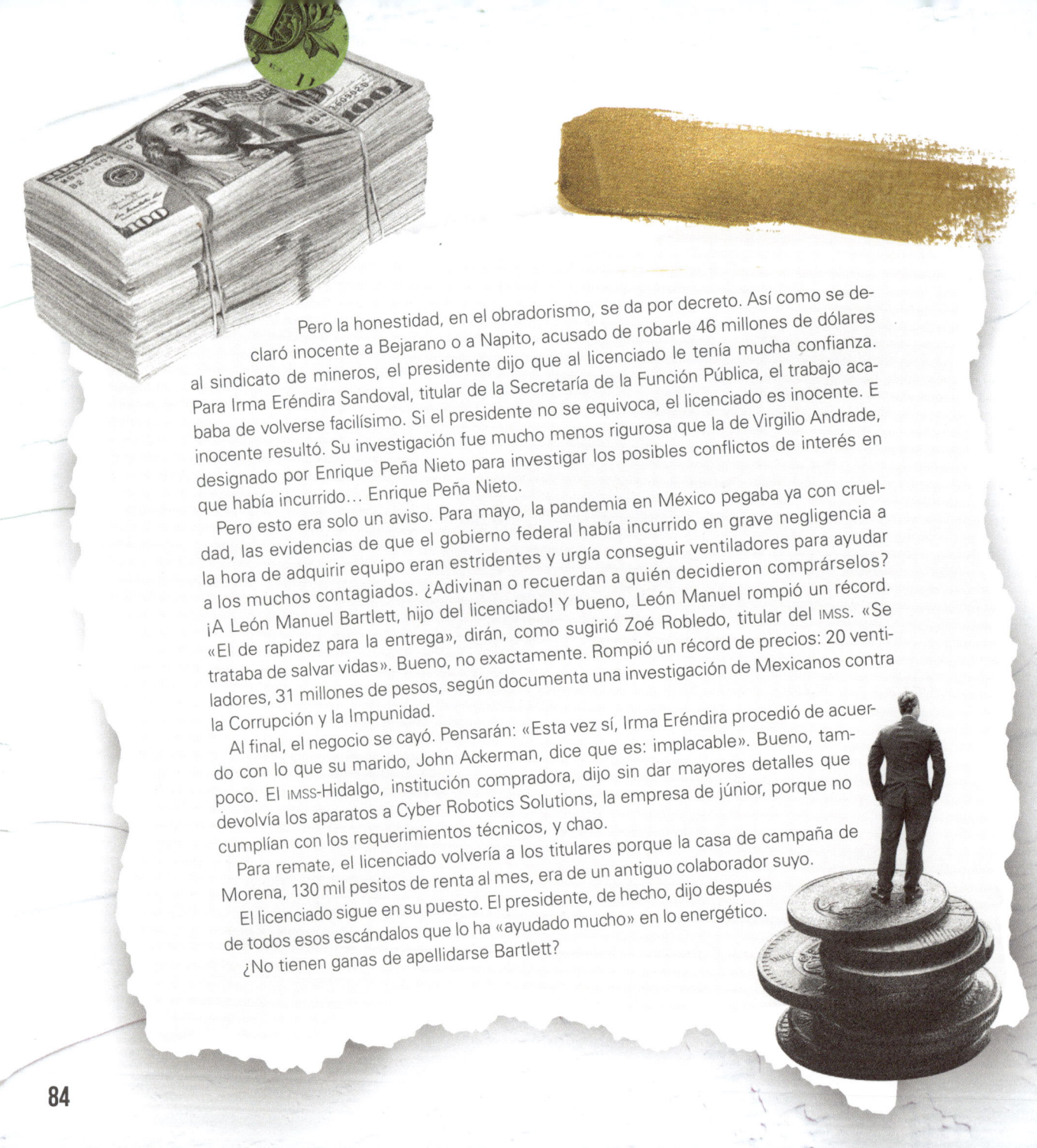

Pero la honestidad, en el obradorismo, se da por decreto. Así como se declaró inocente a Bejarano o a Napito, acusado de robarle 46 millones de dólares al sindicato de mineros, el presidente dijo que al licenciado le tenía mucha confianza. Para Irma Eréndira Sandoval, titular de la Secretaría de la Función Pública, el trabajo acababa de volverse facilísimo. Si el presidente no se equivoca, el licenciado es inocente. E inocente resultó. Su investigación fue mucho menos rigurosa que la de Virgilio Andrade, designado por Enrique Peña Nieto para investigar los posibles conflictos de interés en que había incurrido… Enrique Peña Nieto.

Pero esto era solo un aviso. Para mayo, la pandemia en México pegaba ya con crueldad, las evidencias de que el gobierno federal había incurrido en grave negligencia a la hora de adquirir equipo eran estridentes y urgía conseguir ventiladores para ayudar a los muchos contagiados. ¿Adivinan o recuerdan a quién decidieron comprárselos? ¡A León Manuel Bartlett, hijo del licenciado! Y bueno, León Manuel rompió un récord. «El de rapidez para la entrega», dirán, como sugirió Zoé Robledo, titular del IMSS. «Se trataba de salvar vidas». Bueno, no exactamente. Rompió un récord de precios: 20 ventiladores, 31 millones de pesos, según documenta una investigación de Mexicanos contra la Corrupción y la Impunidad.

Al final, el negocio se cayó. Pensarán: «Esta vez sí, Irma Eréndira procedió de acuerdo con lo que su marido, John Ackerman, dice que es: implacable». Bueno, tampoco. El IMSS-Hidalgo, institución compradora, dijo sin dar mayores detalles que devolvía los aparatos a Cyber Robotics Solutions, la empresa de júnior, porque no cumplían con los requerimientos técnicos, y chao.

Para remate, el licenciado volvería a los titulares porque la casa de campaña de Morena, 130 mil pesitos de renta al mes, era de un antiguo colaborador suyo.

El licenciado sigue en su puesto. El presidente, de hecho, dijo después de todos esos escándalos que lo ha «ayudado mucho» en lo energético.

¿No tienen ganas de apellidarse Bartlett?

LA NO PRIMERA DAMA *canta*

EN MEDIO DE LA PANDEMIA, EL ARTE FLORECE. EL CANTO, ESPECÍFICAMENTE. Y A NUESTRO PRESIDENTE LE ENTUSIASMA MUCHÍSIMO.

JULIO PATÁN

Está «Do they know it's Christmas», la canción que compuso Bob Geldof, en 1984, para la Etiopía devastada y que interpretan, por ejemplo, George Michael, Phil Collins, Paul McCartney y David Bowie, entre otras figuras de la música británica.

Está «We are the World», lanzada un año después, con la que los músicos norteamericanos decidieron solidarizarse con las poblaciones africanas castigadas por el hambre. Si son población de riesgo, como los autores de este libro, seguro lo recuerdan: Bob Dylan, Bruce Springsteen, Kenny Rogers, Tina Turner, Cindy Lauper y Billy Joel, entre muchos otros, cantaban la canción, compuesta por Michael Jackson y Lionel Ritchie.

Y está la respuesta de la 4T: «Esto pasará», un canto de aliento, un aria de esperanza, un «himno a la alegría, muérete de envidia», hecho realidad por un *dream team* que qué les digo: Eugenia León, fogueada en el canto nuevo latinoamericano: voz; y en el papel de Michael Jackson y Lionel Ritchie, como letrista: Beatriz Gutiérrez Müller, filósofa, historiadora, poeta —sobre todo, poeta— y ella misma una voz educadísima, chispeante, que ha grabado canciones como «Canta, canta», una celebración del triunfo obradorista con francos ribetes filosóficos («¿cuál es la manera de parar la guerra?», se pregunta la autora unos meses antes de que Ovidio Guzmán tomara Culiacán, solo para rematar: «¿cuál es la enseñanza que el dolor encierra?») o «Estás aquí», con la asimismo muy connotada Tania Libertad.

Pero nada como «Esto pasará», un trago de agua fresca en medio del desierto pandémico. Entre flautas que remedan pajarillos (seres, como sabemos, libres y felices), la compositora y la cantante nos prometen que «el miedo de hoy mañana será templanza», nos aseguran que «estamos en pausa, pero el amor avanza», nos recuerdan que «tenemos el cielo intacto y la tormenta terminará» y vaticinan que «terminará este ciclo de oscuridad». A propósito, vale la pena ver el video, porque el pueblo bueno tiene todo el protagonismo que merece y sobre todo nos enseña la manera adecuada de comer, ya explicada por nuestro presidente: por ahí, un hombre maduro y trajeado hace una escala en su camino a casa para echarse una torta de tamal; por allá, una familia comparte un huevito revuelto austero, libre de exotismos.

Olvidábamos señalar que doña Beatriz es esposa del presidente constitucional de los Estados Unidos Mexicanos, licenciado Andrés Manuel López Obrador. Un detalle que sería irrelevante si no hubiera sido el propio dignatario el encargado de lanzar el video en sus muy exitosas redes sociales y si Notimex no hubiera descuidado un poco sus tareas centrales, que son piropear a su directora y al gobierno norcoreano, para difundir vigorosamente el trabajo de Eugenia León y nuestra no primera dama.

En el sexenio de López Portillo, su esposa, doña Carmen Romano, se hizo famosa por sus aficiones musicales, que la llevaban a incluir en su equipaje, durante las giras, alguno de sus pianos de cola (en el hotel George V de París pidió que tumbaran un muro porque el instrumento no cabía en la suite), o, extática, a tocar «Los changuitos» en el piano de Mozart. Si doña Beatriz fuera una primera dama, porque ya nos aclaró que no lo es, sería un ejemplo de austeridad republicana en el uso discrecional de recursos del Estado. Los muros de los grandes hoteles pueden descansar en calma. Esto ya cambió.

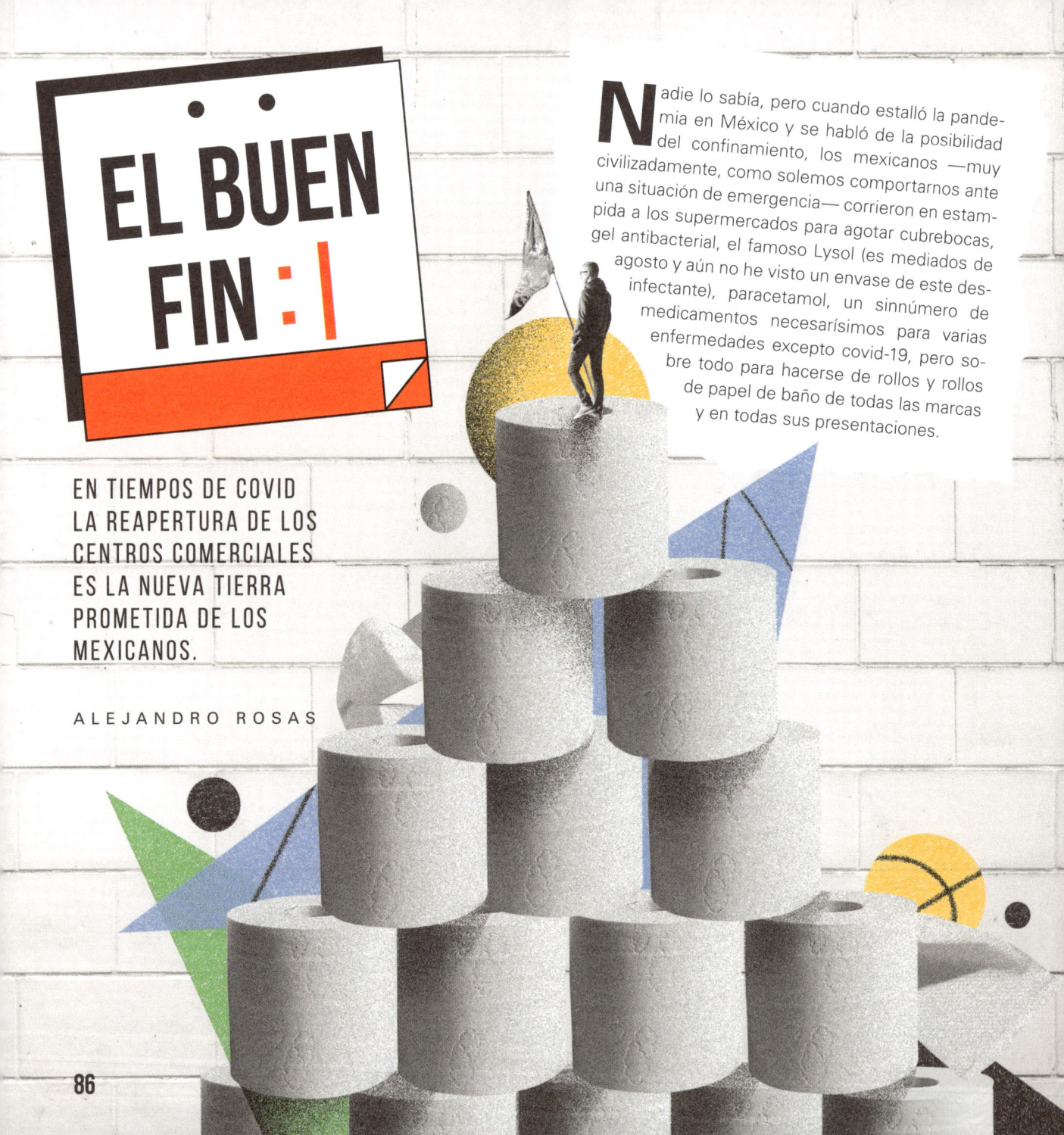

EL BUEN FIN :|

EN TIEMPOS DE COVID LA REAPERTURA DE LOS CENTROS COMERCIALES ES LA NUEVA TIERRA PROMETIDA DE LOS MEXICANOS.

ALEJANDRO ROSAS

Nadie lo sabía, pero cuando estalló la pandemia en México y se habló de la posibilidad del confinamiento, los mexicanos —muy civilizadamente, como solemos comportarnos ante una situación de emergencia— corrieron en estampida a los supermercados para agotar cubrebocas, gel antibacterial, el famoso Lysol (es mediados de agosto y aún no he visto un envase de este desinfectante), paracetamol, un sinnúmero de medicamentos necesarísimos para varias enfermedades excepto covid-19, pero sobre todo para hacerse de rollos y rollos de papel de baño de todas las marcas y en todas sus presentaciones.

En mi mente el apocalipsis siempre había sido más rudo: la humanidad luchando por sobrevivir frente a hordas de zombis; la resistencia tratando de destruir una computadora central que ha puesto en contra de la humanidad a todas las máquinas o algo parecido y no precisamente mi casa llena de rollos del «pachoncito», de Regio «aires de frescura», de Suavel Jumbo «frescura de verano», o cantando «cha cha cha… Charmín», mientras voy al baño.

No tardaron en aparecer los chistes. A finales de marzo se decía que el asunto del papel higiénico era simple: «en el momento en que te comuniquen que eres positivo de SARS-CoV-2 te vas a cagar», decían. Y bueno, así sin querer queriendo, meses más tarde la ciencia anunció que otro de los síntomas de esta enfermedad es la diarrea, así que para el más de medio millón de mexicanos contagiados a mediados de agosto, comprar tanto rollo de papel no fue mala idea.

Pero el asunto no es de papel de baño, sino del voraz afán de la gente por meterse a los centros comerciales y supermercados bajo cualquier pretexto, sin importar los riesgos. Ir a una plaza comercial podría calificar como deporte extremo.

No falla. La palabra *oferta* hace que los mexicanos —y que gran parte de la humanidad— dejen lo que están haciendo para correr y aprovechar «los grandes descuentos», el «adiós a las mercancías», el «2 x 1» o el «compra 2 y llévate 3» con los que comercios, supermercados y tiendas de conveniencia seducen con éxito a la gente.

Todo sería muy simple si lo vemos a la luz del maldito capitalismo rapaz y su hijo bastardo, el neoliberalismo asesino y criminal, que ha creado una sociedad de consumo que no tiene llenadera —como dicen los papás—, pero va mucho más lejos cuando a la gente le importa un comino la pandemia, los crecientes fallecimientos y los más de dos millones de seres humanos que ya se han contagiado, y prefieren sacrificar su salud a dejar de ir por una smart TV de 75 pulgadas, la cafetera increíble que siembra, cosecha y muele su propio café, la computadora con mil ocho mil apps superdivertidas, el nuevo celular para subir tus fotos a Instagram —aun sin haberte tomado ninguna foto— y cualquier cantidad de productos que puedes pagar a meses sin intereses.

El único consuelo es que no somos los únicos. En México le llamamos «El Buen Fin» y en Colombia lo conocen como «Un Día sin IVA». En ambos casos suele ser muy exitoso y la gente abarrota los centros comerciales para comprar productos que se presentan como ofertas «que no puedes desaprovechar», pero que, días antes, les aumentaron el precio para luego ofrecerlos al precio en que estaban antes de la fecha esperada como «grandes descuentos».

Bajo el estúpido argumento de «es para reactivar la economía» (estúpido porque un solo día no es suficiente para reactivarla), el gobierno de Iván Duque en Colombia permitió a sus ciudadanos romper el confinamiento que llevaban con mucha disciplina desde marzo, y el 19 de junio grandes multitudes llenaron los centros comerciales colombianos, a pesar de que el día anterior habían registrado su mayor número de contagios y muertes en toda la pandemia. A partir de ese día, la pandemia se salió de control; pero eso sí, sin IVA.

México no canta mal las rancheras, y a pesar de estar en lo más álgido de la pandemia, el gobierno decidió, por sus pistolas, que el semáforo ya no estaba en rojo sino en naranja, así que autorizó la reapertura de los centros comerciales. De inmediato se formaron largas filas de gente esperando ansiosa por entrar, aunque fuera solo para ver los aparadores, porque frente a la crisis económica y la caída del PIB en 18.9% no alcanzó para más.

Por fortuna, El Buen Fin es hasta el mes de noviembre; ojalá no signifique el buen fin de los que crean que es buena idea transmitir su funeral en Facebook Live, pero eso sí, en la nueva computadora.

EL MESÍAS BRASILEÑO

NUESTRO PRESIDENTE APROVECHÓ LA PANDEMIA PARA VOLVERSE UNA FIGURA MUNDIAL: TODOS LOS MEDIOS IMPORTANTES LO DESTROZAN. PERO TIENE UN COMPETIDOR SERIO: JAIR BOLSONARO.

JULIO PATÁN

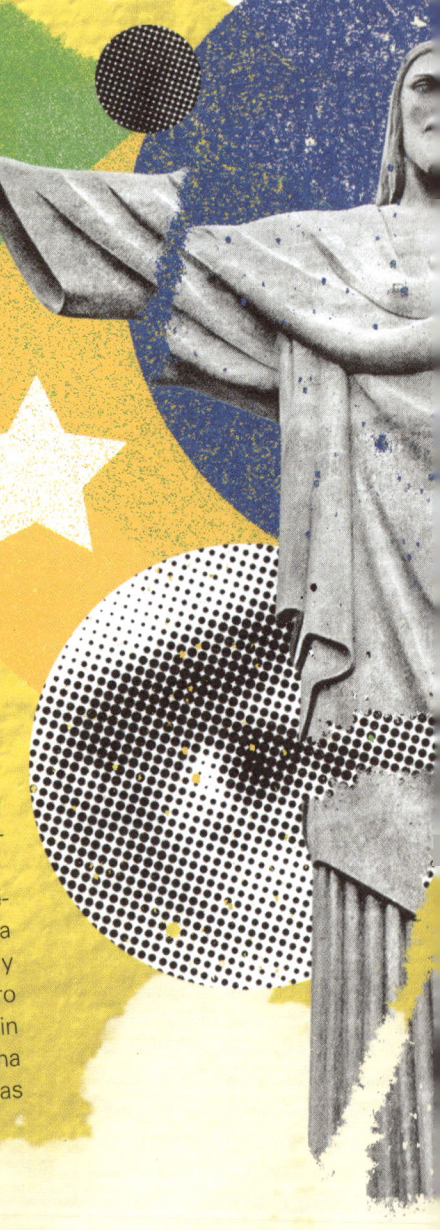

Los malquerientes de Andrés Manuel López Obrador suelen decir que nuestro presidente representa el mayor oso a escala internacional entre los mandatarios a los que ha tocado enfrentar la pandemia. Y bueno, sí. En los meses de crisis y confinamiento, a nuestro líder le tupieron en *El País*, el *Financial Times*, la televisión española, la francesa, el *LA Times*, el *Washington Post*, el *New York Times* y *The Guardian*, por motivos tan distintos como su estrategia para enfrentar la crisis económica (vayan al capítulo dedicado a su «Tan bien que íbamos», página 70), sus famosos «detentes» (página 45) o, antes, el «Mordisco Tour» (página 142). A ver, podríamos decirle al mundo: mátennos esas.

Pero mejor no nos metamos en competencias absurdas. Porque podría levantar la mano un brasileño con sentido de la competitividad y decirnos: «Permítanme presentarles a Jair Bolsonaro».

Como nuestro presidente, Bolsonaro fue elegido en 2018, luego de ganar la segunda vuelta de las elecciones brasileñas con 55% de los votos y tras una carrera parlamentaria exitosa y, digámoslo suavemente, accidentada. Porque Bolsonaro y nuestro presidente pueden estar en extremos opuestos del espectro político, pero comparten unas cuantas cosas. Muchas, en realidad. Una es la tendencia a hablar sin filtros: de Bolsonaro son la reivindicación de la tortura como una herramienta de lucha contra el comunismo, la defensa de la dictadura del año 64 en su país, las arremetidas

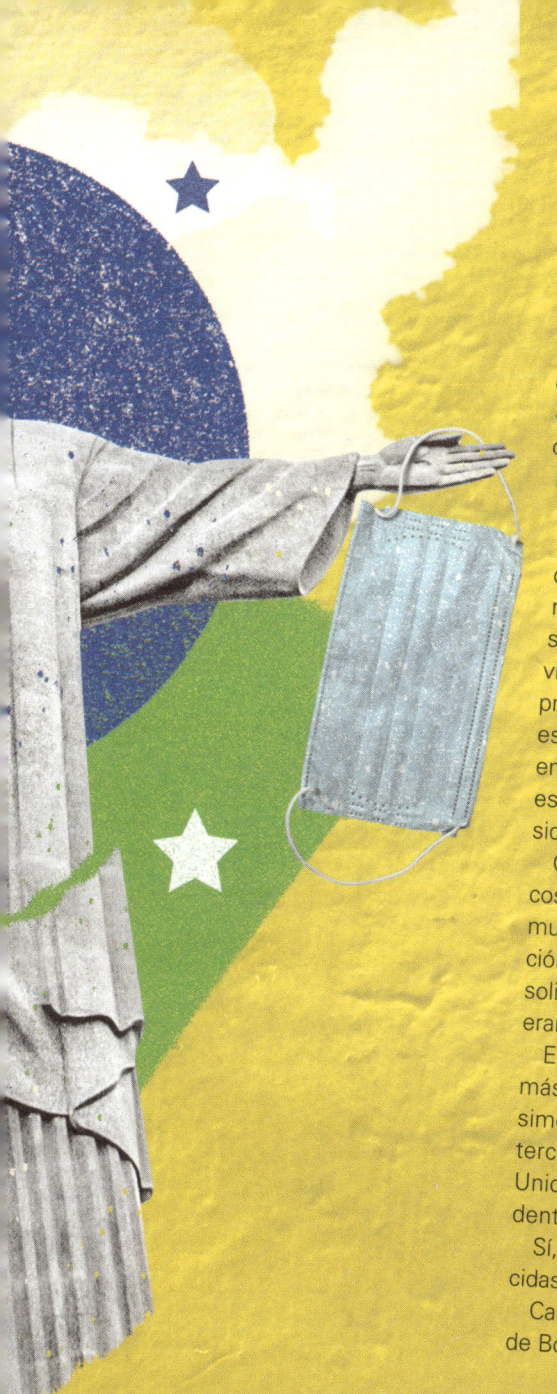

contra el medio ambiente (la Amazonía, en términos de devastación, es el equivalente a la zona maya *trenificada* de nuestro AMLO) y por su abierta homofobia. Pero lo del covid lo puso, de plano, en otro nivel. Como a nuestro presidente…

En un principio, Bolsonaro, como AMLO, como Trump, vio con escepticismo la amenaza coronavírica. En marzo, cuando la enfermedad hacía ya estragos en Europa y tenía a China en una especie de estado de sitio, el presidente brasileño dijo que el coronavirus era una «pequeña gripe», una idea no muy distinta a la de nuestro presidente, que dijo, recordaremos, que no llegaba «ni a influenza». Luego dijo que a los brasileños no les daría: «Se les ve saltando a las aguas residuales y no les da nada», dijo, para más detalles. Aquí, por fortuna, gobierna la izquierda, con su respeto por los pobres, y el presidente ya nos explicó que lo que nos protege son nuestros antecedentes prehispánicos y nuestra riqueza cultural.

A inicios de mayo, cuando los contagios en Brasil llegaban a 135 mil, con algo más de nueve mil muertes, y justo cuando su portavoz, el general Otavio Santana, avisaba que había dado positivo de covid-19, Bolsonaro dijo que lo peor ya había pasado. O sea, que habían domado al virus. Y es que al presidente brasileño, como al nuestro, como a Trump, le preocupaba y mucho un problema bien real: los daños a la economía. Por eso, seguramente, hizo lo que hace siempre nuestro presidente: aparecer en público sin cubrebocas. Claro que en su caso el contexto sí fue único: estaba participando en una manifestación contra el confinamiento. El presidente, sí. En una manifestación.

Como en México, en Brasil tienen picos de contagios cada semana o cosa parecida. Y como aquí, tampoco tienen un presidente que muestre muchas preocupaciones por la salud de la ciudadanía. En plena multiplicación de infecciones y muertes, el líder brasileño dijo: «Expresamos nuestra solidaridad a quienes han perdido seres queridos, muchos de los cuales eran ancianos. Pero así es la vida, podría ser yo mañana».

En octubre los contagios en Brasil rebasaban los cinco millones, con más de 150 mil muertes, justo cuando en México alcanzábamos el enésimo pico de contagios, con más de 850 mil confirmados. Brasil era el tercer país con más personas infectadas, cerca de igualar a Estados Unidos y a India; México, con la mitad de la población, se mantenía firme dentro del *top ten*.

Sí, los opuestos se tocan. «Izquierda y derecha unidas, jamás serán vencidas», dijo alguna vez alguien.

Casi olvidamos una última afinidad. ¿Saben cuál es el segundo nombre de Bolsonaro, después de Jair? Mesías.

Las que usted guste, SEÑOR PRESIDENTE

COMO CUANDO LLEVAS UNA DIETA BALANCEADA, PERO AL FINAL TE DAS CUENTA DE QUE LO ÚNICO QUE LE FALTA SON HUEVOS.

ALEJANDRO ROSAS

Nada de que «a los amigos justicia y gracia, y a los enemigos justicia a secas»; aunque al presidente le gusta repetir esta cita que atribuye a Juárez, don Benito jamás hubiera dicho algo así.

Tan implacable era con sus colaboradores como con sus «adversarios» —término eufemístico para no decir «enemigos»—, por eso destituyó a uno de sus mejores generales, Santos Degollado, luego de que se le ocurriera proponer un acuerdo de paz con los conservadores bajo la mediación del gobierno inglés en plena guerra de Reforma.

Otro que no tenía empacho en humillar a sus ministros fue Porfirio Díaz; generalmente inflaba el ego de alguno de sus secretarios —como AMLO hizo con el subse López-Gatell—, para luego reventarlo, pues la última palabra siempre era la suya y la única que contaba.

Con el tiempo, el poder presidencial alcanzó casi la calidad de poder absoluto, de ahí que a lo largo del siglo XX se acuñaran frases como: «Al presidente nadie le dice que no», «Al presidente nadie le renuncia» o «Las que usted guste, señor presidente»; esta última era la respuesta que le daban al presidente cuando hacía la pregunta «¿Qué horas son?». En la mejor tradición autoritaria, durante su sexenio (1970-1976), el presidente Luis Echeverría corrió a su secretario de Hacienda, Hugo B. Margáin, y declaró que la economía se manejaba desde Los Pinos. Facultad presidencial: humillar a sus secretarios.

Dentro de la misma tradición autoritaria, nuestro amado líder reunió en su gabinete dos tipos de secretarios: los que constituyen su club de fans —aunque mejor dicho parecen grupis—, como la secretaria Rocío Nahle o Irma Eréndira Sandoval, y los que no lo alaban —pero tampoco son capaces de cuestionarlo ni mucho menos plantarse con firmeza ante su presencia para hacerle ver que se equivoca—.

La pandemia se presentó como el escenario ideal para que nuestro amado líder humillara a dos de sus más cercanos colaboradores, al subse López-Gatell y al mismísimo secretario de Hacienda, Arturo Herrera. O quizá lo correcto sería decir que ambos se dejaron humillar y ni las manitas metieron.

Era finales de marzo y bajo su optimismo desbordado y sin fundamento, el presidente anunció que de acuerdo con «sus técnicos especialistas y científicos» el 19 de abril saldríamos de la gravedad de la pandemia. Todo mundo guardó silencio en el salón de la Tesorería mientras el presidente volteaba a ver a López-Gatell, esperando que ratificara su declaración.

Pero el subse se hizo chiquito, chiquito, chiquito y en vez de responderle con la verdad: «No, señor presidente, no vamos a salir pronto de la pandemia; la situación es grave y se pondrá peor», prefirió responder con una sonrisita nerviosa, casi coqueta, y con un tímido «más o menos» —un más o menos que siete meses después se había convertido en más de 830 mil contagios y 85 mil fallecidos—.

El caso del secretario de Hacienda Arturo Herrera fue de esos momentos que las tías hubieran descrito como «de pena ajena». Como es de todos sabido, a lo largo de la pandemia no hubo poder humano ni manera de hacer entrar en razón al presidente para que usara cubrebocas. Prácticamente le declaró la guerra.

Quizá Arturo Herrera no tenía conocimiento de esta pequeña fobia del presidente, por eso durante un evento de la Canacintra, en el que participó el 21 de julio, el secretario tomó en sus manos un cubrebocas y dijo: «Este será no solamente uno de los elementos más importantes para protegernos, sino que va a ser uno de los elementos que permitan relanzar con mayor éxito a la economía».

La declaración causó furor en todo el país por razones obvias.

Sin embargo, a la mañana siguiente, Arturo Herrera se presentó en la mañanera sin cubrebocas (seguramente le dieron el pitazo de que el presidente estaba un poquito molesto con su declaración) y, una vez en el estrado, nuestro amado líder fue contundente y calificó de desproporcionada la declaración del secretario de Hacienda: «Si fuese el cubrebocas una opción para la reactivación de la economía, me lo pongo de inmediato, pero no es así», señaló.

Salvo la feligresía del presidente, la mayoría de los mexicanos esperábamos que Herrera sostuviera lo dicho y además agregara: «Señor presidente, el cubrebocas es fundamental para la reactivación de la economía porque evita en gran medida la maldita propagación de la enfermedad. Si los trabajadores se enferman, no habrá reactivación de nada, ¿entiende?».

Pero no, el secretario también se hizo chiquito, chiquito, chiquito, como en su momento López-Gatell, y solo se atrevió a decir: «Lo utilicé como una analogía». Es un hecho que la dieta del gabinete del presidente López Obrador no incluye huevos.

EL CASTIGO de Dios

JULIO PATÁN

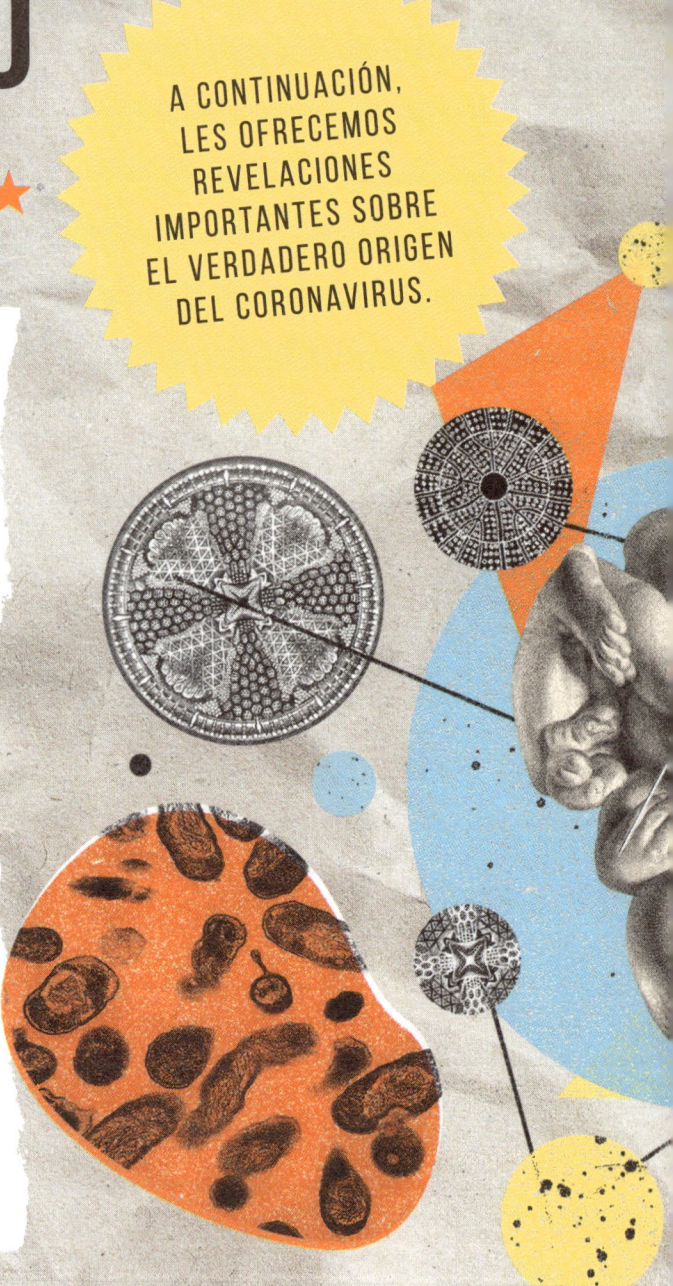

A CONTINUACIÓN, LES OFRECEMOS REVELACIONES IMPORTANTES SOBRE EL VERDADERO ORIGEN DEL CORONAVIRUS.

¿Dónde se originó el virus que conquistó al mundo? ¿En la naturaleza, como apuntan todos los científicos de peso? De ninguna manera. ¿En un laboratorio, como dice saber Donald Trump? No, por favor. Claro que no. El virus se originó en nuestras almas podridas, y lo dicen autoridades inapelables.

Que no se nos olvide: el Maligno jamás descansa, y eso incluye las pandemias. Eso tuvo la gentileza de recordarnos el cardenal Cañizares de Valencia, que aprovechó que el confinamiento en España empezaba a flexibilizarse a mediados de junio para decir a los feligreses que cuidado, mucho cuidado, porque la noble voluntad de crear una vacuna contra el SARS-CoV-2 había llevado a científicos malignos, monstruos amparados en justificaciones médicas, a usar células de «fetos abortados». Así lo dijo, sí, ante la imaginamos que azorada concurrencia, a la que hizo saber que: «El demonio existe en plena pandemia, mientras se llevan a cabo investigaciones para vacunas y curaciones».

Así, la Santa Iglesia católica, siempre atenta a los asuntos mundanos —no sea que contravengan los otros, los de Dios—, levantaba la mano para aprovechar la contingencia y llamarnos al orden. Antes del cardenal Cañizares, en realidad, ya lo había hecho don Ramón Castro Castro, obispo de la diócesis de Cuernavaca, al advertirnos que «la pandemia del covid-19 es un grito de Dios a

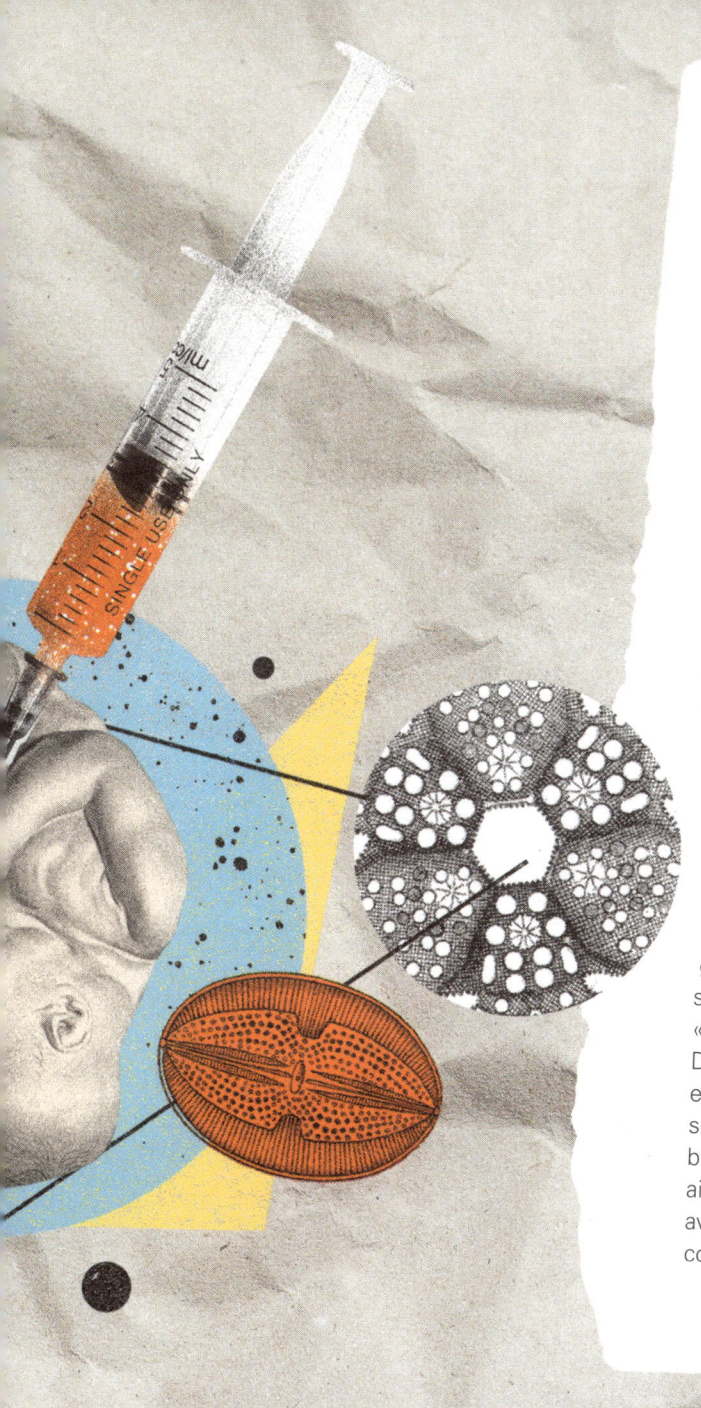

la humanidad ante el desorden social, el aborto, la violencia, la corrupción, la eutanasia y la homosexualidad». Y no solo la homosexualidad. Explica el obispo: «Que un niño decida que quiere ser niña y que una niña decida que quiere ser niño. ¡Ah, caray! Seguramente Dios dice: "A ver, hijos: ¿adónde van? ¡Momentito, momentito! ¡Se están yendo a un abismo!"». Y ¡bum!: creó al virus como un no muy amable recordatorio.

Claro que no todos los representantes del catolicismo institucional apuntan a Dios como responsable de la pandemia. El arzobispo emérito de la arquidiócesis de Guadalajara, el cardenal Juan Sandoval Íñiguez, por ejemplo, está más cerca de las posiciones de Trump; el virus, dice, fue creado en un laboratorio y lo aprovechan para su beneficio quién sino nuestros gobernantes, que se ponen a pedir prestado de forma desaforada, endeudan al país y disponen de esa lana sin que nadie les haga rendir cuentas, so pretexto de la contingencia. Un argumento difícil de contrarrestar, salvo por un detalle: que la entidad responsable de ese plan maligno es nada menos que la Organización Mundial de la Salud, creadora del bicho infame.

Pensarán que estamos obsesionados con la Iglesia católica. Ni mucho menos. En realidad, las advertencias sobre nuestra falta de espiritualidad, nuestra indecencia —nuestra conducta pecaminosa, pues—, vienen de muchos lugares. De las luchas, por ejemplo. Hulk Hogan, legendario practicante de ese noble arte, aprovechó su muy concurrida cuenta de Instagram para advertirnos: «En tres meses, como hizo con las plagas de Egipto, Dios nos ha quitado todo lo que adoramos». Sí, el virus es, nos dice HH, un castigo divino. De ahí que no tenga sentido ponerse a desarrollar una vacuna. ¿Cómo nos libraremos de esto? «Tal vez necesitamos este tiempo de aislamiento sin las distracciones del mundo y tener un avivamiento personal donde nos centremos en la ÚNICA cosa del mundo que realmente importa: Jesús».

Quedan advertidos.

LOS MARCIANOS llegaron ya...

ALEJANDRO ROSAS

SI LOS EXTRATERRESTRES TUVIERAN UNA INTELIGENCIA SUPERIOR, NO SE ACERCARÍAN A LA TIERRA —COMO DICE MAFALDA—, PERO AL PARECER NO LA TIENEN Y VIENEN A DAR GUERRA.

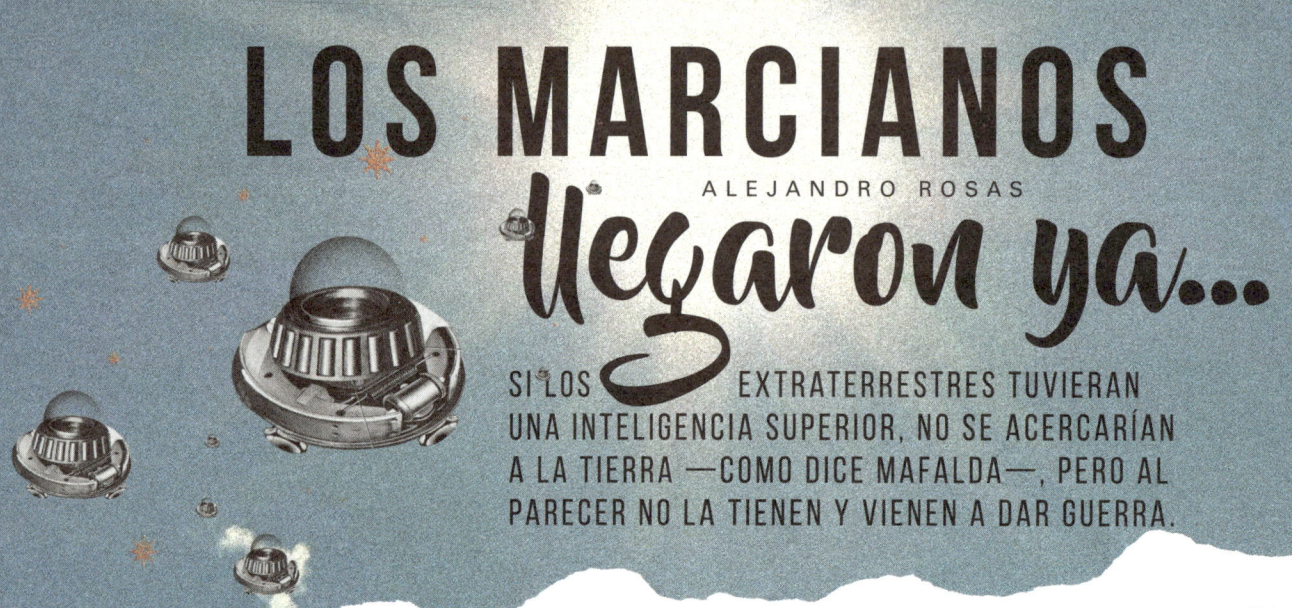

No es un pájaro, no es un avión, y no, tampoco es Superman; según los especialistas del fenómeno ovni, es un humanoide de estatura descomunal, con alas semejantes a las de una polilla, con unos ojos rojos brillantes y siniestros, y cuyas apariciones, en el mejor de los casos, están asociadas con el avistamiento de ovnis, pero en el peor de los casos es un «heraldo de desgracia y muerte» que anuncia grandes tragedias.

Seguramente mucha gente vio a este *sui generis* personaje —primo del Chupacabras— en el *thriller El mensajero de la oscuridad* (*The Mothman Prophecies*), con Richard Gere y Debra Messing, para darse cuenta de que, si no es polilla, por lo menos sí es ave de mal agüero.

Quién sabe por qué razón este tipo de seres siniestros, así como extraterrestres, fantasmas y monstruos siempre son avistados en Estados Unidos o en alguna recóndita población de Europa o Mongolia, pero nunca en México. Sin embargo, esta vez podemos sentirnos orgullosos: gracias a la pandemia, a mediados de agosto, el Hombre Polilla fue visto en meritito Delicias, Chihuahua, ¡cómo chingaos no!

Pero su aparición solo fue el desenlace natural de una historia que comenzó a finales de abril cuando al Pentágono se le ocurrió liberar tres videos donde se observan claramente —es un decir— ovnis volando por el cielo terrestre como Pedro por su casa. Si querían desviar la atención del megaproblema pandémico que los gringos ya se cargaban desde entonces, lo lograron, porque el tema extraterrestre se volvió tendencia por algunos días.

En los primeros días de mayo, Taro Kono, el ministro de Defensa japonés, declaró en una rueda de prensa —sí, como las mañaneras de nuestro amado líder— que aunque él no creyera en E. T., en Japón iban a adelantar los planes para cualquier posible encuentro con los ovnis.

En México no fue el secretario de Defensa quien salió al quite, sino nuestro querido Jaime Maussan, el mayor especialista del fenómeno ovni en nuestro país, quien no pudo ocultar su alegría por la liberación de los videos del Pentágono y al grito de «se los dije» expresó también que los extraterrestres nos habían advertido desde tiempo atrás sobre el covid-19, al dejar dos mensajes sobre los campos de cultivo ingleses.

Según Maussan, los dos mensajes que podían verse desde el cielo anunciaban que se acercaba un acontecimiento que traería mucho dolor a la humanidad, pero que nos enseñaría que el bien prevalece sobre la adversidad. Seguramente los extraterrestres no conocen nada de la naturaleza humana, pero en fin…

A finales de mayo los extraterrestres volvieron a dejar mensajes en Wilshire, Inglaterra, donde ya les gustó arruinar los campos de cultivo porque se la pasan dejando figuras caprichosas desde hace tiempo. El problema fue que los ufólogos ingleses no creen, como Maussan, que los extraterrestres quieran ser amigos de los humanos, al contrario: consideran que la pandemia de covid fue enviada desde el espacio exterior para acabar con los terrícolas, algo así como en *La guerra de los mundos* de H. G. Wells pero a la inversa.

Y es que, en sus mensajes de finales de mayo, los marcianos no llegaron bailando el chachachá, sino trazaron un símbolo muy parecido al aspecto molecular del covid-19, de 61 metros de largo por 40 de ancho, o sea un megacoronavirus, y además, por si fuera poco, el diseño fue realizado sobre un campo de cebada. «No se vale», dijeron los cerveceros. Todo esto fue considerado como una clara amenaza desde una galaxia muy lejana.

Por eso la repentina aparición del temible Hombre Polilla en Delicias, Chihuahua, solo vino a confirmar que «un mundo nos vigila» y que al menos hasta el 16 de agosto el fin de la pandemia todavía se antojaba muy lejano. Ese día por la mañana, según varios testigos, fue grabada una especie de animal de grandes alas con cuerpo humanoide que apareció en la esquina de la Avenida del Parque y Agricultura poniente y que, cual águila devorando a la serpiente, se posó sobre un poste de la CFE durante un largo rato.

Cundió el pánico a partir de las 4:00 horas. Era domingo y en el 911 comenzaron a recibir llamadas de gente que reportó una sombra extraña en esa dirección. Las autoridades no tardaron en presentarse en el lugar de los hechos, pero no vieron nada; sin embargo, cuando revisaron las cámaras se percataron de que efectivamente algo había en ese lugar. Pero como suele suceder, poco después la propia autoridad negó que hubiera Hombre Polilla, ni video, ni nada del otro mundo, literalmente.

Aunque los habitantes de Delicias afirmaron que se trataba de un ser maligno que solo llegó para agravar la pandemia, lo cierto es que no faltó quien dijera haber escuchado a la distancia: «Ricachá, ricachá, ricachá / así llaman en Marte al chachachá».

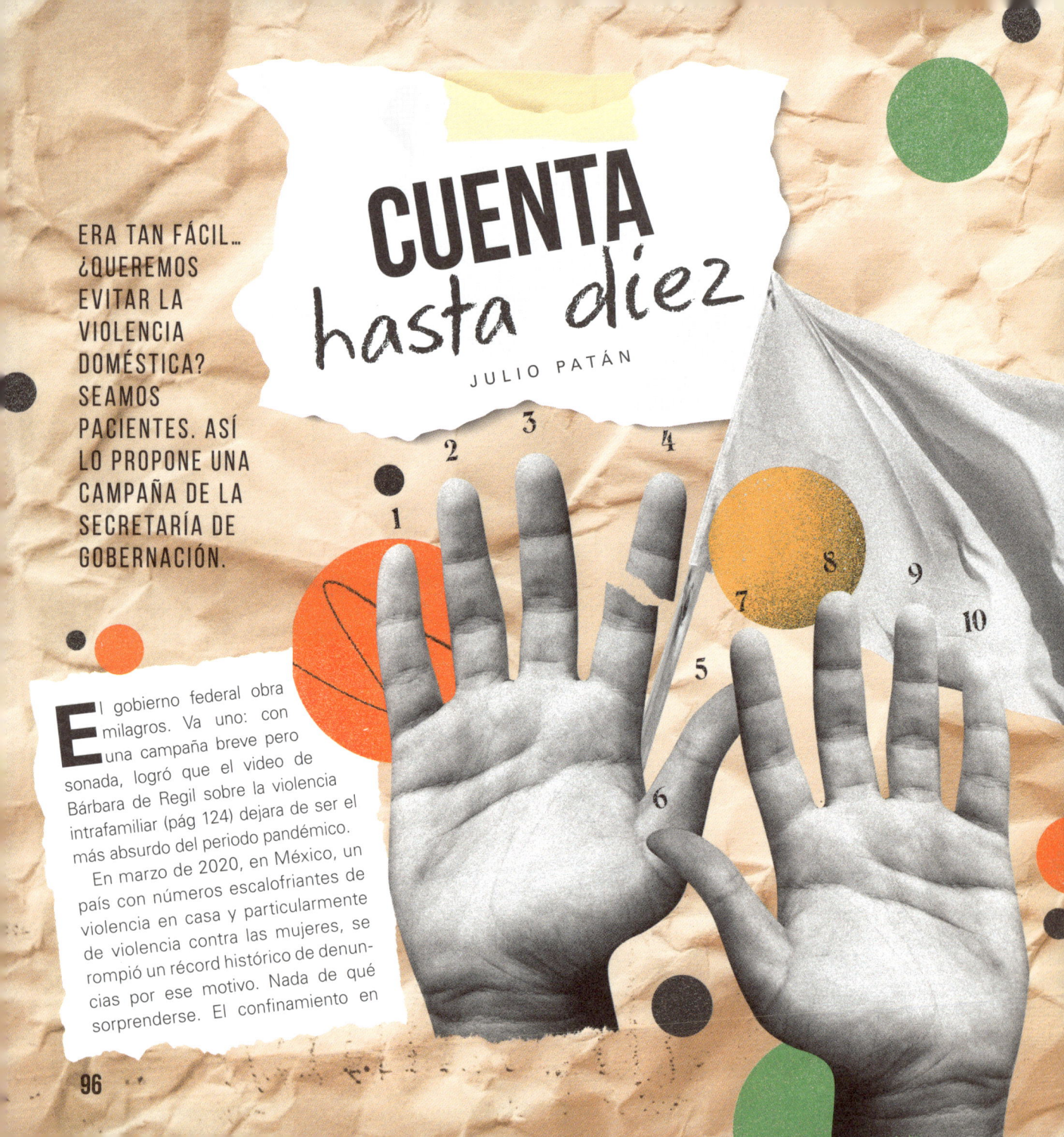

CUENTA hasta diez

JULIO PATÁN

ERA TAN FÁCIL... ¿QUEREMOS EVITAR LA VIOLENCIA DOMÉSTICA? SEAMOS PACIENTES. ASÍ LO PROPONE UNA CAMPAÑA DE LA SECRETARÍA DE GOBERNACIÓN.

El gobierno federal obra milagros. Va uno: con una campaña breve pero sonada, logró que el video de Bárbara de Regil sobre la violencia intrafamiliar (pág 124) dejara de ser el más absurdo del periodo pandémico.

En marzo de 2020, en México, un país con números escalofriantes de violencia en casa y particularmente de violencia contra las mujeres, se rompió un récord histórico de denuncias por ese motivo. Nada de qué sorprenderse. El confinamiento en

México, al igual que en otros países, pero sobre todo en México, trajo un aumento de la violencia en el hogar: 10% más, o sea muchísimo, que en el mismo periodo del año anterior. ¿Contra quién se practica esa violencia? Lo dicho: de manera muy, muy importante, abrumadora, contra las mujeres. Los datos son del Sistema Nacional de Seguridad Pública —aunque nosotros se los robamos sin piedad al portal *Animal Político*—, que trae números de terror; en general: aumentaron las denuncias por violencia de género, las denuncias por delitos sexuales, y se mantuvo más o menos estable el número de feminicidios, que es escandaloso. Las víctimas, sí, son, esencialmente, las mujeres.

México bizarro desarrolla una investigación exhaustiva para definir cuál es el fuerte del presidente de la República. Cuál es su área de *expertise*. No lo sabemos, pero sabemos esto: no es lo que, muy discutiblemente, llamaremos la agenda feminista. Antes de la pandemia, Andrés Manuel López Obrador no hallaba cómo desviar la atención de las protestas multitudinarias de mujeres decididas a ponerle un hasta aquí a la violencia machista (de esos días es la declaración en la que hablaría de los feminicidios, porque «esa va a ser la nota», y entonces no iba a poder concentrarse en la rifa del avión presidencial). Antes ya había arremetido contra el programa de estancias infantiles, fundamental para que tantas mujeres pudieran trabajar porque sus hijos estaban cuidados, y contra los refugios para mujeres víctimas de la violencia. Más tarde, cuando la pandemia alcanzaba números de escándalo, tuvo la idea de acabar con el Consejo Nacional para Prevenir la Discriminación.

¿Se cruzó de brazos el gobierno federal ante el problema de violencia derivado del confinamiento? Mmm… No exactamente. Pero sí se le cruzaron los cables. La respuesta fue un video digamos que inolvidable.

Escena uno: El hombre, un adulto mayor, se mueve con torpeza, tiene un tropezón y los platos se le destrozan en el suelo. La mujer, muchos años más joven, se lleva literalmente las manos a la cabeza, con cara de «Te voy a crucificar». Entonces, la voz en *off*: «Antes de que la violencia se apodere de ti…». Escena dos: Una pareja de hombres jóvenes empieza a discutir en la sala. La voz en *off*, esta vez masculina, sigue: «…antes de que te enojes con tu pareja… Antes de que te desesperes…». Escena tres: La mujer joven levanta la mano derecha, cierra los ojos beatíficamente y empieza a contar con los dedos, mientras la voz en *off* empieza: «Cuenta», un mantra que se repetirá hasta tres veces. Porque sí, lectores queridos, la solución del gobierno federal a la violencia en los hogares, el tuétano de su campaña, el corazón de su mensaje, es: «Cuenta hasta diez».

Dirán ustedes: ¿se le olvidó al gobierno federal incluir, de perdida, un caso de violencia contra las mujeres? Bueno, sí. Pero el final del video lo justifica todo: el adulto mayor, la mujer que lo iba a crucificar y uno de los jóvenes sonríen a la cámara con una bandera blanca en la mano. Entonces, el remate, el clímax, la cereza del pastel: las voces en *off* dicen: «Cuenta hasta diez y saca la bandera blanca de la paz». Bueno, seamos justos: también dicen: «Cuenta con nosotros. Llama al 911».

ALGUIEN APUNTÓ QUE EL VIDEO, una iniciativa de la Secretaría de Gobernación, recuerda una vieja campaña que recomendaba eso, contar hasta 10, lo que, en uno de los anuncios, salvaba a un niño asimismo responsable de alguna torpeza de recibir un bofetón de su padre. La referencia es válida, sin duda. Aunque también podríamos pensar en otra campaña de hace décadas. Esa que decía: «Nuestros impuestos están trabajando».

¿Alguien puede entender que en septiembre las mujeres hayan reiniciado las protestas?

El virus NO EXISTE

HAY NEGACIONISTAS DEL CORONAVIRUS, SÍ: AQUELLAS PERSONAS CONVENCIDAS DE QUE NO EXISTE. AQUÍ, ALGUNOS CASOS NOTABLES.

JULIO PATÁN

Empezaba mayo y empezaba mal. La noticia se multiplicó a gran velocidad: familiares de pacientes de covid-19 irrumpieron en el Hospital de las Américas, se dejaron ir violentamente contra el personal y por fin llegaron hasta una zona aislada del sanatorio donde, dijeron, se apilaban cuerpos protegidos muy malamente por una lona. Tuvieron que intervenir la Guardia Nacional y la policía del Estado de México para aplacar las cosas.

¿Qué pasó? En principio, que los mencionados familiares querían información sobre sus enfermos y, dijeron, el hospital se negó a dárselas. Uno llegó más lejos incluso: que le habían asegurado que su pariente estaba bien y tres horas después ese pariente había muerto.

Más tarde, levantaron la mano tanto la secretaría estatal de salud como Hugo López-Gatell, el súper subsecretario encargado de la pandemia, para explicar que lamentaban mucho la brecha comunicativa. Pero el problema, parece, es más profundo.

Sorprendentemente, el coronavirus despierta muchos escepticismos, en Ecatepec para empezar. No es poca cosa: hablamos del municipio más poblado de México y sobre todo de uno de los más violentos. Y no, la gente, mucha, no cree que exista el virus —lo ha dicho el presidente municipal varias veces—, lo que explica en parte —desde luego, no por completo— el sospechosismo de los familiares que irrumpieron en la clínica: esa idea de que «aquí pasa algo raro», no muy lejana a la de aquellos que compraron la idea de que en realidad se usaba a los supuestos enfermos para sustraerles el líquido de las rodillas y venderlo en el mercado negro (vayan a la página 48, por favor).

Pero hay muchos, muchos casos parecidos. Luis Gerardo Méndez, conocido actor, contó en Twitter que lo detuvo el alcoholímetro en plena pandemia. El policía se quitó la mascarilla y le pidió que hiciera lo propio y le echara el aliento. Cuando Luis Gerardo le preguntó que qué onda con los contagios, el oficial, muy plantado, le respondió: «El covid es psicológico, joven». Está, asimismo, como cuenta la actriz Diana Sedano, el caso de Wadley,

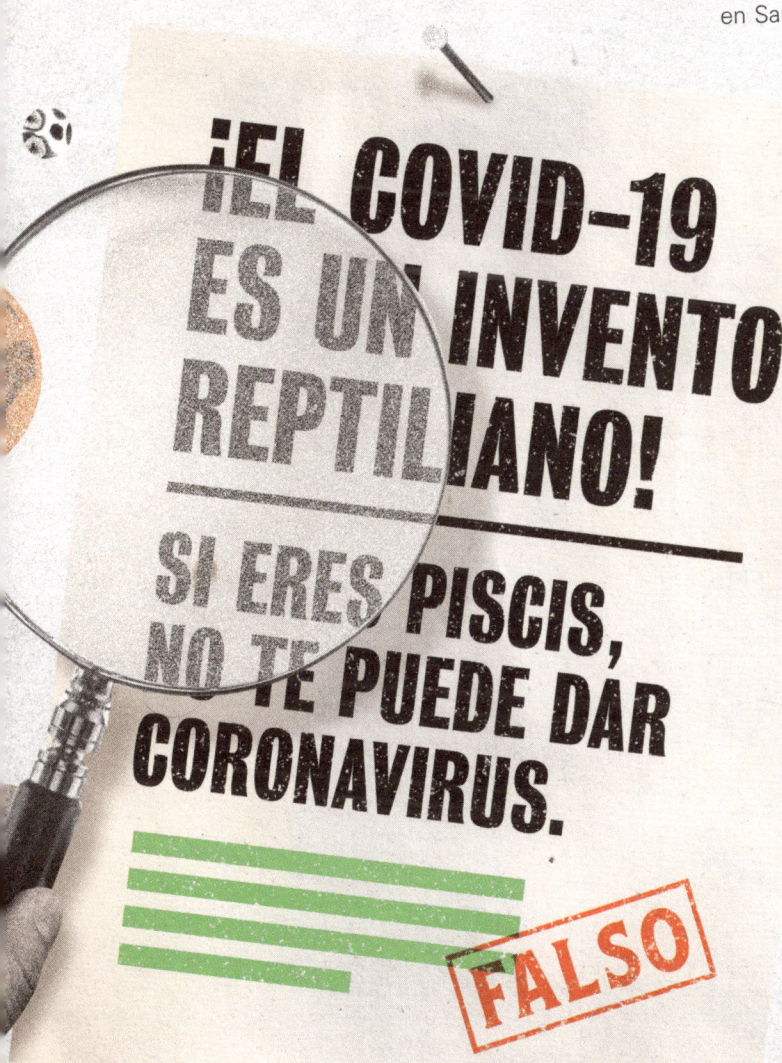

en San Luis Potosí, donde los pobladores aseguran que en realidad lo que quiere el gobierno es anestesiarte y robar tus órganos. Tampoco lo creen los vendedores ambulantes que se negaban a abandonar las calles de Iztapalapa, la alcaldía chilanga que concentra 5% de todos los casos de covid-19 del país. «Necesitamos trabajar. Además, ni es cierto —dice Rubén Rodríguez, vendedor de la zona, en una nota de *El Heraldo*—. Yo tengo un familiar que se murió, dicen que de eso. Pero no, es mentira. Entró porque estaba suelto del estómago y ya después de eso nos entregaron su cajita. Ya los queman. Ya no te dejan ni velarlos, ni nada… Es mentira».

O está el caso chiapaneco, donde los locatarios del mercado municipal de Motozintla, acompañados por gente de la CROM y de la CTM, fueron a exigir que pasara lo que en Oaxaca: que se volviera con normalidad a la chamba. Para eso, se fueron al Hospital Rural del IMSS a demandarle al director pruebas de los contagios y las muertes. «El covid es una mentira», dice el comunicado que redactaron para la ocasión.

Pero lo de la conspiración del covid alcanza también a los famosos. A Paty Navidad, por ejemplo, que ya desentrañó la trama: «Parece que la OMS da golpe de Estado mundial —explicó en un tuit que borró más adelante—, covid-19 es un montaje global para encarcelarnos en nuestras casas bajo dictadura y control del miedo, un juego sucio para establecer su nuevo orden mundial». ¿No cree Paty en el SARS-CoV-2? Bueno, cree en cierta forma. Ya molesta por el troleo en redes, dijo más tarde que sí, que el virus existe, pero que no es «letal». No es una pandemia, explicó, sino una plandemia. «Recuerden que al principio nos dijeron que el virus no era letal, que era menos que una gripe... Que [sic] pronto se olvidaron», dijo en Twitter al tiempo que olvidaba por su parte la tilde en Qué.

¿Está sola Paty en esta suspicacia radical? Ni mucho menos. Trump, por ejemplo, cree que el virus existe, pero solo porque lo crearon los chinos en un laboratorio. Algo parecido dicen ciertas figuras del gobierno iraní: es un invento occidental para acabar con la República Islámica. Tampoco faltan los que creen que lo inventó Bill Gates, para beneficiar a las farmacéuticas —de las que, como nos recuerda Miguel Bosé cuando habla de las vacunas, le da por ser socio.

Pero a lo mejor tiene razón Paty. Hubo alguien que dijo, de entrada, que la covid-19 era algo así como una gripe. Bueno, dijo que «ni a influenza llega». Fue el presidente de México.

Salgan de las sombras, malditos.

Claro que siempre hay voces contrarias. Una de ellas es de nuestra querida Carmen Salinas, actriz, legisladora y protagonista de *México bizarro*. Dejamos aquí un tuit lleno de elocuencia, como todos los suyos, con sus peculiaridades idiomáticas y su igualmente peculiar puntuación: «Hay cada pendeja y pendejo que todavía aseguran que el pinche coronavirus no existe, que es cosa del gobierno... no mamen seguramente el gobierno lo va a mandar al mundo entero, es un virus que por incrédulos se les va a meter por las nalgas».

LA FIESTA COVID DEL GABINETE

ESFORZADOS SERVIDORES PÚBLICOS QUE RECORREN LA PATRIA CERQUITA DEL PUEBLO, LOS INTEGRANTES DEL GOBIERNO ESTÁN EXPUESTOS AL VIRUS. VARIOS SON LOS QUE CAYERON.

JULIO PATÁN

La malignidad del analista político Juan Ignacio Zavala no tiene límites, empecemos por decir eso. Pero tenía razón: «El gabinete de López Obrador parece una fiesta covid», dijo en un programa de radio, y sí.

Primero fue Irma Eréndira Sandoval, la secretaria de la Función Pública: «Di positivo en la prueba de covid-19», hizo saber en redes. No parece haber sufrido una sintomatología demasiado fuerte, porque, enfatizó, iba a seguir trabajando por México, por la patria, por el pueblo, desde el confinamiento. Pero hay dolores que no son del cuerpo y sin embargo calan. El encierro la obligó a mantener distancia con su marido, su compañero de lucha, su mejor amigo, su media naranja, su alma gemela, John Ackerman, y ese dolor, ese amor cruelmente escindido, encontró un destino poético en las redes sociales, debidamente consignado en este libro (página 136). Añadiremos nada más que no es difícil imaginar a John, la mirada melancólica hacia la luna, recordando aquello que cantó el poeta José Ángel Buesa:

*Esta noche pasaste por mi camino
y me tembló en el alma no sé qué afán,
pero yo estoy consciente de mi destino
que es mirarte de lejos y nada más.*

Ahora bien: la fiesta covid, si nos permiten robarnos la etiqueta, tuvo otros invitados, del gabinete y de otras áreas del gobierno. Este virus cruel y pegajoso atacó al secretario de Hacienda, Arturo Herrera; al titular del IMSS, Zoé Robledo (al que debemos y agradecemos información fidedigna sobre el hombre lobo de Chiapas, su tierra); a Ricardo Sheffield, jefazo de la Procuraduría Federal del Consumidor; a Ricardo Peralta, subsecretario de Gobernación; a Juan Ramón de la Fuente, embajador ante Naciones Unidas, y a tres gobernadores, sin distingos partidistas: Omar Fayad, priista, de Hidalgo; Adán Augusto López, morenista, de Tabasco, y Francisco Domínguez, panista, de Querétaro. Súmenle a la Nestora Salgado, senadora, que fue hospitalizada en un estado bastante grave, aunque libró la intubación, y al secretario de Marina, José Rafael Ojeda.

Varias de esas personas estuvieron en contacto con el presidente, que sin embargo, según las pruebas que le practicaron cuando su visita a Donald Trump y las que, asegura, le practican semanalmente, no ha sido tocado por la pandemia. Es normal. Nuestro líder, según le dijo una periodista en Palacio Nacional y como resulta evidente, tiene la condición física de un atleta keniano.

NOCHE DE GRADUACIÓN

ALEJANDRO ROSAS

SI TE TOCÓ UNA GRADUACIÓN DONDE INVITABAN A LOS PAPÁS A PASAR A BAILAR A LA PISTA CON ALGUNA CANCIÓN DE ROBERTO CARLOS, ¡CUIDADO!, ERES POBLACIÓN DE RIESGO.

Salvo para los graduados, no hay nada peor que una graduación. Bueno, sí hay algo peor, la entrega de calificaciones y reconocimientos de fin de cursos que, si coinciden con el final de una etapa —secundaria o preparatoria, por ejemplo—, pueden tornarse apocalípticas.

Horas y horas escuchando nombres y apellidos de estudiantes que tampoco se ven muy emocionados y luego una interminable lista de razones para entregar reconocimientos: al mejor promedio, al más comprometido, al que nunca se enfermó, al que llevaba los zapatos boleados, al que lleva toda su vida en la misma institución —quizá hasta sus padres lo concibieron ahí—, al más puntual, al más risueño, al esfuerzo personal y así sucesivamente.

Luego viene la graduación. En mis tiempos te graduabas desde que salías de la secundaria, luego de la preparatoria y finalmente de la universidad, pero en pleno siglo XXI les ha dado por organizar graduaciones desde que el bebé pasa de Maternal a Palitos 1 con toga, birrete y toda la cosa.

La pandemia que trastocó la vida cotidiana del mundo entero en 2020 desde luego alcanzó a muchos estudiantes que

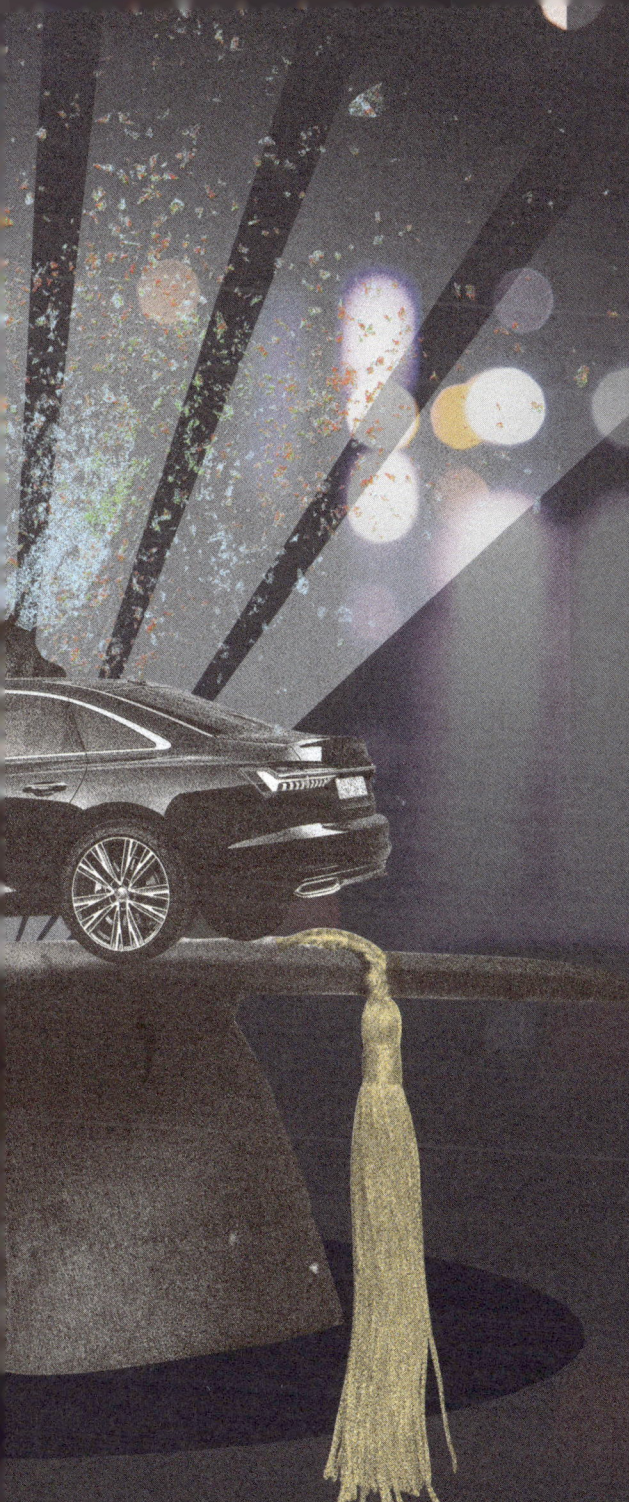

terminaron sus ciclos escolares y de pronto se quedaron sin último día de clases con lágrimas, abrazos y mariachi; sin ceremonia de premiación; sin foto de generación; sin graduación y sin viaje de graduados.

Pero, como siempre hay madres metiches que quieren estar en la procesión y repicando las campanas, y no era justo que sus tesoritos se quedaran sin su fiesta, sobre todo los más pequeños, se organizaron con las autoridades escolares para llevar a cabo todo el ritual. Entonces, vimos pasar por las redes sociales cualquier cantidad de graduaciones, desde las que se realizaron vía Zoom (para conocer a detalle las calamidades de las videollamadas, ir a la página 164) y en las que increíblemente padres e hijos se pusieron sus mejores galas —aunque bien podían haber estado en calzones— hasta el desfile de autos en distintas ciudades del país, en el que los estudiantes llegaban hasta las puertas de su colegio y ahí los directivos saludaban a los graduados de lejitos, al más puro estilo de Miss Universo, alzando el brazo y agitando la mano al ritmo de «corto, corto, largo».

También se puso de moda algo así como el auto-mac escolar, pero en vez de recoger una hamburguesa con papas, el estudiante se acercaba en el automóvil hasta donde estaba el maestro titular y ahí recogía su certificado, diploma o los documentos pertinentes, mientras se escuchaba un mariachi contratado por la escuela para despedir a los graduados.

En todo el mundo ocurrió lo mismo. Algunas iniciativas fueron muy ñoñas, como la que lanzó Raynee Leslie Branch en Bonney Lake, Washington, llamada «Proyecto Nacional Adopta un Graduado de 2020», que consistió en crear una página en Facebook para que la gente le demostrara su afecto a los graduados de secundaria que estaban muy tristes por no haberse graduado.

Los padres de los estudiantes subían las fotos de sus hijos con todo y biografía y logros alcanzados en el campo de la excelencia; la gente que entraba a la página podía «adoptar» a alguno de los estudiantes y, para reconocer su esfuerzo por haber terminado la secundaria, le enviaba algún regalo. Nueve mil estudiantes fueron registrados en la página, pero se desconoce si todos fueron adoptados o, como siempre, al final hubo *bullying* contra los más nerds.

Hubo algunos casos, como el de Gabrielle Pierce, que terminó sus estudios universitarios en Louisiana, pero se deprimió cuando recibió un correo electrónico de la universidad en el que le informaron que su ceremonia de graduación estaba cancelada. Entonces su papá, Torrence Burson, le preparó una sorpresa: mandó construir un escenario, con su podio y toda la cosa, en el jardín delantero de su hogar en Tennessee y así le dio a su hija su propia ceremonia de graduación. Y para que realmente se sintiera en ambiente, cuando Gabrielle pasó al estrado a recoger su diploma, se escuchó la marcha de graduación por excelencia: «Pompa y circunstancia», de sir Edward Elgar.

Aquí en México, a las generaciones que debían graduarse en 2020 ya no les tocó el clásico «Ahora invitamos a los papás de los graduados a que pasen a la pista» y entonces se escuchaban los compases o de «New York, New York» en la aguardientosa voz del solista de Los Implacables —el grupo musical que contrataron los graduados con lo poco que pudieron reunir vendiendo pasteles— o bien «Yo soy de esos amantes a la antigua», canción que hizo famosa Roberto Carlos en tiempos antediluvianos y que hacía bailar hasta a los abuelitos de los graduados.

No podía faltar en algún momento de la noche la libre interpretación de «A mi manera», que provocaba más de un ojito Remi. Qué tiempos aquellos. Seguramente hoy ya no hubiera sido un grupo musical en vivo sino un DJ, y seguramente los graduados hubieran iniciado el bailongo con algún reguetón de Maluma bebé.

EL PARARRAYOS

IBA PARA FIGURA DE LA TELEVISIÓN, PERO SE LE CHINGÓ LA RODILLA. CON USTEDES, HUGO LÓPEZ-GATELL.

JULIO PATÁN

En los arranques de junio, el doctor Hugo López-Gatell, subsecretario de Salud comisionado por el presidente para frenar la pandemia, tocaba el cielo con los dedos. Según el columnista Alex Kaffie, el zar de la epidemiología, o más propiamente su personaje, encarnado en algún actor plausiblemente taquillero, estaba a punto de protagonizar un episodio de *La Rosa de Guadalupe*, es decir, la telenovela más vista de Televisa. ¿Sería cierto? No lo sabemos. Poco importa.

A esas alturas, además de su presunta transformación en ídolo de culebrones y de sus comparecencias diarias en la tele para informar de la pandemia, lo habíamos visto recitar poesía de Miguel Hernández, invitado por el Fondo de Cultura Económica, con no mucha fluidez que digamos; conversando con niños que le hacían preguntas —hay que decir que claramente sembradas—, y la cereza del pastel: la revista *Quién*. Fue un pequeño escándalo, porque junto a su rostro, protagonista de la portada, se leía: «El *rockstar* inesperado de la 4T», un encabezado tal vez no muy adecuado en plena pandemia. Así que el titular cambió, ciertamente por uno más sobrio, más *ad hoc* y, como veremos enseguida, no con mucha posteridad: «El inesperado hombre del momento». Como sea, estaba en la cumbre, porque además era un fenómeno en redes: 1.3 millones de seguidores en Twitter, por ejemplo. Pero luego de ese auge, ese hablar para miles de lectores de rock, de medicina, de amor y de por qué no hay que tomar chescos, el doctor tuvo su caída.

Vaya caída. Primero fueron los pronósticos de «picos de la pandemia», una sucesión interminable: cada comparecencia, o poco menos, anunciaba uno nuevo. De ahí las bromas tuiteras: «Hoy hemos alcanzado el pico de la pandemia. No importa cuándo leas esto» o «Vive cada pico de la pandemia como si fuera el último». Luego, la irritabilidad: comentarios sarcásticos contra los secretarios de Salud de otras administraciones que criticaban sus estrategias, contra la prensa crítica y, por fin, contra la prensa crítica extranjera, el *New York Times*, por ejemplo, a la que acusaba de conspirar. Finalmente, su entregarse plena, abiertamente, a la política: puyazos a los medios por cuestionar a la secretaria Irma Eréndira Sandoval, a la que el gobierno del DF había regalado ilegalmente un terreno, o contra los empresarios, a los que culpaba de vender productos chatarra y empeorar la salud del pueblo bueno, sin mencionar a los gobernadores que habían decidido irse por la libre, en algunos casos con buenos resultados. En octubre, México tenía ya más de 830 mil contagios, según unas cifras oficiales muy, pero muy dudosas, porque el número de pruebas practicadas en nuestro país es reducidísimo, y más de 85 mil muertes, lo que nos ponía en un nada digno noveno sitio, en el mismo *top ten* de los Estados Unidos de Trump y el Brasil de Bolsonaro.

Las redes, siempre crueles, pasaron de hablar del *rockstar* a usar apelativos como el «doctor Muerte». Pronto, a sus críticos se sumaron varios gobernadores, ya abiertamente, a veces incluso gobernadores del morenismo. Su popularidad se iba a pique según todas las encuestas, su credibilidad estaba mermadísima y la senadora Lilly Téllez, que había abandonado las filas de la 4T para unirse al Partido Acción Nacional, anunció que, junto con otros legisladores, pretendía denunciar a López-Gatell por «negligencia criminal».

Entonces, los columnistas empezaron a hacerse preguntas: ¿por qué mantener al frente a un personaje tan cuestionado? Tal vez porque el responsable último era el jefe de *Mister Quién*: el presidente. O sea, porque el descrédito tenía que frenarse antes de llegar (bueno, seguir llegando) a Palacio Nacional.

O sea, porque el *rockstar* inesperado se convirtió en un predecible pararrayos.

VIEJOS LOS

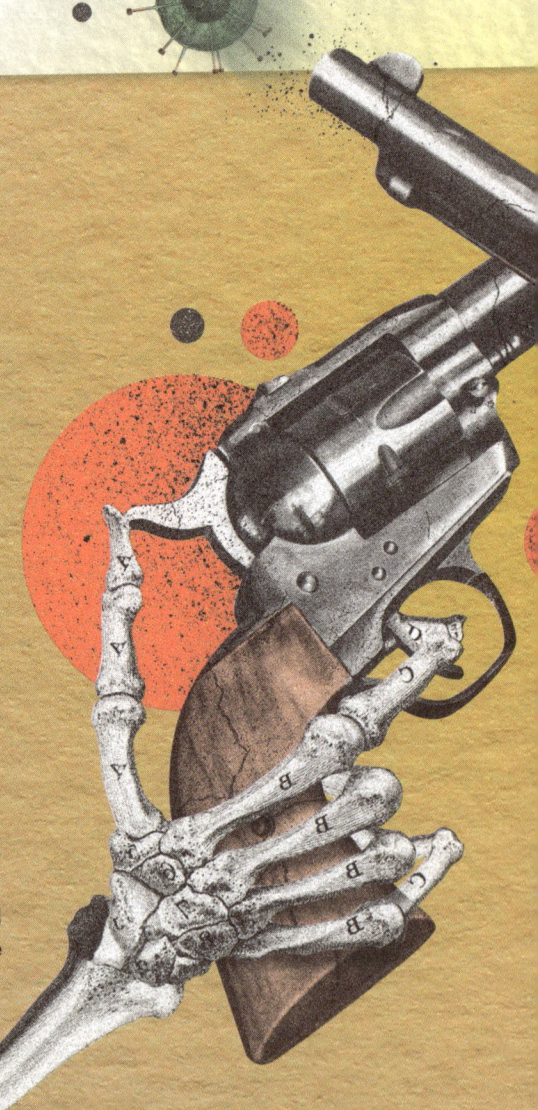

Érase una vez un hombre con tan mala suerte que decidió suicidarse: se arrojó al vacío, pero estaba lleno (este texto no tiene risas grabadas). Y es que la buena y la mala suerte también pasaron lista ante el coronavirus. No siempre se trató del estado de salud, la condición física, la presencia o no de enfermedades crónicas de la gente que contrajo la enfermedad, también se trató del azar.

A finales de abril de 2020 corrió como reguero de pólvora —se viralizó, pues— el video de un hombre que derrotó al covid-19 luego de haber estado grave durante varias semanas. Al fin salió del hospital, sus familiares fueron por él a la clínica y lo llevaron a casa, en donde lo esperaba una gran bienvenida.

Bajo la peregrina ocurrencia de que «echar bala» es magnífica idea para celebrar toda ocasión, al verlo regresar a casa, sus amigos sacaron sus armas —ahora resulta que todo mundo tiene un arma, por lo menos para echar bala— y dispararon al cielo para mostrar su alegría. Corte a: al recién llegado le pegó una bala perdida en la cabeza y la muerte rio a carcajadas.

Otra. Naciste en 1919, derrotaste a la pandemia de influenza española que dejó alrededor de 50 millones de muertos en el mundo y 675 mil en Estados Unidos, sobreviviste a la gran depresión de 1929, te enrolaste en el ejército estadounidense para combatir en la Segunda Guerra Mundial, fuiste copiloto en un bombardero, llegaste a los 100 años de edad en 2019 y, bajo la máxima que se hizo una impronta de «sorpréndeme 2020», te da coronavirus y te mueres.

Esa es la historia de Phillip Kahn, un veterano de guerra del condado de Nassau, en Nueva York, quien al enterarse de la llegada del coronavirus a Estados Unidos, le insistió a su nieto Warren Zysman

CERROS

COMO CUANDO ERES POBLACIÓN DE RIESGO, PERO EN TU VIDA ENFRENTASTE OTROS MOMENTOS QUE HARÍAN PALIDECER AL CORONAVIRUS.

ALEJANDRO ROSAS

que la historia se repetía cada 100 años y durante sus últimos días recordó a su hermano gemelo quien —¡oh!, la suerte— había fallecido un siglo atrás durante la pandemia de influenza española.

Pero el caso de Phillip Kahn no fue el único. La manera tan estúpida en que el presidente Donald Trump le hizo frente a la pandemia —o mejor dicho por haberla minimizado— permitió que el coronavirus atacara Estados Unidos como los japoneses atacaron Pearl Harbor en 1941 y, a 75 años del fin de la Segunda Guerra Mundial, a mediados de junio, los estadounidenses alcanzaron el mismo número de muertos que les dejó la Primera Guerra Mundial: 116 mil, incluyendo 89 veteranos que lograron sobrevivir a la Segunda Guerra Mundial, pero se contagiaron en el Hogar de Retiro de Holyoke, en Massachusetts.

«Las personas de la tercera edad son población de riesgo», fue una de las advertencias que más escuchamos desde el inicio de la pandemia y sin duda lo eran; sin embargo, la caprichosa suerte también llegó a burlarse de la muerte y, si bien muchos veteranos de guerra no salieron vivos de su última batalla frente al covid, hubo otros que la libraron a pesar de que ya no se cocían al primer hervor: con 99, 101 o incluso 104 años de edad ¿era posible sobrevivir?

Nadie hubiera dado un peso por Ermando Piveta, pero no en 2020, sino desde 1944, cuando fue uno de los 25 mil hombres que conformaron la Fuerza Expedicionaria Brasileña, enviada a Italia para pelear con los aliados en la Segunda Guerra Mundial. Su aventura había comenzado en 1942: como miembro del cuarto regimiento de Artillería Montada de Brasil viajó a Dakar, Senegal, para su adiestramiento militar. Una vez en Italia participó en distintas acciones bélicas y logró regresar con bien a su hogar.

Sin embargo, a sus 99 años, durante el mes de abril enfrentó el embate del coronavirus, al que finalmente pudo derrotar luego de estar hospitalizado ocho días.

Los médicos lo dieron de alta, curiosamente, el mismo día en que se conmemoraron los 75 años de la toma de Montese en la que participó Piveta. El militar brasileño salió de la clínica en silla de ruedas, usando su gorro verde oliva, mientras se escuchaba el saludo de trompeta y él levantaba los brazos en señal de victoria.

Hubiera sido irónico que Míster P., otro anciano de 101 años, hubiera fallecido por coronavirus luego de haber sobrevivido a una de las peores experiencias humanas en el siglo XX: los campos de concentración nazis. Aunque Italia fue aliada de Alemania, muchos judíos italianos fueron perseguidos por su propio gobierno y terminaron sus días en cámaras de gas.

Míster P. fue una de las víctimas del fascismo por su origen judío. Fue trasladado a un campo de concentración del que logró salir con vida. Si no lo derrotaron las terribles condiciones en las que vivió el holocausto, difícilmente un virus lo haría. Y dicho y hecho: cayó enfermo en los primeros días de la pandemia en Italia, pero logró dejar atrás al covid, de la misma forma como lo hizo con la epidemia de influenza española de 1918, la Segunda Guerra Mundial y el genocidio que costó seis millones de vidas. Con toda la suerte del mundo jugando a su favor, le demostró al mundo que «viejos los cerros» y siguió en pie de guerra.

EL PEZ por sus dos bocas MUERE

SI LA REALIDAD NO SE AJUSTA A LAS EXPECTATIVAS DE NUESTRO AMADO LÍDER, PEOR PARA LA REALIDAD.

ALEJANDRO ROSAS

«Don Porfirio, estalló la revolución en Chihuahua», le dijeron al dictador. «No pasa nada, todo está bien», respondió. Seis meses después había sido derrocado. «Don Francisco, Huerta lo va a traicionar», le dijeron a Madero. «No pasa nada, el pueblo me sostiene», respondió el presidente. Semanas más tarde fue asesinado. «Don José, se nos viene la crisis económica», le dijeron a López Portillo. «No pasa nada, defenderé el peso como perro», respondió. Y meses después el futuro de México se puso tan negro como el petróleo.

La pandemia de coronavirus le permitió al presidente López Obrador superar con creces a sus antecesores en el arte de negar la realidad. El "no pasa nada", "no está sucediendo", "yo tengo otros datos" han sido sus mantras y la negación, su impronta para gobernar. Ni siquiera los datos oficiales, los que salieron de las propias instituciones de su gobierno, lo convencieron de que el covid había llegado a México para quedarse.

"Tenemos los médicos, los especialistas, los hospitales, la capacidad para hacerle frente a este caso del coronavirus", lo dijo el 28 de febrero y el gobierno no tuvo empacho en vender a China todos los cubrebocas habidos y por haber en México.

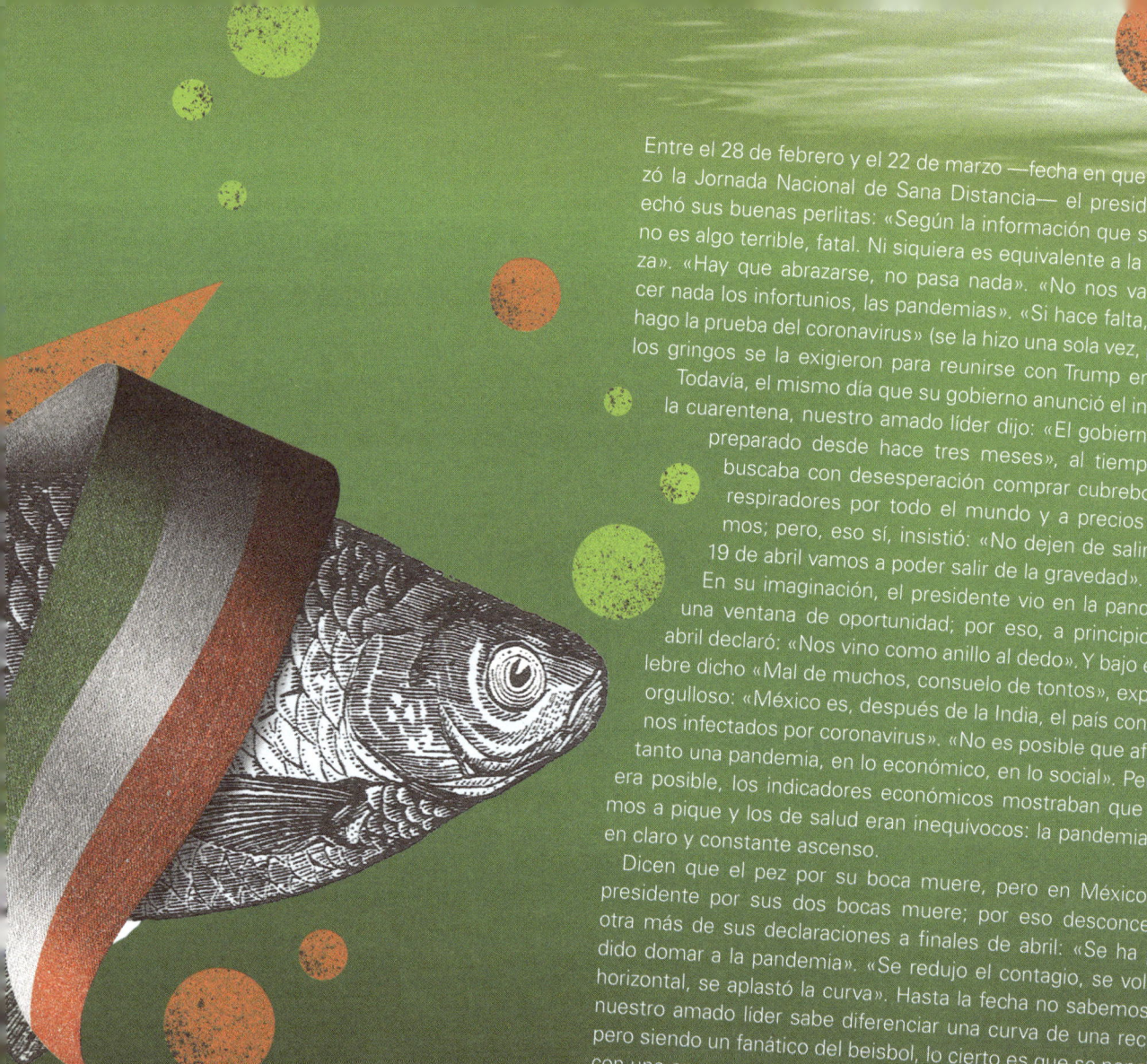

Entre el 28 de febrero y el 22 de marzo —fecha en que comenzó la Jornada Nacional de Sana Distancia— el presidente se echó sus buenas perlitas: «Según la información que se tiene, no es algo terrible, fatal. Ni siquiera es equivalente a la influenza». «Hay que abrazarse, no pasa nada». «No nos van a hacer nada los infortunios, las pandemias». «Si hace falta, yo me hago la prueba del coronavirus» (se la hizo una sola vez, porque los gringos se la exigieron para reunirse con Trump en julio). Todavía, el mismo día que su gobierno anunció el inicio de la cuarentena, nuestro amado líder dijo: «El gobierno está preparado desde hace tres meses», al tiempo que buscaba con desesperación comprar cubrebocas y respiradores por todo el mundo y a precios altísimos; pero, eso sí, insistió: «No dejen de salir…, el 19 de abril vamos a poder salir de la gravedad».

En su imaginación, el presidente vio en la pandemia una ventana de oportunidad; por eso, a principios de abril declaró: «Nos vino como anillo al dedo». Y bajo el célebre dicho «Mal de muchos, consuelo de tontos», expresó orgulloso: «México es, después de la India, el país con menos infectados por coronavirus». «No es posible que afecte tanto una pandemia, en lo económico, en lo social». Pero sí era posible, los indicadores económicos mostraban que íbamos a pique y los de salud eran inequívocos: la pandemia iba en claro y constante ascenso.

Dicen que el pez por su boca muere, pero en México, el presidente por sus dos bocas muere; por eso desconcertó otra más de sus declaraciones a finales de abril: «Se ha podido domar a la pandemia». «Se redujo el contagio, se volvió horizontal, se aplastó la curva». Hasta la fecha no sabemos si nuestro amado líder sabe diferenciar una curva de una recta, pero siendo un fanático del beisbol, lo cierto es que se ponchó con una enorme curva de contagios.

Con las cifras de nuevos casos y fallecimientos multiplicándose día con día, el presidente encontró un remedio perfecto para combatir la pandemia a principios de junio: «No mentir, no robar, no traicionar; eso sirve mucho para que no dé el coronavirus».

Y hacia mediados del mes insistió: «No es echar al vuelo las campanas, no es cantar victoria, pero considero que ya pasó lo más difícil, lo más riesgoso». «Ya sabemos cómo nos debemos cuidar, ahora vamos a poder salir a la calle y vamos a realizar nuestras actividades como siempre y vamos a sentirnos seguros». Sí, con 150 mil casos confirmados y 17 500 fallecidos a mediados de junio.

Después de su visita a Estados Unidos, donde sí usó cubrebocas, más por obligación que por devoción, regresó a México a lanzarse contra él. «Si se considerara que con esto se ayuda (ponerse cubrebocas), entonces lo haría, pero no es un asunto que esté científicamente demostrado» —aunque la OMS había afirmado que su uso disminuía de manera importante la posibilidad de contagio— y, harto del tema, el 31 de julio agregó: «Me pondré un tapaboca cuando ya no haya corrupción».

«En el concierto de las naciones afectadas en la pandemia nosotros no hemos sido tan golpeados», dijo nuestro amado líder con 51 mil fallecidos y 469 mil casos confirmados. Pero no tenía dudas de que el gobierno había hecho bien, pues a pesar de tanto muerto «se aplanó la curva, sí nos llevó más tiempo, pero no se saturaron los hospitales». Punto para los hospitales.

A mediados de agosto el presidente seguía en modo negación y una actitud superpositiva que ya la hubieran querido los mejores *coaches* y autores de libros de superación personal: «No nos ha ido tan mal y lo que más contento me tiene es que ya empezamos a recuperar los empleos formales perdidos». Se habían recuperado 52 mil tras perderse un millón en cinco meses de pandemia.

Desde el 31 de julio México se convirtió en el tercer país en el mundo con más muertes por covid en números absolutos. Pero al presidente le quedaron guangos los números absolutos e insistió en que así no se valía, que debían contarse los muertos por millón de habitantes y vio en ese tercer lugar a la mafia del poder detrás de un gran complot para desprestigiar a su gobierno.

En este sentido, el 18 de agosto nuestro amado líder declaró: «Ofrezco disculpas por las comparaciones, pero si se compara a México, vamos a decir, con España —y ofrezco disculpa a los españoles y al gobierno español—, las dos crisis, la sanitaria y la económica, nos ha ido mejor a nosotros». En España se rieron a carcajadas.

«Si la realidad no se ajusta a mis expectativas, peor para la realidad», seguramente pensó nuestro amado líder y siguió diciendo que la pandemia estaba controlada y que ya se veía la luz al final del túnel y que íbamos retebién, cuando los organismos internacionales más serios anunciaron que para diciembre México tendría más de 100 mil fallecimientos. Pero el presidente tenía otros datos.

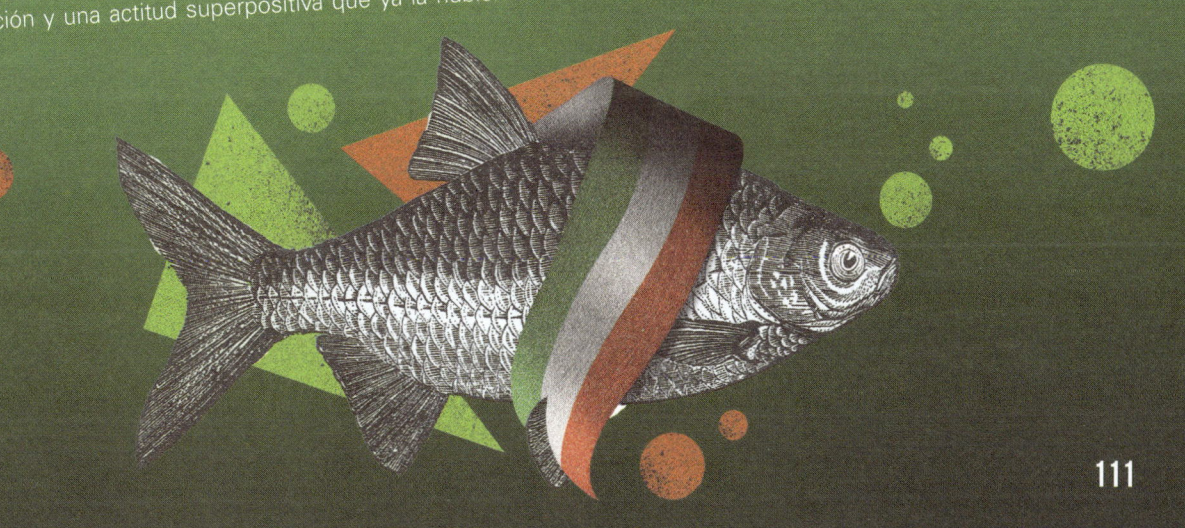

LA SANTA MUERTE VS.

COMO CUANDO LE REZAS A LA SANTA MUERTE EN PLENA PANDEMIA PARA QUE NO TE LLEVE LA SANTA MUERTE.

ALEJANDRO ROSAS

No llevaba cubrebocas, ni gel antibacterial, ni guardó la sana distancia, pero en todo caso contagiarse de coronavirus era lo de menos. Por lo menos debió presentarse con chaleco antibalas y mínimo un AK-47 y una bazuca, de otro modo era impensable que saliera vivo del barrio bravo de Tepito y más porque se le ocurrió ir a predicar en contra de la santa más venerada por los tepiteños: la Santa Muerte.

Cuando vi en las noticias a este gringo loco caminando por una de las colonias más peligrosas de la Ciudad de México —con pandemia o sin ella—, con su micrófono de diadema y un pequeño altavoz repitiendo por las calles: «No necesitan a la Santa Muerte», pensé de inmediato en el inicio de la cinta *Duro de matar 3* (1995), cuando el detective John McClane se mete en el barrio de Harlem con un letrero que decía: «Odio a los negros».

A McClane lo salvó la oportuna pero malencarada aparición de Zeus, interpretado por Samuel L. Jackson, pero en la vida real no hay salvaciones milagrosas y menos en Tepito, así que el gringo de esta historia parecía haber comprado su boleto para conocer en persona a la Muerte, fuera santa o no.

No deja de ser contradictorio que durante la pandemia los devotos de la «niña blanca», como cariñosamente le llaman a la Muerte, le pidieran su poderosa intercesión exactamente para no estar con ella y, a principios del mes de junio, cuando el gobierno anunció el fin de la Jornada Nacional de Sana Distancia, miles de fieles sin cubrebocas ni sana distancia ni nada participaron en la peregrinación al santuario de la Santa Muerte que se encuentra en Tepito e hicieron una larga fila para presentarle sus respetos y dejar algunas ofrendas en su altar, como mariguana, bebidas alcohólicas, dulces, cigarros, flores y veladoras.

Así fue como celebraron el inicio de la llamada nueva normalidad, aunque lo cierto es que el altar a la Santa Muerte permaneció abierto todos los días, las 24 horas, bajo el cuidado de Enriqueta Romero, la famosa «Doña Queta», guardiana de la imagen, quien levantó el altar hace 19 años y que decidió mantenerlo así durante toda la pandemia debido a que «la necesidad es más grande» y no tenía otra forma de mantenerse.

la Antorcha de Cristo

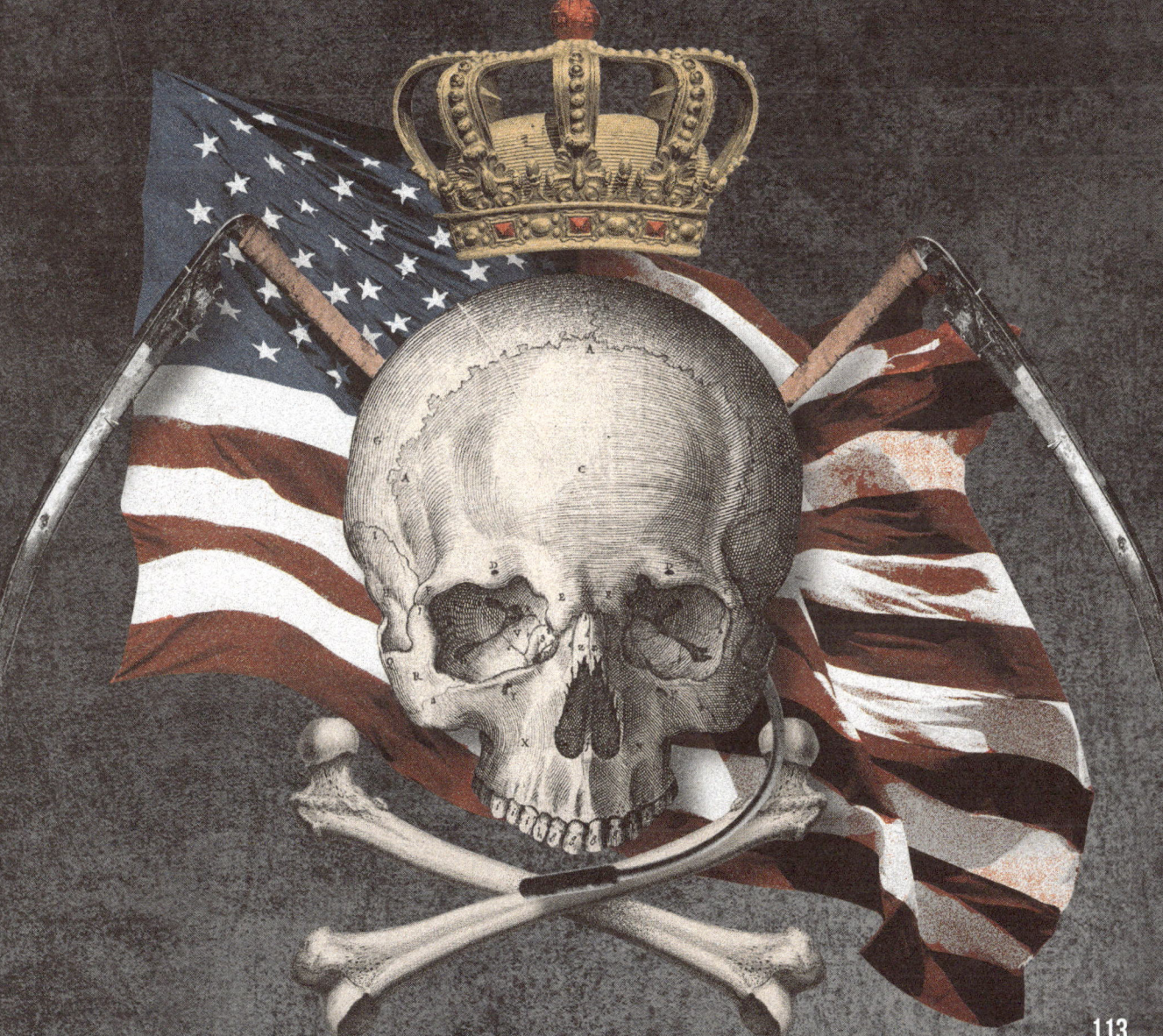

El culto a la Santa Muerte surgió en la época colonial, pero nada tiene que ver con lo que es ahora. En su origen estaba asociado a la idea de la «buena muerte» o el «bien morir»; es decir, con ayudar a la gente a dejar este mundo en santa paz y con todas las de la fe. Pero al pueblo se le ocurrió que era buena idea venerar la imagen esquelética de la muerte y la Iglesia puso el grito en el cielo, porque si Cristo había vencido a la muerte, era absurdo venerarla.

Además, no tardaron en aparecer todo tipo de ritos paganos que la Inquisición vio como cosas poco menos que del diablo, así que en 1797 prohibió el culto e incluso arrasó con la primera capilla dedicada a la Santa Muerte que habían levantado en el pueblo de San Luis de la Paz.

Seguramente en los siglos venideros no poca gente le siguió pidiendo sus milagritos a la Santa Muerte, claro, a escondidas, pero fue hasta pleno siglo XX, entre 1950 y 1960, cuando circularon las primeras estampas con rezo incluido.

Sin embargo, su culto cobró fuerza a partir de la década de 1990 gracias a la nada envidiable publicidad que le hizo el secuestrador Daniel Arizmendi, mejor conocido como el Mochaorejas, quien al ser capturado por la policía declaró ser devoto de la Santa Muerte y afirmó que le había permitido salir con bien en muchas ocasiones antes de su aprehensión definitiva.

Y así como los narcos encontraron en Jesús Malverde a su santo patrono, los delincuentes de pronto se sintieron cómodos con la Santa Muerte y mucho más los sicarios, que no querían ayudar a bien morir, sino que se hicieron especialistas en bien matar.

Durante la pandemia la gente se la jugó con la Santa Muerte; por eso, el 27 de agosto, cuando vieron caminar al gringo por las calles de Tepito, acompañado de otro loco, su traductor, y pregonando que «la única manera de alcanzar la vida eterna es a través de Jesucristo..., ustedes no necesitan a la Santa Muerte», estallaron en cólera.

El gringo quería la muerte asistida, no solo porque la secta a la que pertenecía parecía el título de una mala película: «El ministerio de la Antorcha de Cristo», sino porque, según dijo, su misión incluía visitar lugares en donde el «mal se cultiva», y qué mejor sitio que Tepito, según sus palabras: «Arrepiéntanse de sus pecados, Tepito».

Los tepiteños comenzaron a rodearlo, se acercaban a insultarlo, a increparlo; algunas personas le pidieron amablemente que se fuera y respetara sus creencias, y otros fueron un poco más firmes: «Lárgate o les vamos a volar su puta madre». Al final, la antorcha de Cristo se apagó, el gringo y su traductor salieron por patas de Tepito, y la Santa Muerte solo sonrió, pues sabía que tarde o temprano el gringo terminaría probando el frío beso de su dentadura.

NI MUERTO, ni de parranda

DESAPARECIÓ, LO ENCONTRARON MUERTO, LO SEPULTARON, LO LLORARON. VOLVIÓ QUINCE DÍAS DESPUÉS.

JULIO PATÁN

La noticia nos llegó a pocos días de que se confirmara el primer caso de covid en México, el 27 de febrero. El 15 de enero, Felícitas Carvajal y su familia recibieron una visita terrible. La Fiscalía Regional Oriente de Morelos la encontró por fin en su casa y le dio la noticia: su hijo, cuya desaparición había reportado a las instituciones pertinentes, estaba muerto. En efecto, su cuerpo estaba en el Servicio Médico Forense de Cuautla. Había que confirmar su identidad, por «protocolo».

Algo que nos enseña la vida en México es que, si en algún momento de veras tienes que preocuparte, es cuando un servidor público habla de protocolos.

Jonathan, el hijo desaparecido, no andaba corto de señas reconocibles: le faltaban, según su madre, los dos dientes delanteros, y tenía un tatuaje en el brazo izquierdo y sendas cicatrices en el estómago, por una intervención en el hígado, y en el glúteo izquierdo. No era fácil, pues, que la policía se confundiera. A la identificación del cuerpo no fue doña Felícitas, sino un hermano y un medio hermano de Jonathan. A partir de aquí, todo son confusiones y versiones encontradas.

La familia recibió el cuerpo, tramitó el acta de defunción, sepultó a Jonathan y enfrentó el luto con toda la entereza posible. Y entonces ocurrió el, digamos, milagro. Felícitas recibió una llamada en la que reconoció, suponemos que de inmediato, la voz del difunto. Jonathan no estaba ni muerto ni de parranda: se había recluido en una clínica de AA para tratarse el alcoholismo.

Los hermanos aseguran que no les dejaron ver el cuerpo completo, y hay indicios de que la Fiscalía no se tomó la molestia de hacer una prueba de ADN al cadáver. La Fiscalía, claro, lo niega: siguió el protocolo. Como sea, Felícitas y los suyos tuvieron que desandar el camino, suponemos que no sin complicaciones: exhumar el cuerpo que lloraron, cancelar el acta de defunción y, claro, disfrutar de nuevo la compañía de Jonathan, repuesto y desintoxicado.

Vuelto a nacer, pues.

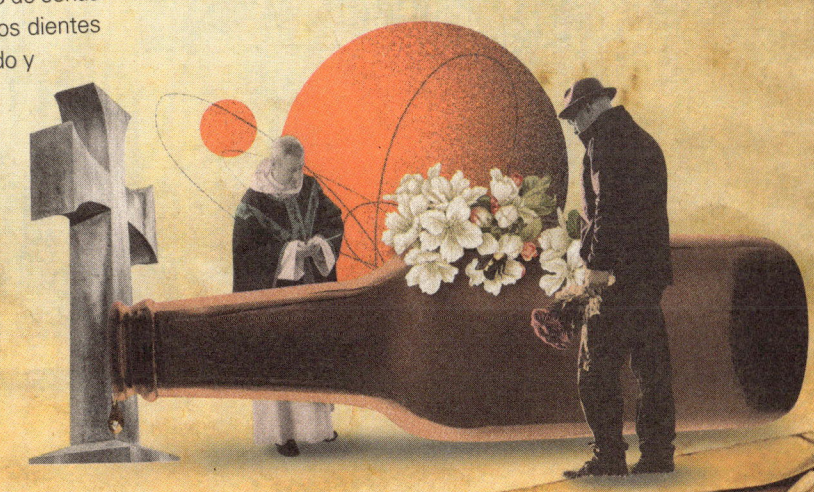

Susana Babich

¿ES UN AVE, ES UN AVIÓN? NOOOO, ES SUSANA DISTANCIA.

ALEJANDRO ROSAS

Si el gobierno de la 4T le cambió el nombre al Servicio de Administración y Enajenación de Bienes para llamarle Instituto para Devolver al Pueblo lo Robado, ¿por qué habría de sorprender la súbita aparición de un personaje de cómic para luchar contra la pandemia: Susana Distancia?

Cuando conocí a Susana Distancia recordé una campaña de finales de los años setenta que aún me causa sentimientos encontrados: «Ponga la basura en su lugar», con todo y esa pegajosa tonadita que me hace cantar la frase en lugar de leerla —si te pasó lo mismo, bienvenido, eres población de riesgo—. Y aún me provoca sentimientos encontrados, porque ¿qué tipo de sociedad es la mexicana que nos tenían —y tienen— que revelar uno de los grandes secretos de la humanidad: la basura hay que tirarla en el bote de basura?

Lo cierto es que Susana Distancia apareció hacia el 23 de marzo cuando el gobierno, a través del afamado subse López-Gatell, anunció el inicio de la Jornada Nacional de Sana Distancia, porque en la 4T se dieron cuenta de que el futuro inmediato se pondría sombrío con el coronavirus que ya estaba en México.

Hasta antes de que apareciera la notable heroína, cada región del país estaba tratando de crear sus propias unidades de medición para garantizar el distanciamiento social. Por ejemplo, en Tamaulipas el metro y medio que debía separar a una persona de otra equivalía a dos cuernos de chivo colocados de manera horizontal; en Nuevo León, cuatro primas juntas sumaban el metro y medio, y en la Ciudad de México, 10 tortas de tamal colocadas consecutivamente daban la medida exacta.

La llegada de Susana Distancia unificó los criterios, ya que con solo extender los brazos a los lados de su cuerpo creaba un campo de fuerza que no podía traspasar nadie, así era posible calcular la sana distancia en todo momento.

Según un trascendido que llegó a mi domicilio de forma anónima —sí, como el superplán, conocido como el BOA, para quitarle a la 4T el poder—, Susana Distancia nació en una reunión del más alto nivel de la política nacional. Los funcionarios presentes llevaban horas pensando, reflexionando, analizando y discutiendo la mejor manera de concientizar al pueblo acerca de la necesidad del distanciamiento social.

«Sana distancia, sana distancia», repetían incesantemente, al tiempo que pensaban «¿qué podemos hacer para que la gente guarde su sana distancia?». Y así, de pronto, uno de los presentes gritó: «¡Ahí está, ya lo tienes: su sana distancia, démosle vida a un personaje que se llame Susana Distancia!». Cierto, Susana no llegó de Kriptón, pero nació en los pasillos de la Secretaría de Salud y debutó como las grandes en Palacio Nacional, ni siquiera Chanoc, el Santo o el Chapulín Colorado lograron semejante hazaña.

La superheroína, delgada, de larga cabellera castaña, muy sonriente, con su uniforme rosa con vivos en azul y amarillo, su diadema y un escudo en los que aparecen las siglas SD, provocó todo tipo de reacciones.

Algunas feministas acusaron al gobierno de cosificar a la mujer porque Susana Distancia usaba minifalda o un short muy pequeño; las redes sociales se llenaron de memes con espectaculares e ingeniosos juegos de palabras, sí, de la misma forma como había nacido Susana: «Le pusieron Susana Distancia porque Suputa Imprudencia no sonaba muy *marketero*», o bien «Háganle caso a Susano Juicio y tomen a Susana Distancia antes de que se los lleve Susingadamadre». Pero quien se llevó las palmas fue la presidenta municipal de Metepec, en el Estado de México, quien se disfrazó de Susana Distancia, literalmente región 4T, e hizo su propio video que circula en YouTube.

A pesar de todo, nuestra nueva heroína se ganó el corazón de los mexicanos y su cuenta en Twitter rebasó los 60 mil seguidores. A los pocos días, curiosamente, apareció también su parentela, que también buscaba colgarse de su fama:

Ivana Empeorar
Zoila Enferma
Elmo Ribundo
Aquiles Contagio
Johnny Respiro
Eloy Occiso
Yanos Chingamos

Y, desde luego, su hermana gemela: Susana Babich.

LOS INCORRUPTIBLES

TE INVENTAS UN MEDIO DE COMUNICACIÓN CON UN NOMBRE MAMALÓN, TE PRESENTAS EN LA MAÑANERA, LE BESAS LOS PIES AL PRESIDENTE Y ¡YA LA HICISTE!

ALEJANDRO ROSAS

Son la versión 4T del chayote, «chayote *reloaded*». Se hacen llamar «los incorruptibles», como debe ser, pues chayotero que se respete debe enarbolarse como incorruptible. Es un grupo de seudorreporteros, seudobloggeros, seudotodo, que gozan de la gracia del vocero de la presidencia, Jesús Ramírez Cuevas, quien les aparta los mejores lugares en las mañaneras de nuestro amado líder para que pregunten cualquier tontería o hagan la típica «yo más que una pregunta tengo un comentario».

¿Cuál es su misión? Alabar al soberano, nuestro amado líder, aplaudirle, felicitarlo por su gran obra transformadora, echarle sus flores y piropos, e incluso defenderlo frente a la manifiesta ruindad de los periodistas profesionales que también en las mañaneras se atreven a preguntar sobre temas verdaderamente urgentes para el país, como la pandemia, la crisis económica o la inseguridad creciente.

«Sandy» le llaman a Sandra Aguilera y la apodan la Keniana por su grandiosa ocurrencia. Su superpoder es tratar de convencer a los mexicanos de que el presidente goza de cabal salud: «Sabemos que está muy bien», le dijo en una mañanera, «yo creo que todos queremos saber qué hace, si usted utiliza algún método alternativo, si utiliza cámaras hiperbáricas; tiene mucha energía; de verdad, usted es como un corredor keniano».

A Paul Velázquez lo llaman el Pirata; dicen que perdió un ojo —o los dos, ya no se sabe— luego de recibir un balazo en la cara por denunciar la corrupción en Sinaloa. Su superpoder es que puede cambiarse el parche de un ojo al otro indistintamente, pues va recobrando la vista en ambos. El milagroso poder de la 4T.

Pero el jefe de jefes es Carlos Pozos, apodado Lord Molécula, que invariablemente, antes de tomar el micrófono para hacer su pregunta-editorial-comentario-piropo al presidente, se presenta como «Soy Lord Molécula de Lord Molécula Oficial». Sí, uno de los medios de comunicación más serios, profesionales e importantes del país.

Lord Molécula está enamorado del presidente, no cabe duda, y a lo largo de la pandemia casi le declaró su amor. El 27 de mayo México alcanzó las 8 500 muertes por coronavirus y ese día en la mañanera el presidente decidió que era más importante hablar de la necesidad de eliminar el producto interno bruto como índice económico para México (claro, porque su gobierno salía reprobado), por lo que sugirió crear uno nuevo.

Ni tardo ni perezoso, Lord Molécula se levantó y le propuso a nuestro amado líder que el nuevo índice para medir el bienestar y la felicidad se llamara «AMLOver».

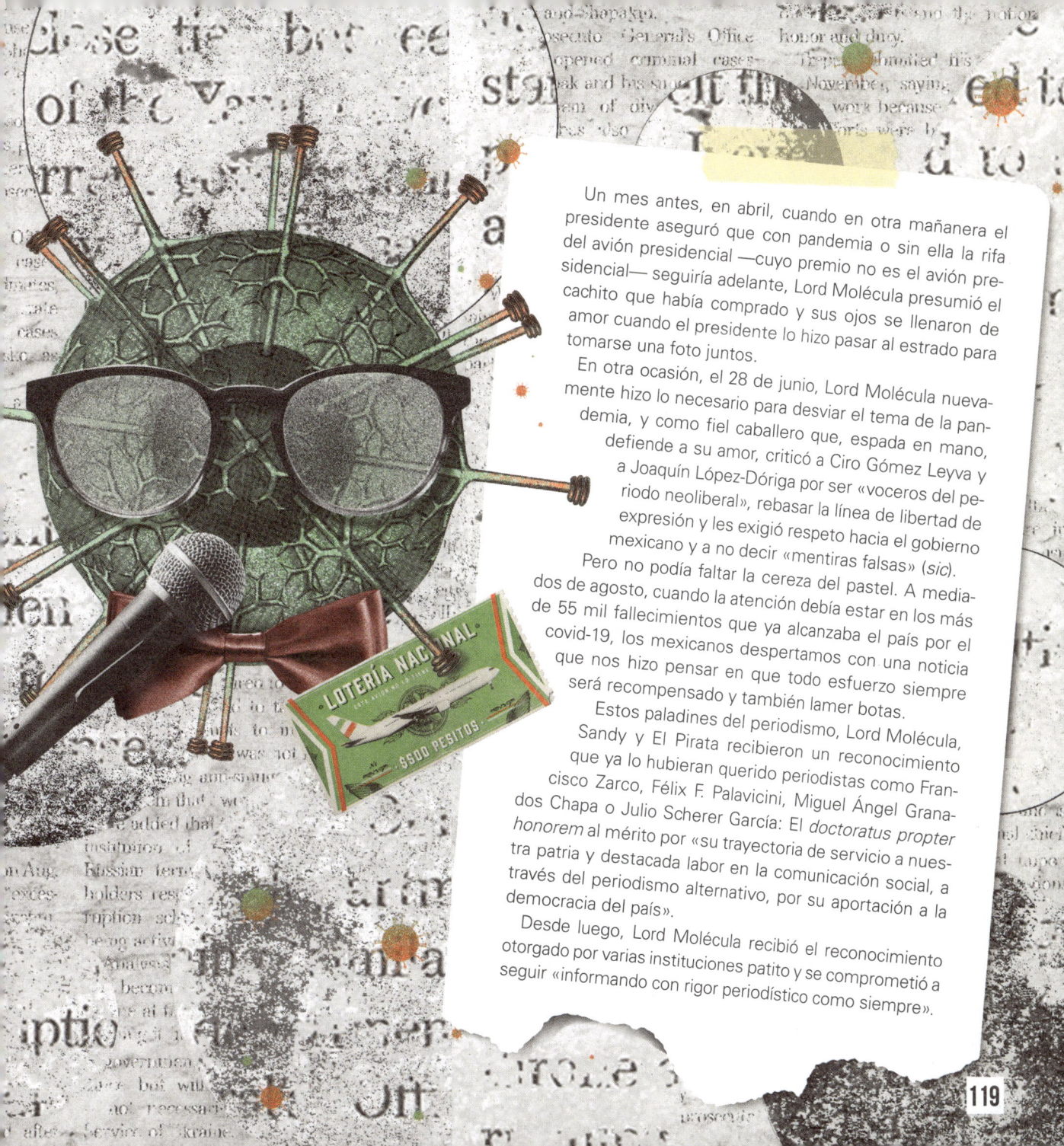

Un mes antes, en abril, cuando en otra mañanera el presidente aseguró que con pandemia o sin ella la rifa del avión presidencial —cuyo premio no es el avión presidencial— seguiría adelante, Lord Molécula presumió el cachito que había comprado y sus ojos se llenaron de amor cuando el presidente lo hizo pasar al estrado para tomarse una foto juntos.

En otra ocasión, el 28 de junio, Lord Molécula nuevamente hizo lo necesario para desviar el tema de la pandemia, y como fiel caballero que, espada en mano, defiende a su amor, criticó a Ciro Gómez Leyva y a Joaquín López-Dóriga por ser «voceros del periodo neoliberal», rebasar la línea de libertad de expresión y les exigió respeto hacia el gobierno mexicano y a no decir «mentiras falsas» (*sic*).

Pero no podía faltar la cereza del pastel. A mediados de agosto, cuando la atención debía estar en los más de 55 mil fallecimientos que ya alcanzaba el país por el covid-19, los mexicanos despertamos con una noticia que nos hizo pensar en que todo esfuerzo siempre será recompensado y también lamer botas.

Estos paladines del periodismo, Lord Molécula, Sandy y El Pirata recibieron un reconocimiento que ya lo hubieran querido periodistas como Francisco Zarco, Félix F. Palavicini, Miguel Ángel Granados Chapa o Julio Scherer García: El *doctoratus propter honorem* al mérito por «su trayectoria de servicio a nuestra patria y destacada labor en la comunicación social, a través del periodismo alternativo, por su aportación a la democracia del país».

Desde luego, Lord Molécula recibió el reconocimiento otorgado por varias instituciones patito y se comprometió a seguir «informando con rigor periodístico como siempre».

La desaparición DE LAS MOMIAS DE GUANAJUATO

PARECÍA QUE TENDRÍAMOS QUE VIVIR SIN ELLAS. PERO REGRESARON, Y NO PROPIAMENTE DE ENTRE LOS MUERTOS.

JULIO PATÁN

Guanajuato ha dado muchas cosas al mundo. Una de ellas, digna en sí misma de pertenecer a la magna serie bizarra en que se inscribe este libro, es: momias. Muchas momias, como sabe cualquier mexicano digno del nombre y muchos extranjeros aficionados a nuestras rarezas, caso —para hablar de uno muy destacado— del director de cine Tim Burton, que se dio una vuelta por la exposición, toda una atracción turística, y nos contó que, bueno, creció con *El Santo contra las momias de Guanajuato*, clásico donde los haya, y no iba a dejar de visitar a esas criaturas terribles, que en la película enfrentan al Enmascarado de Plata, sí, pero también a Blue Demon y Mil Máscaras. ¿De dónde salieron las momias? De la precariedad. En los cementerios mexicanos, tradicionalmente, podían exhumarte al pariente o al antepasado si no pagabas la cuota de no sabemos si llamarla «membresía», y algunos de los exhumados, que regresaron al mundo de los mortales en el ecuador del siglo XIX, hacia 1860, resultaron haber quedado en estado de franca momificación. Virtudes del suelo guanajuatense, con su potencia mineral.

Pero las momias, al parecer, lo mismo aparecen que desaparecen. En mayo la exdirectora entre 2015 y 2018 del museo que las alberga, Paloma Robles, se pronunció y al hacerlo consiguió helarnos la sangre. El patrimonio momístico de Guanajuato y, si nos apuran, del mundo, había sufrido una merma irreparable: de las 117 momias que componían originalmente la exposición, quedaban solo 95. Faltaban 22. Parecía que la pandemia se cebaba también con los muertos. Y se armó un escándalo: varios medios hicieron eco de las preocupaciones de doña Paloma.

¿Qué pasó realmente? Hay diversas versiones. Una es que fueron víctimas del crimen organizado —al alza en Guanajuato—. Otra, la que más credibilidad tiene para los autores de estas notas, es que volvieron al inframundo, donde pertenecen. La tercera es que alguien, responsablemente, se las llevó para mantenimiento. Así lo hizo saber Jesús Antonio Borja, titular de Cultura en el gobierno del estado.

¿Gozan de credibilidad los funcionarios públicos en nuestro país? Tristemente, de no mucha. Pero la historia en una de esas sí funciona por ciclos. Borja recibió una ayuda inesperada. El Hijo del Santo, luchador exitoso él mismo y custodio del legado de su padre, que algo entendía de la naturaleza de esos seres peligrosísimos, levantó la mano y, en Twitter, dio por buena la versión de Borja, según documenta una nota del diario *AM*. ¿Te atreverías a discutírselo?

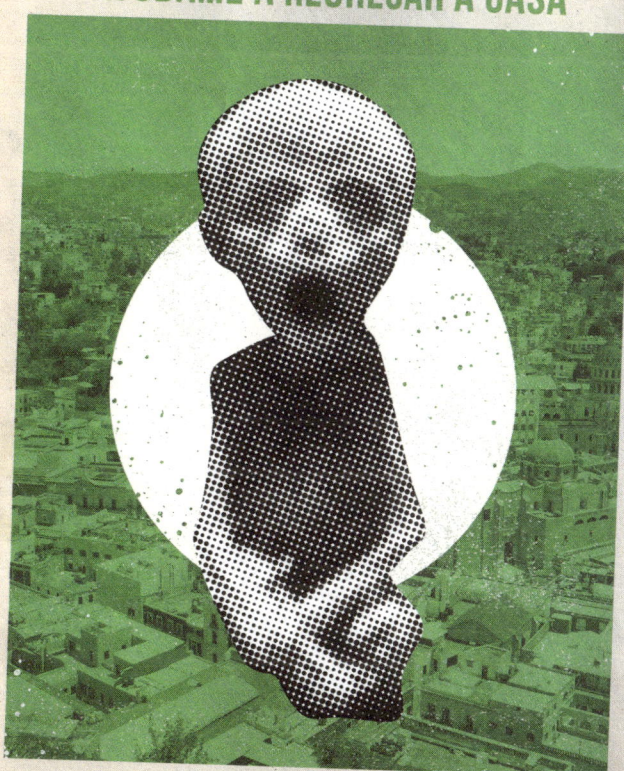

ME PERDÍ
AYÚDAME A REGRESAR A CASA

PÉGALE AL GORDO

COMO CUANDO LÓPEZ-GATELL LES ECHA LA CULPA A LOS GORDOS DE LAS CONSECUENCIAS DE LA PANDEMIA, PERO NO SE ATREVE A DECIRLE AL PRESIDENTE QUE ESTÁ REPUESTITO Y DEBE CUIDARSE.

ALEJANDRO ROSAS

El 17 de marzo de 2020, cuando apenas comenzaba la pandemia, nuestro amado líder anunció que saldríamos adelante porque la fortaleza de nuestro país está en el pueblo y en su cultura. «¿Qué no han resistido los mexicanos en su historia?», expresó, «todo: invasiones, inundaciones, terremotos, epidemias, gobiernos corruptos, y estamos de pie. Vamos a salir adelante, hay que tener fe en nuestro pueblo».

Entonces imaginé perfectamente que esa, nuestra fortaleza, tenía su origen en aquellos pueblos indígenas que solo conocían la justicia, la igualdad y la felicidad común; que eran incapaces de someter a otros pueblos, incapaces de exigirles tributo o de obligarlos a hacer la guerra para obtener prisioneros y llevarlos a la piedra de los sacrificios.

Mexicas, tlaxcaltecas, cholultecas, mayas y quién sabe cuántos pueblos más vivían en la sucursal americana del Jardín del Edén, donde convivían en paz con la naturaleza, recitaban poemas y comían nutritivos insectos mientras caminaban por senderos llenos de flores. Pero llegaron los pinches españoles a conquistarnos, a traernos todos los vicios habidos y por haber, y a corromper moralmente a nuestros nobles pueblos indígenas, tan inocentes ellos.

Desperté de ese momento de malsana ensoñación y me dieron ganas de escribirle al presidente que esa dichosa fortaleza de nuestro pueblo no existe ni ha existido nunca. Que en todos sus ejemplos el número de víctimas siempre había sido escandaloso, que en las epidemias del siglo XVI casi se pierde el total de nuestros vigorosos pueblos indígenas o que en la epidemia de influenza española murieron 500 mil mexicanos, con todo y la fortaleza de nuestra cultura. Pero todo esto debieron decírselo sus colaboradores cercanos, no yo.

Sin embargo, como desde 2018 la única frase que se escucha de sus colaboradores es «lo que usted diga, señor presidente», días después los llamados «especialistas del gabinete de salud» no solo le aplaudieron a nuestro amado líder por su inquebrantable fe en la fortaleza del pueblo, sino que fueron más lejos: le aseguraron que por un tema de genética, la raza mexicana tiene mayor resistencia a este tipo de virus que otras razas, como la europea, y argumentaron que tiene que ver con el genoma mexicano y con el mestizaje, por lo que esperarían que eso influya en el impacto que tenga el nuevo coronavirus entre la población mexicana.

Sesenta mil muertos después, a mediados de agosto, quedó demostrado que la genética de lo que llamaron estúpidamente la «raza mexicana» no tiene nada de especial y que los mexicanos también se mueren por las pendejadas de sus gobernantes, como el resto de la humanidad.

Pero entonces pasamos de «la fortaleza del pueblo mexicano nos ayudará a salir a adelante» a «la culpa de los fallecimientos la tiene el pueblo mexicano que está lleno de gordos».

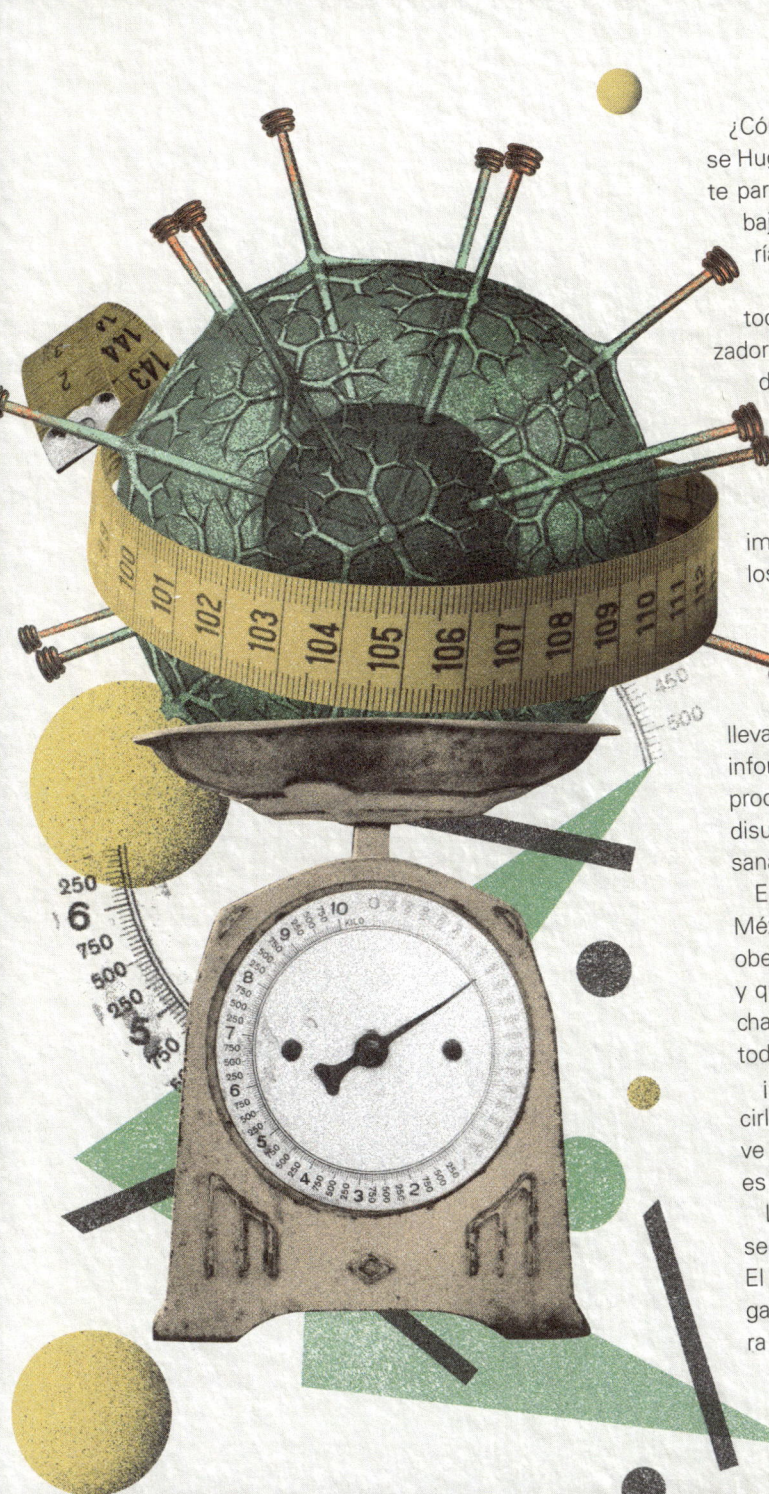

¿Cómo fue esto? Fácilmente: durante semanas el subse Hugo López-Gatell le habló bonito al oído del presidente para decirle lo que quería escuchar: que todo estaba bajo control, que a lo mucho, ya exagerado, alcanzaríamos los 6 mil fallecimientos.

Sin embargo, la pandemia rebasó al gobierno por todos lados e hizo añicos todas sus alegres y esperanzadoras proyecciones, por lo que López-Gatell —siguiendo el célebre juego de «lo que hace la mano hace la tras»—, como otros miembros del gabinete, también le echó la culpa al pasado, a los gobiernos anteriores, al nefasto neoliberalismo, pero sobre todo, a las malditas y turbulentas aguas negras del imperialismo yanqui: es decir a la Coca-Cola y todos los refrescos embotellados que las refresqueras nos han obligado a consumir, pistola en mano, durante décadas.

«La evidencia es muy clara», expresó el subse, «pero hay muchos intereses que han llevado a que, en otras administraciones, se ocultara la información, o a que se usaran eufemismos. Pero los productos que hacen daño, hacen daño, y tenemos que disuadir su consumo para que menos personas estén insanas y que lo hagan a partir de información clara».

Es un hecho, ahora la culpa del desastre pandémico en México la tienen los gorditos, los gordos, los obesos, los obesos mórbidos y todos aquellos que tienen sobrepeso y que solo se la pasan tragando comida chatarra, garnachas que escurren aceite, comida rápida y refrescos de todos sabores.

¡Ah! Pero eso sí, López-Gatell nunca se atrevería a decirle a nuestro amado líder que de un tiempo a la fecha se ve más repuestito o más embarnecido y que por su edad es población de riesgo.

Lo cierto es que tenemos un presidente gordo al que seguiremos viendo echarse su consomé de barbacoa en El Carnalito y probando cualquier cantidad de antojitos y garnachas en sus giras porque en ellos se refleja la cultura y la fortaleza de los mexicanos.

LOS FAMOSOS *hablan*

COMENTARIOS RACISTAS, RECOMENDACIONES CONTRA LA VIOLENCIA INTRAFAMILIAR, ENFRIJOLADAS, SUPUESTAS LÍNEAS DE COCA… LOS FAMOSOS DECIDIERON MANIFESTARSE, Y EL ENCIERRO SE HIZO MENOS MONÓTONO.

JULIO PATÁN

¿No les ha encantado ver, en esta pandemia, cómo la gente famosa se manifiesta con solidaridad, con humanismo, con plena conciencia colectiva? ¿Cómo nos enseñan que sí, tienen alma y corazón, y les importamos los demás, los mortales? Porque manifestaciones de eso, conciencia, solidaridad, hemos visto varias.

Uno de los ejemplos más conmovedores terminó por ser un falso ejemplo. Nos referimos al de las ya famosas enfrijoladas de Anahí. El confinamiento ha producido un fenómeno peculiar: hace florecer nuestro chef interior. Desde que el SARS-CoV-2 decidió adueñarse del mundo, miles de personas suben a las redes o fotos de la tinga que hicieron según una receta de la abuela y que en la imagen parece una ardilla atropellada —la comida es poco fotogénica—, o un tutorial de cómo hacer panqué de naranja que seguro está riquísimo, pero que en el video adquiere la apariencia de un pañal. Bien, en algún momento pareció que una de esas personas generosas con su conocimiento era Anahí, a la que se acusó de un crimen de lesa enfrijolada.

Y sí, el video es difícil de ver. «Vamos a usar unas tortillas de nopal», dice de entrada la cantante, y desde ese momento uno sabe que eso no puede terminar bien. Enseguida, explica que «el frijolito», que está en una condición semilíquida, fue cocido así, solo: sin una ayudadita de epazote, sin su ajo, ya no digamos la sagrada manteca de cerdo. Sobre la tortilla doblada va un brochazo de frijol, y sobre el frijol un poco de queso. Punto. Ni crema, ni cebolla. Aunque lo verdaderamente grave, el agravio mayor a la gastronomía nacional, es la sugerencia que hizo segundos antes: que puedes rellenarlas ¡con tofu! Dios la perdone.

Al final, resultó que el video era antiguo, reciclado por quién sabe quién, y Anahí, inteligente, decidió usarlo para burlarse de sí misma.

Sin embargo, a sus enfrijoladas les salió una competencia difícil de vencer en términos de «tendencia»: Bárbara de Regil. Si no conocen el miedo, les recomendamos acercarse a uno de sus videos motivacionales. Con un tono muscular que haría ver a la Madonna más *fit* como un malvavisco, Bárbara se especializa en cuidar de tú, mí, nuestra salud. Y lo hace con gritos escalofriantes, hagan de cuenta un oficial prusiano en metanfetaminas. «¡Sonríe!», ordena mientras salta al ritmo de la música. «¡Actitud!», remacha, y sientes que si no le haces caso, algo muy malo puede pasarte. Pero Bárbara no es solo comida sana y ejercicio. Versátil, puede hablar también de la violencia y el racismo. «Si tú estás en una casa donde vives violencia, gritos, golpes —dice, serena pero enfática—, te pido que a esa persona que te grita, que te golpea, que te humilla, que te insulta, le pides (*sic*) con todo tu corazón que te trate como le gustaría que lo traten, como le gustaría que la traten. Te pido de corazón que te toques el alma y le digas: "Yo estoy en este mundo, yo estoy en esta tierra, para vivir feliz y tranquila, no para vivir con miedo"».

Pero el video que se llevó las palmas fue otro. Ves a Bárbara, con la ropa deportiva que es su sello, en un primer plano. Luego, un filtro que oscurece su piel y un comentario breve pero inolvidable: «¡Ay, qué prieta! ¡No! ¡Qué feo!». Y bueno, le cayeron a memes e insultos.

Dirán: «No, pues no hay modo de competir con eso». ¿Seguros? Con ustedes, Paulina Rubio…

Sí, los famosos decidieron hablarnos y, mejor aún, cantarnos, para llamarnos a hacer cuarentena y cuidarnos mucho. Entre ellos, la exTimbiriche. Con una casa color mamey a sus espaldas, la chica dorada junta las manos en posición de rezo o saludo con buen karma y dice: «Me uno a esta causa, yo me quedo en causa (*sic*)… Yo me quedo en casa. Y bueno… Help corona-virus (*sic*). Muy contentaaa…». Acto seguido, se inclina hacia no sabemos qué, tal vez una mesita, y sigue: «Emocionada…». Y se lleva pulgar e índice a la nariz. La malignidad humana es infinita. «Se metió una línea», dijo alguien. «Paulina sigue creyendo que la cocaína mata al coronavirus», apuntó alguien más. Es que de veras. Es decir, sí frasea un poco raro en el video, sí está el traspié con la «causa», sí tiene la mirada un pelín aleatoria. Pero todos sabemos que una mezcla de meditación profunda y quinoa (dieta habitual de uno de los autores de este libro, Alejandro Rosas) puede provocar un efecto semejante.

La historia tuvo un desenlace singular. Para despejar dudas, Paulina, que está en una batalla legal con su exmarido, el español Colate, decidió hacerse un test toxicológico. Solo dio positivo de mariguana, bola de malpensados.

BOMBERITO Juárez

ALEJANDRO ROSAS

POBRE DE DON BENITO, TAN LEJOS DE DIOS Y TAN CERCA DEL PRESIDENTE LÓPEZ OBRADOR.

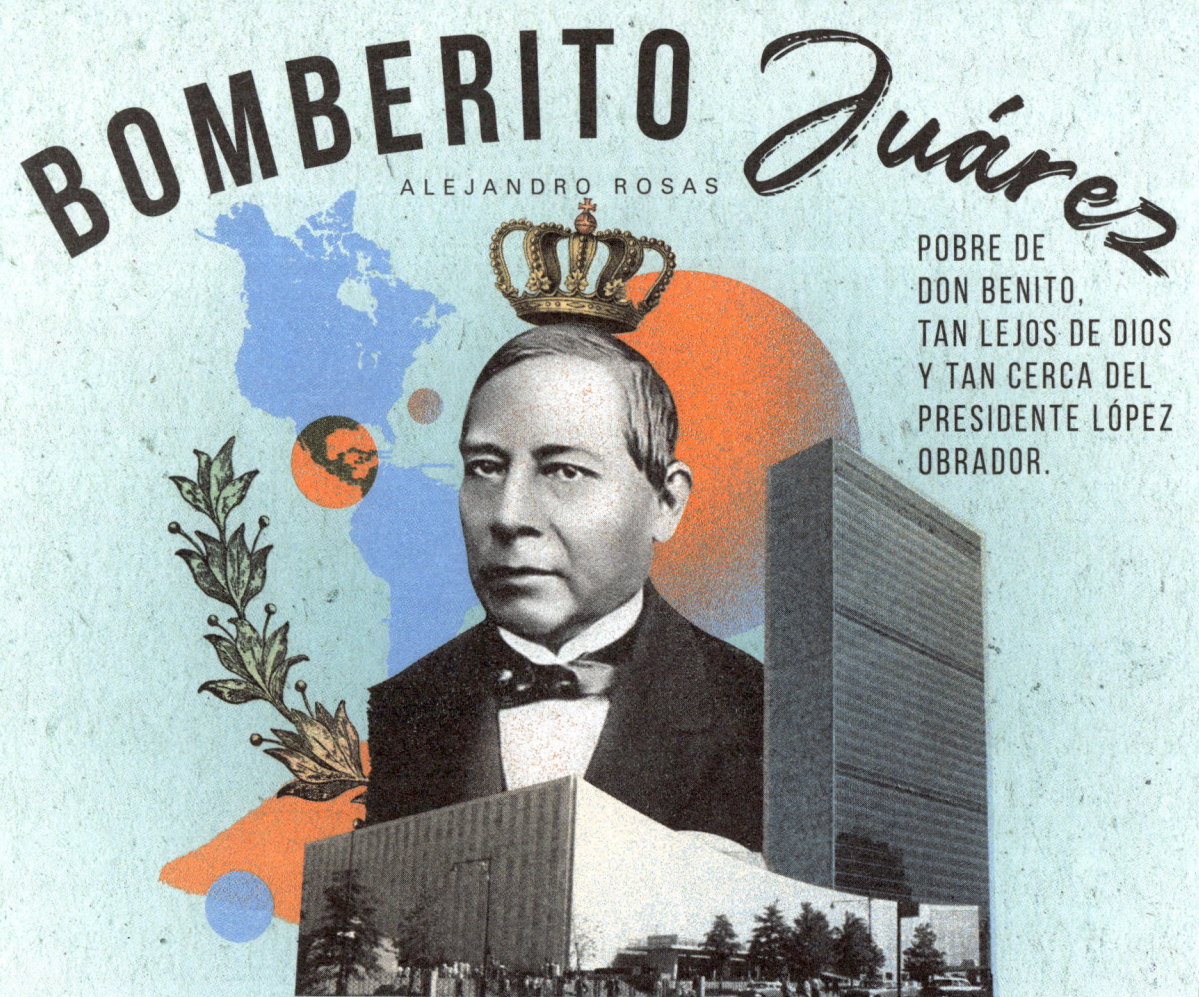

Según la tradición oral mexicana, la familia Camelo decidió ponerle Benito a su hijo en honor al Benemérito de las Américas. Pero no fueron los únicos, también el señor y la señora Bodoque bautizaron a su primogénito con el nombre de Benito, para honrar la epopeya juarista y de ahí al estrellato: alcanzó una fama inusitada en *Don Gato y su pandilla*.

Pero nuestro querido Benito, nuestro Juárez de carne y hueso, nuestro indio zapoteca de Guelatao, nuestro liberal, nuestro defensor de la república, nuestro dictador democrático —como le llamaron en su tiempo—, nuestro egregio héroe que dio origen a monumentos horripilantes como el del Museo Cabeza de Juárez, ese Benito que nació en 1806 y separó al Estado y a la Iglesia, que pro-

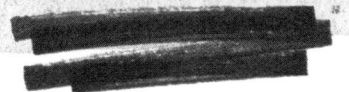

mulgó las Leyes de Reforma y creó el Estado laico, ese nuestro Juárez se ha de dar de topes en ultratumba cada vez que nuestro amado líder lo menciona.

¡Qué poca que ni el secretario de Relaciones Exteriores —Marcelo Ebrard, con sus esfuerzos por conseguir una vacuna contra el coronavirus—, ni la secretaria de Gobernación —doña Olga Sánchez Cordero, con todo y sus nanopartículas de cítricos—, ni el vocero de la presidencia —Jesús Ramírez Cuevas, que no vería un atentado a la libertad de expresión ni en sus narices— le hayan dicho al presidente que no iba a hablar frente al pueblo de Macuspana o de Tangamandapio, sino que hablaría ante la Asamblea General de las Naciones Unidas, aunque fuera por Zoom debido a la pandemia!

Pero o nadie le dijo nada a nuestro amado líder o él hizo como que la Virgen le hablaba y decidió irse por la libre, no obstante que desde antes se sabía que el tema a tratar en el seno de Naciones Unidas sería el acceso universal a medicinas, tratamientos contra la pandemia y la vacuna contra el covid.

Así que, de buenas a primeras, al presidente López Obrador le pareció buena idea darles una clase de historia mexicana a los representantes de todas las naciones del mundo y les recetó el ya tradicional choro de las transformaciones de México: la Independencia, la Reforma y la Revolución, además de que les juró y perjuró que la 4T ¡va!, y que a pesar de la crisis sanitaria y la crisis económica los mexicanos estamos recontentos y el país «avanza con pasos de gigante hacia la Cuarta Transformación de su vida pública».

Los participantes en la reunión internacional se miraban unos a otros entre desconcertados, fastidiados o aburridos, mirando fijamente a nuestro amado líder y pensando que quizá se había deschavetado, porque, seamos honestos, ¿quién en su sano juicio puede pensar que al representante de Burkina Faso o al de Lesoto les urgía saber sobre la Independencia, la Reforma o la Revolución mexicana, cuando de lo que se trataba era de discutir sobre la pandemia?

«Que no lo diga, que no lo diga», seguramente pensaron miles de mexicanos que miraban la transmisión en *streaming*, mordiéndose las uñas, cuando escucharon que el presidente comenzaba a hablar de la época de la Reforma:

«Tuvimos la segunda transformación a mitad del siglo XIX», dijo nuestro amado líder, «muy importante y de trascendencia mundial» (todos en la ONU aún se preguntan en qué consistió dicha trascendencia mundial), «el movimiento de la reforma que encabezó un gran dirigente, un liberal, el mejor presidente que ha habido en nuestra historia, un indígena zapoteco, Benito Juárez García».

A partir de ahí las cosas solo podían empeorar. Muy orgulloso, muy ufano, muy satisfecho, nuestro amado líder se alzó el cuello para continuar hablando sobre Juárez: «Llevó a la práctica el principio bíblico de "lo que es de Dios, es de Dios, y lo que es del César, es del César"».

Y de pronto, con un tono de voz más suave, como si predicara, como si contara una parábola cristiana, el sermón de la montaña quizá, dijo con emoción: «Se le conoció como el Benemérito de las Américas, fue tan importante su proceder y su fama, que Benito Mussolini lleva ese nombre porque su papá quiso que se llamara como Benito Juárez».

Y el silencio lo invadió todo. Hubiera sido mejor que le llamara «Bomberito» Juárez como alguna vez lo hizo el cómico Manuel «el Loco» Valdés en uno de sus programas —y por lo cual fue vetado de la televisión mexicana.

¿Mussolini? ¿En serio? ¿Fue lo mejor que pudo decir nuestro amado líder cuando se celebraban los 75 años de la creación de la ONU? Cuando era el momento para que dejara el pueblito y hablara de México ante el mundo, de la importancia de nuestro país en las relaciones internacionales, del liderazgo mexicano en América Latina, de la necesidad de alentar la solidaridad mundial, de generar empatía universal, del combate multilateral contra la pandemia; pero no, era mejor contar la anécdota de Mussolini, que ni siquiera puede comprobarse, pues Benito es uno de los nombres más comunes en Italia.

Y así fue como en el seno de la ONU, Juárez y Mussolini caminaron juntos de la mano del presidente López Obrador.

EL RAMBO DE LA 4T

JULIO PATÁN

SE LE ACUSA DE SER EL GOEBBELS DE LA CUARTA TRANSFORMACIÓN, EL PROPAGANDISTA, EL JEFE. EN REALIDAD ES UN HÉROE DE PELÍCULAS DE ACCIÓN.

Durante la presentación del libro de Sergio González Rodríguez sobre los estudiantes desaparecidos de Ayotzinapa, *Los 43 de Iguala*, nuestro personaje aseguró que detrás de esa tragedia está la CIA. ¿Por qué? La secuencia argumentativa es contundente: los normalistas fueron incinerados; los grandes expertos en incineraciones fueron los nazis; la CIA reclutó criminales de guerra nazis luego de la Segunda Guerra.

Claro que no es de lo único que acusa a la CIA. Cuando empezaron las protestas por el desabasto de medicinas en el país, dijo que la Agencia, cuando el golpe de Estado contra Jacobo Árbenz en Guatemala, en el año 54, había desatado una campaña de noticias falsas atroces, terribles, como que ¡faltaban medicinas!

Porque Epigmenio fue un activo promotor de la idea de que en México se fraguaba un golpe de Estado contra Andrés Manuel López Obrador, una idea más y más repetida según los datos sobre muertos por covid y la caída de la economía se multiplicaban.

Promovió Epigmenio la idea de que el BOA —el Bloque Opositor Amplio— complotaba para terminar con la Cuarta Transformación en 2021. ¿Qué es el BOA? Conforme a un documento que llegó a Palacio Nacional —no sabemos por qué vías, según contó el presidente López Obrador mismo—, una coalición de partidos opositores, empresarios, medios, líderes de opinión, etc. ¿Qué pretenden? Ganarle las elecciones de 2021 al morenismo, para quitarle el poder en la cámara al presidente y un año después intentar el proceso de revocación de mandato, convertido en ley por... el presidente López Obrador.

¿Que el complot del BOA y lo que se hace en democracia —o sea acatar las leyes y buscar votos o usar las leyes para un cambio político— se parecen como dos gotas de agua? Pues sí. Pero Epigmenio lo ve de otro modo.

Lo ve como una intentona golpista del «fascismo criollo». Piensa que la «comentocracia» opositora no, hombre, no es asesina como la guardia somocista que nos cuenta que le puso un tiro en la nuca a un periodista norteamericano, pero que sin duda sirve a personajes igual de siniestros. También dice que creen que están en una nueva guerra cristera. Y que todo, pero todo, lo organiza el expresidente panista Felipe Calderón. Cuando la periodista Carmen Aristegui, habitualmente afecta al obradorismo, se permitió una investigación incómoda para el régimen (balconeó los usos indignos de Notimex, la agencia de prensa del Estado, contra los opositores al régimen y sobre todo a la directora de la agencia) y los seguidores reales y comprados del presidente se le fueron encima con una violencia injustificable —como por lo demás hacen con cualquier voz crítica—, Epigmenio dijo que en realidad Calderón había pagado un ejército de bots para hacerlos pasar por morenistas y desacreditar a las fuerzas revolucionarias de la Cuarta Transformación. Eso sí, lo dijo en francés: *agents provocateurs*, así dijo. Órale.

Tanto esfuerzo ha dado dividendos. *Monsieur* Ibarra fue palomeado por presidencia para acompañar al presidente López Obrador, cámara en mano, por los pasillos del Palacio Nacional, en lo que luego se convertiría en una larga entrevista en cuatro partes.

Corresponsal de guerra para *Excélsior* y Notimex, productor de telenovelas que revolucionaron el mercado en los noventa (*Nada personal, Mirada de mujer*), acusado sin pruebas a la mano de pertenecer precisamente a la CIA y de robar a la guerrilla salvadoreña, mediador entre la guerrilla y el gobierno salvadoreño en sus años de reportero, responsable de unas cuantas «narconovelas» de éxito en tiempos recientes, entrevistador del subcomandante Marcos, Ibarra se convirtió hace unos años en el propagandista en jefe del ahora presidente López Obrador. Y lo hace sin pudores. Pero lo que ha hecho y lo que se le atribuye, que es mucho, siempre será menos que lo que se atribuye él.

En un tuit, del que respetamos la puntuación del autor, Epigmenio habla de sí mismo en estos términos:

> Me han peinado francotiradores
> Me han disparado ráfagas directas
> He estado a punto de que me fusilen
> He caído en emboscadas
> He estado a punto de volar hecho pedazos
> Me he volcado 3 veces; me salí por el parabrisas a 160 km/h x hora
> De verdad creen que con insultos me intimidan?

Uf. Es probable que el señor Ibarra protagonice *Los Indestructibles 4*: él es hagan de cuenta Rambo, pero de izquierdas. Una súplica, don Epigmenio: no nos pegue. Nos disculpamos de antemano por cualquier molestia.

Un palacio EN LOS CIELOS

ALEJANDRO ROSAS

SI YO ME HUBIERA SACADO UNO DE LOS PREMIOS DE LA RIFA DEL AVIÓN PRESIDENCIAL, COMO BART SIMPSON, HABRÍA EXIGIDO EL AVIÓN, EL DINERO QUÉ.

Cuando nuestro amado líder anunció que sortearía la aeronave más controvertida de la historia, recordé ese episodio de *Los Simpson* en el que una estación radiofónica organiza una excéntrica rifa cuyo premio es o un elefante o 100 mil dólares, aunque los organizadores tienen la certeza de que nadie, en su sano juicio, querría un elefante. Sin embargo, Bart Simpson resulta el ganador y cuando acude a cobrar su premio exige el elefante.

Sorprendidos, los locutores le dicen: «Lo sentimos, chico, no tenemos el elefante, acepta los 100 mil dólares». «No, yo quiero mi elefante», insiste Bart una y otra vez, hasta que logra que le den su elefante, al que llama Stampy y el resto de la historia es un desastre, como la rifa del avión presidencial.

Sí, lo sé, fue una de las promesas de campaña de nuestro amado líder porque prometer no empobrece, pero desperdiciar el dinero sí. Hubiera sido más fácil que en una de sus mañaneras saliera a decir —casi llorando como le gusta— que le hicieron el feo, que su intención fue venderlo, pero nadie lo quiso, así que para no dilapidar más recursos su gobierno utilizaría el avión para obras de beneficio social o algo así que tuviera que ver con el pueblo bueno, cosa que siempre vende.

Pero no, la sensatez no tiene cabida en este gobierno y antes del inicio de la pandemia nuestro amado líder anunció la absurda rifa del avión presidencial que no incluía el avión presidencial, y le dio mucha más importancia a ese tema en sus mañaneras que a la crisis de salud, a los fallecimientos, al cubrebocas y a todo aquello que tuviera que ver con el coronavirus.

Y lo que mal inicia peor acaba. El presidente organizó una tamaliza —austeridad republicana le dicen— con empresarios, para que se cayeran con una lana y compraran

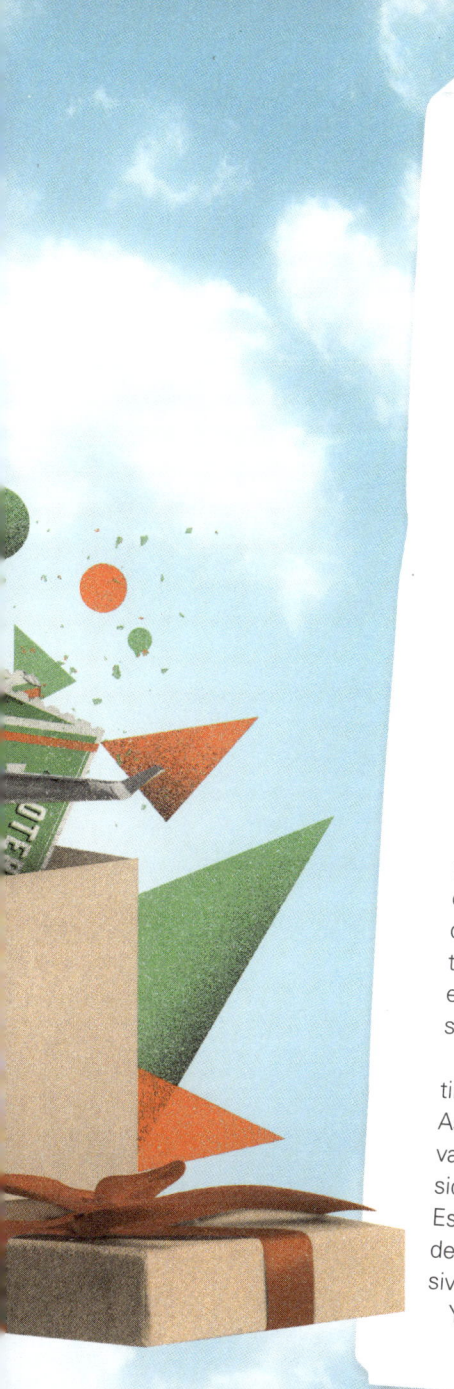

hartos boletos —«manita de puerco» le llamaban mis abuelos, misma que también le hicieron a varios sindicatos—. Como de pronto llegó la pandemia y los boletos nada que se vendían, el gobierno decidió echar mano de su propia lana y varias de sus instituciones compraron boletos, incluido el Insabi, cuyos recursos tenían que ser destinados para combatir la pandemia, pero prefirieron pegarle al gordo —aunque los gordos son los culpables de todas nuestras desgracias según López-Gatell— y gastaron ocho millones de pesos en cachitos que donaron a diversos hospitales. «Le echaron dinero bueno al malo», diría mi papá.

El final fue como de *La Traviata* pero 4T: de lágrima. El sorteo fue realizado el 15 de septiembre y el director de la Lotería Nacional, Ernesto Prieto Ortega, fue algo así como la versión 4T de Tatú, aquel actor enano de la serie *La Isla de la Fantasía* que le gritaba con emoción al señor Roarke: «¡El avión, el avión!». Y es que don Ernesto estaba tan emocionado que casi se suelta en llanto porque con el sorteo estaban acabando con ese «símbolo de la desigualdad que era el avión».

El resultado de la rifa puede resumirse en la mexicanísima frase: «Nos dieron atole con el dedo». El gobierno gastó dinero público para comprar los boletos de su propia rifa, aun así no vendió todos, pero qué afortunada coincidencia: entre los que no se vendieron había 24 boletos premiados que, curiosamente, conservó el gobierno; 13 más fueron de los que convenientemente compró el Insabi —o sea también ganó el gobierno— y, ¡carajo!, a nuestro pueblo bueno lo persigue la mala suerte, pues 47 boletos ganadores no se quedaron en sus manos, sino en las de los empresarios que fueron a la tamaliza y en las de los sindicatos que, gobierne quien gobierne, nunca pierden.

Los feligreses de nuestro amado líder que se envolvieron en la bandera al más puro estilo Juan Escutia y compraron boletos por el bien de la patria se quedaron con un prometedor «suerte para la próxima» (así decía la leyenda en la página donde podías verificar si tu número había ganado), pero pueden estar jubilosos, pues tendrán otra oportunidad, ya que nuestro amado líder declaró que la rifa había sido exitosa y que el año próximo —sorpréndeme 2021— organizaría otra cuyos premios serán unos terrenitos en Sinaloa.

Pero la historia no terminó el 15 de septiembre: el presidente, convencido de que tirar el dinero a la basura es una forma extraña de tener éxito, lo presumió ante la Asamblea General de las Naciones Unidas —en vez de hablar de la pandemia y las vacunas— y, como si fuera un líder scout frente a la fogata, dijo: «Había un avión presidencial, existe todavía, pero está en venta, ya lo rifamos y todavía vamos a venderlo. Este avión es como un palacio en los cielos, algo insultante para nuestro pueblo, avión de lujo para 240 pasajeros, adaptado para 80 con sala de junta, recámara, algo ofensivo». Solo le faltó agregar «llévelo, llévelo, bara, bara, a seis meses sin intereses».

Y después de todo, el avión con todos sus gastos y la pandemia seguían ahí.

SE VE, SE SIENTE, el narco ESTÁ PRESENTE

NO, NO BAJÓ LA CRIMINALIDAD CON LA PANDEMIA. PERO LAS MAFIAS SE HICIERON PRESENTES DE VARIAS FORMAS, A MENUDO CON RESPETO A LAS REGLAS PARA NO TRANSMITIR EL VIRUS.

JULIO PATÁN

El presidente Andrés Manuel López Obrador y su equipo consiguieron varios récords durante la pandemia. El de caída del PIB, por ejemplo: se fue hasta un -18%. También, el de pérdidas en el sector petrolero. Y habrían roto rápidamente el de muertos por covid-19 en América Latina si no fuera por los esfuerzos de Jair Bolsonaro, que catapultó a Brasil hasta un segundo lugar planetario, solo por debajo de Estados Unidos. Pero logró otro. Porque México tiene sus peculiaridades, y una de las más notables es que —a diferencia de lo que pasó en gran parte del mundo— durante la pandemia y el confinamiento correspondiente no solo no disminuyó la violencia, sino que aumentó pese a las promesas, hechas un año antes, del presidente Andrés Manuel López Obrador de que «en seis meses» se sentirían los efectos de su política de seguridad.

De hecho, el crimen organizado empezó a darse vuelo poco después del arranque de la pandemia

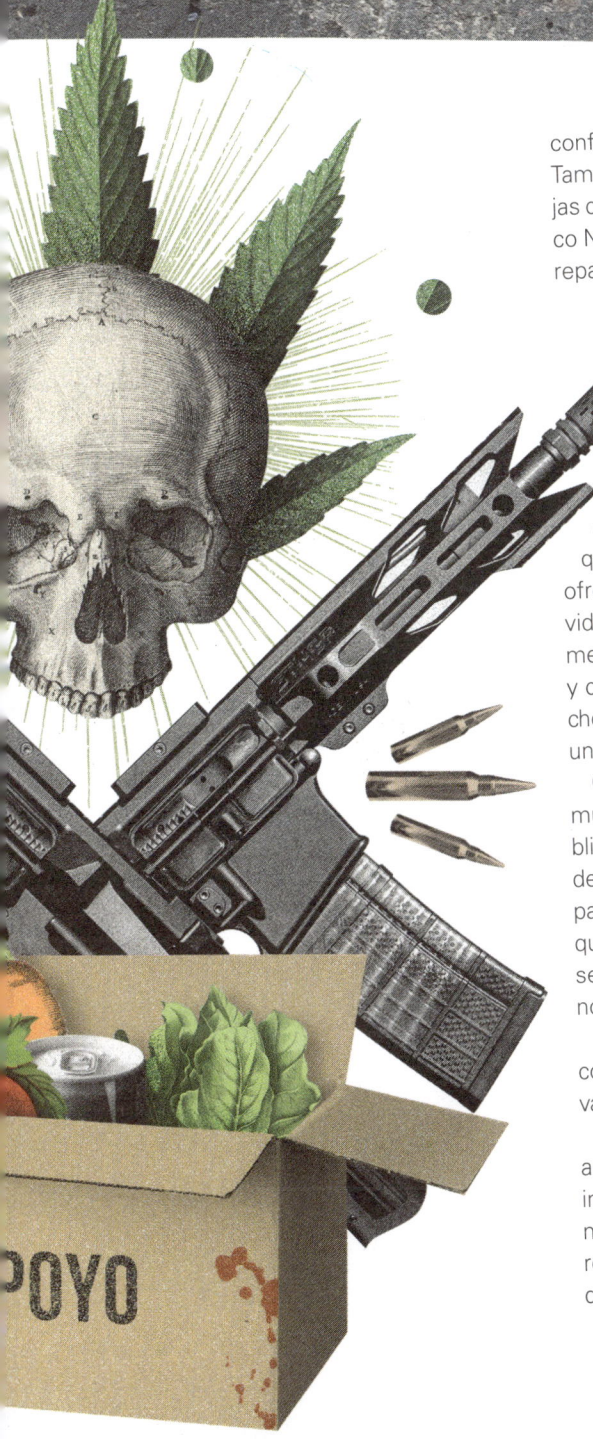

conforme a una fórmula ya vieja: llenar los huecos que deja el Estado. En Tamaulipas, podemos verlo en varios videos, empezaron a repartirse cajas con el sello del Cártel del Golfo; en San Luis Potosí, fue el Cártel Jalisco Nueva Generación el que cerró tranquilamente varias carreteras para repartir comida: «Apoyo contingencia covid-19», podía leerse, literalmente; claro que el CJNG no descuidó su estado natal, como Los Viagras no se durmieron y repartieron comida en Michoacán, mientras que el Cártel de Sinaloa, el del Chapo Guzmán, optó por la especialización y avisó que repartiría «chapodespensas» entre los adultos mayores. Pero no todo fue llegar con regalos a esos lugares donde la 4T no llegaba. También llegaron, como siempre, como desde hace demasiados años, con armas. En julio, un día después de que el presidente Andrés Manuel López Obrador viajara a Jalisco para ofrecerle su apoyo al gobernador Enrique Alfaro, apareció en redes un video del Cártel Jalisco en el que, durante cientos y cientos y cientos de metros, hombres perfectamente uniformados, con armas de alto poder y claramente de factura reciente, disparaban al aire entre vivas al Mencho, o sea Nemesio Oseguera, o sea el líder de la organización, frente a una línea asimismo interminable de vehículos blindados.

Otro logro de la administración obradorista. En México hemos visto muchos desplantes del crimen organizado, pero nunca a un ejército con blindados. Eso era nuevo. Lo que no tuvo nada de nuevo fue la respuesta del gobierno federal, un par de días después: que nada de qué preocuparse; que el mensaje era para sus rivales en el submundo del narco; que no era un desafío al gobierno federal. Otra vez, lo de siempre. Que se matan entre ellos, pues. Que todo es cosa de que tengas cuidado de no ponerte en un fuego cruzado.

Pero al menos estamos en un gobierno que marca diferencias claras con la criminalidad. Nos referimos a que los paramilitares del CJNG sí llevaban cubrebocas.

Claro que el crimen organizado tiene razones para sentirse cómodo, al menos los integrantes del Cártel de Sinaloa. El presidente, que casi inauguró el sexenio con la liberación de Ovidio Guzmán y el saludo de mano a la madre del Chapo, se disculpó con este, justamente, por referirse a él como Chapo, vaya falta de respeto. Para el presidente, siempre será don Joaquín Archivaldo Guzmán Loera.

El chiste se CUENTA SOLO

COMO FORMA DE RESPETO AL PÚBLICO ESTE TEXTO NO TIENE RISAS GRABADAS.

ALEJANDRO ROSAS

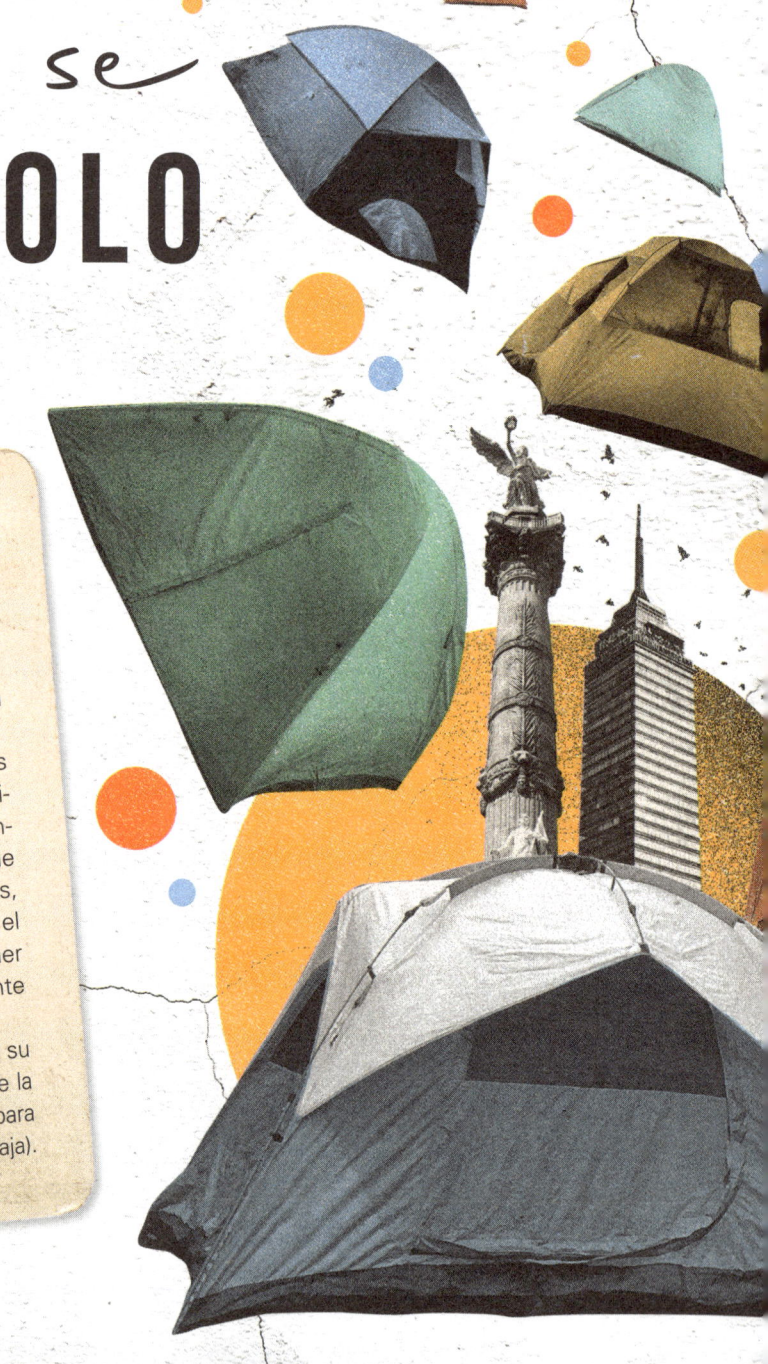

«Ahí tienen que había un negrito, un gordito y un indito...», así hubiera empezado este texto hace algunos años, cuando la dictadura de la corrección política no existía, cuando podíamos contar chistes de cualquier tipo y la humanidad no se ofendía, como se ofendió —aunque no toda la humanidad— con nuestra queridísima Carmen Salinas.

Y es que a la famosa Corcholata de las películas de ficheras de los años ochenta, la actriz, «la mijitos», la alburera, la diputada, a nuestra Carmencita le fue como en feria porque se le olvidó que vivimos tiempos puritanos y de buenas conciencias, y se le fueron a la yugular por haber dicho que el coronavirus inició en China como castigo por comer perros —aquí debería ir un «jaja», pero seguramente alguien se ofendería—.

Pero le fue aún peor cuando publicó un chiste en su cuenta de Instagram: «La Organización Mundial de la Salud recomienda a los mayores de 60 años que para evitarse riesgos comiencen a quitarse la edad» (jajaja).

Parece que la pandemia amargó a media humanidad. En Perú, por ejemplo, cinco payasos fueron detenidos por ir al funeral de un colega vestidos... de payasos. La policía llegó hasta el velatorio para detenerlos y más que un funeral parecía que estaba por empezar la función, y solo se esperaba que desde cualquier féretro se escuchara el grito: «y diche una y diche dos y diche tres»; por eso la policía se puso de malas y el oficial a cargo no pudo decir algo mejor: «ustedes creen que esto es una payasada» —humorismo involuntario—.

Antes no había corrección política; en 1984, luego de la explosión de una gasera de Pemex en San Juanico que dejó decenas de quemados, se dijo que en adelante sus habitantes festejarían el miércoles de ceniza o que el santo al que le rezarían los capitalinos luego del sismo del 85 sería San Goloteo —mexicanísimo humor negro—.

A pesar de los correctitos y las correctitas, la pandemia dejó una buena dosis de humor. En primera instancia, el humorismo involuntario de nuestra clase política: López-Gatell y nuestro amado líder afirmaron que la fortaleza de los mexicanos nos sacaría adelante, pero resultó que nuestra fortaleza milenaria no era tan poderosa; la declaración de amor en redes sociales —al más puro estilo de doña Florinda y el profesor Jirafales— de John Ackerman y su esposa Irma Eréndira Sandoval cuando ella se contagió del virus; el curso de «videoescándalos» que impartió nada más y nada menos que René Bejarano, el señor de las ligas, padre de los videoescándalos; Mario Delgado en su gustado papel de chofer clandestino de Uber para conocer el pulso de la ciudadanía; los cinco mil aspirantes a la presidencia de Morena; Dolores Padierna hablando de la lucha contra la corrupción; los frenéticos de Frenaa (Frente Nacional Anti Amlo) que acamparon en avenida Juárez, pero no en sus casas de campaña, que permanecieron vacías; la noticia de que en el Instituto para Devolver al Pueblo lo Robado algunos funcionarios habían robado bajo el célebre dicho «Ladrón que roba a ladrón tiene cien años de perdón»; el senador Samuel García enseñando a sus seguidores que él sabía planchar sus camisas, luego de que el machito que lleva dentro reprendió a su esposa por enseñar pierna mientras comían costillas. Y así una cascada de desatinos públicos.

Pero más allá de los desvaríos de la clase política, que son de lágrimas y risas, las redes sociales se llenaron de chistes sobre la pandemia. En un principio decían que el coronavirus no iba a durar porque estaba hecho en China o que cuando el virus llegara a la Ciudad de México los chilangos lo harían torta; y como la esperanza muere al último, nos aseguraron que cuando la pandemia terminara volveríamos a estar juntos, pero en el buró de crédito.

«Con mi pareja en casa no es cuarentena, es prisión domiciliaria» aplicaba para esposos y esposas; «Tu novio el Brayan se quejaba del encierro, pero estuvo cinco años en la penitenciaría». Cerraron los templos, las iglesias, las mezquitas y las sinagogas; también las cantinas, los teibols y los casinos; la conclusión no podía ser peor: cuando el cielo y el infierno se ponen de acuerdo es porque la cosa está de la chingada.

«Un gringo vio un murciélago y creó a Batman, un europeo vio un murciélago y escribió *Drácula*..., pinches chinos, uno vio un murciélago y se preparó una sopa». Una buena noticia: «extendieron la cuarentena 10 kilos más» y otra consecuencia del maldito virus: «achica la ropa».

«Para la noche de muertos, ¿nosotros vamos o ellos vienen?», y así la lista de chistes, memes y ocurrencias se volvió infinita. Dicen que el que ríe al último ríe mejor, pero lo cierto es que el que ríe al último no entendió el chiste.

El No doctor NO DOCTOR

PRIMERA ESPADA DEL OBRADORISMO, JOHN ACKERMAN PRESUMIÓ LARGAMENTE DE SUS DOS DOCTORADOS. NO APARECEN POR NINGÚN LADO.

JULIO PATÁN

En el junio pandémico, el equipo del periodista Carlos Loret de Mola nos recordó eso que dicen en Cuba: que es muy fácil ser socialista si vives como capitalista. Según una investigación que hizo en registros públicos, el matrimonio compuesto por la secretaria de la Función Pública, Irma Eréndira Sandoval, y el polifacético John Ackerman, tenía un patrimonio inmobiliario de unos 60 milloncitos de pesos, desde la casa en Tepoztlán —tierra insurgente, zapatista, agraria y popular— de veintitantos *melones*, hasta la del Coyoacán colonial y fifí, pasando por el depa en la chilanga y cara colonia Del Valle. ¿Cómo se hicieron de ese patrimonio? No es fácil de entender. La mayoría de las casas fueron compradas al contado y en muy poco tiempo, cuando eran, ambos, austeros profesores de la Universidad Nacional. Bueno, casi todas: una les fue donada por el gobierno de la Ciudad de México, el ex Distrito Federal, cuando estaba en manos de Marcelo Ebrard, es decir, el secretario de Relaciones Exteriores de López Obrador.

El quemón fue de antología, por varias razones. Primero, porque tanto Ackerman como Sandoval llevaban años promoviendo el espíritu del chavismo y desde luego las políticas del presidente López Obrador, justamente esas de la austeridad republicana: vivir con poco, sin lujos, abandonados a las delicias de la espiritualidad y la conciencia social. Enseguida, porque el informe patrimonial de la secretaria tenía más huecos que un queso. Y, sobre todo, porque la propia secretaria había estado a cargo de investigar otro imperio inmobiliario, el que se atribuía a Manuel Bartlett, titular de la Comisión Federal de Electricidad: 22 casas, 22 jacalitos en las zonas más caras de la Ciudad de México, a nombre de su hijo y de su pareja sentimental, Julia Abdala, injustificables con su sueldo de servidor público, única chamba que le conocemos en sus más de 80 años de vida. Y la investigación, de la que el veterano político salió exonerado en plan «el licenciado es puro como el alma de un bebé», fue, por decirlo gentilmente, de una lasitud que haría palidecer al priismo más rancio.

Pero no terminaron ahí las desventuras pandémicas del matrimonio. Poco antes de las revelaciones inmobiliarias de Loret, la secretaria anunció que había dado positivo a covid-19, lo que trajo verdaderas llamaradas de pasión (escrita) entre ella y su marido, documentadas meticulosamente por nosotros, como pueden comprobar en la página 101: que John es su bálsamo, así dijo Irma Eréndira, que por fortuna salió avante, solo para ver, semanas después, que Bálsamo era víctima de una antigua tradición de la izquierda mexicana: el fuego amigo.

No terminaba *mister* Ackerman de salir del escándalo inmobiliario cuando un aspirante a dirigir Morena, el partido del presidente López Obrador, Alejandro Rojas Díaz Durán, dijo que las cédulas profesionales de Ackerman, esas que acreditan los dos doctorados que ha dicho reiteradamente que tiene, no aparecían por ninguna parte. Otro quemón. Porque, conocidamente, Ackerman le había contestado a algún ciudadano que, palabras más, palabras menos, cómo se atrevía a discutir con él, cuando tiene, lo dicho, ¡dos doctorados! Sí, dos, eso aseguraba y asegura: uno en Sociología por la Universidad de California y uno en Derecho por la UNAM. Las redes sociales, siempre crueles, empezaron a hablar socarronamente de sus títulos. Había nacido el Doctor doctor.

Dos doctorados muy rendidores. A esas alturas de 2020, Ackerman tenía su plaza en la UNAM, una columna en el periódico *La Jornada*, un programa en TV UNAM y otro en el Once con la dramaturga y guionista Sabina Berman —pagado a razón de 40 mil pesos por episodio—, además de que era de los encargados de formación de bases en Morena y, sobre todo, polémicamente, había sido impuesto en el Comité Técnico del Instituto Nacional Electoral, ese que tiene que evaluar a los candidatos a dirigir el instituto.

Y se le fueron encima: que la UNAM tenía que despedirlo del Instituto de Investigaciones Jurídicas, por falsear títulos, y que si pasaba a resultar que no era doctor en Derecho, que de una vez lo expulsaran del comité. Respondió Ackerman con una foto de su título de la UNAM, pero la maldad no tiene límites y los usuarios de redes lo acusaron de haberlo falseado. No podemos saberlo. Pero ciertamente al diploma parece que solo le falta un sello de abejita: las firmas varían sospechosamente, faltan también sellos de los oficiales, los espacios entre líneas son aleatorios. Suponemos que el encargado de imprimirlo conforme a los lineamientos oficiales, como le puede pasar a cualquiera, amaneció crudo ese día.

Hasta este momento, John Mill Ackerman Rose conserva cada una de sus chambas, inmune, como toda esta administración, a cualquier acusación de corruptela.

Como sea, había nacido, para la posteridad, el No doctor no doctor.

La que se lleva SE AGUANTA

COMO CUANDO A LA ESPOSA DEL PRESIDENTE LA COMPARAN CON LA EXESPOSA DEL EXPRESIDENTE Y SALE MAL LIBRADA.

ALEJANDRO ROSAS

Habíamos tenido de todo: presidentes de mecha corta como Salinas de Gortari; echadores como José López Portillo; represores como Díaz Ordaz; bastante torpes como Peña Nieto, pero nunca habíamos tenido un presidente llorón como lo es nuestro amado líder, incluida su esposa y todo su gobierno.

Lo increíble es que hasta antes del 1° de julio de 2018 el presidente, sus colaboradores y sus seguidores eran bien llevaditos y tenían harto sentido del humor; humor negro del bueno; eran irónicos y ocurrentes, se burlaban, se regodeaban, no dejaban títere con cabeza y hacían sorna de la mafia del poder, de los fifís, de los neoliberales, de los conservadores.

Pero algo pasó, quizá el coronavirus fue el que acabó con su sentido del humor, porque de un momento a otro se les agrió el carácter y ahora no soportan un chiste, una broma o alguna ocurrencia sobre el presidente y menos aún sobre su esposa, que resultó ser todo un jarrito de Tlaquepaque.

A lo largo de la pandemia, nuestro amado líder ha repetido que es el presidente más atacado en los últimos 100 años. Y es posible que lo sea por un simple asunto de estadística: a mayor número de mañaneras se multiplican las posibilidades de regarla, y lo ha hecho con todo éxito. Va a todas, no deja pasar ninguna, opina de todos los temas, siempre tiene datos que no concuerdan con los números oficiales que entrega su gobierno.

Podemos discutir si es el más atacado o no, pero lo que sí es cierto es que es el más llorón de la historia y eso que sus antecesores no la tuvieron fácil. A Juárez no le dieron cuartel los caricaturistas del periódico *La Orquesta*; bajita la mano lo dibujaron tratando de clavarse a la silla presidencial o besándose con Lerdo de Tejada para darle celos a la señora ambición. A Miguel

Alemán le llamaban el Ratón Miguelito —por rata—. Las burlas por la edad de Ruiz Cortines no tuvieron límite; un chiste de la época decía: «¿Cuáles son las tres cosas más inútiles de México? La vida inútil de Pito Pérez, la puta vida de Pita Amor y el pito inútil de Ruiz Cortines».

A Pascual Ortiz Rubio le decían el Nopalito, por baboso; a Díaz Ordaz le gritaban: «Sal al balcón, chango hocicón»; la devoción enfermiza de Echeverría por Chile llevó a los mexicanos a decir: «México para los chilenos y Chile para los mexicanos». Salinas pasó de ser el chaparrito orejón al Ratón Chupacabras; Fox reunió una enciclopedia de burlas, pero Porfirio Muñoz Ledo llegó a definirlo como el Alto Vacío y así *ad infinitum*.

Todos sus antecesores aguantaron candela, incluso a uno de los personajes favoritos de nuestro amado líder, Francisco I. Madero, le fue como en feria: lo llamaron chaparro, pingüica, le hicieron versos para señalar que le faltaban güevos para gobernar; a su hermano Gustavo lo apodaron Ojo Parado porque tenía un ojo de vidrio y hasta se burlaron del nombre de su esposa —Sara Pérez—, que le dio título a un periódico antimaderista: *El Sarape de Madero*. Y a pesar de todo, don Francisco jamás salió a regañar a la prensa, ni a exigirle que no se metiera con su familia.

Pero si el presidente es llorón, su esposa le dice «quítate que ahí te voy». Doña Beatriz tenía su cuenta en Twitter desde 2018, pero de la noche a la mañana anunció su cierre por falta de ética de Twitter México; vamos, se quejó de que miles de bots la molestaban, y como Twitter no la tomó en serio decidió ya no salir a jugar, pero regresó en plena pandemia porque estaba interesada en que los mexicanos estuvieran bien y con salud, y comenzó a tuitear de nuevo.

Doña Beatriz regresó filosa y sin filtros. Con un tuit acabó con un foro organizado por la Conapred sobre clasismo y racismo, porque criticó que se invitara al standupero Chumel Torres por haberle dicho «Chocoflán» a su hijo, lo que propició también la renuncia de la presidenta de la institución. Le pidió a la ONU que hiciera un esfuerzo inaudito y colectivo para tener la vacuna lo antes posible, como si fuera un asunto de «echarle ganitas». Salió en defensa de su marido cuando el analista político Alejandro Hope comentó que hubiera sido mejor que el presidente diera uno de sus tantos infomes en su despacho y no en el patio vacío de Palacio Nacional. La respuesta de doña Beatriz no tuvo desperdicio: «Cuando usted se postule y triunfe lo puede hacer desde su oficina».

La no primera dama estaba desatada; también se le ocurrió comparar el apoyo económico que otorgó Leona Vicario a la causa insurgente con las «aportaciones» clandestinas que su cuñado Pío López Obrador recibió para Morena, de las cuales nadie sabe, nadie supo.

Pero cuando se voló la barda fue al conmemorarse el segundo año del triunfo electoral de su marido. «Hace dos años los ciudadanos logramos lo impensable: elecciones realmente democráticas», escribió. Hasta ahí todo bien, pero como respuesta a su tuit le preguntaron: «¿Cuándo atenderá personalmente a los padres de los niños con cáncer? Gracias por su amable respuesta». Entonces pudimos ver con toda claridad la enorme sensibilidad y empatía de doña Beatriz: «No soy médico, a lo mejor usted sí. Ande, ayúdelos».

Las redes sociales no son para todos y menos en tiempos de pandemia; doña Beatriz se ha pasado llorando por los rincones de Twitter como la muñeca fea, porque hasta la han comparado con la exesposa de Enrique Peña Nieto, de lo cual ha salido mejor parada Angélica Rivera. Es que quizá no ha entendido que al menos en Twitter «la que se lleva se aguanta».

Putla, PUEBLO MÁGICO

NOTICIA: NO EXISTEN LOS PUEBLOS FEOS. MÉXICO ES 100% CHULO. ASÍ SE LO HICIERON SABER A JORGE G. CASTAÑEDA LUEGO DE UN PROGRAMA DE TELEVISIÓN.

JULIO PATÁN

La pandemia nos permite aprender cosas sorprendentes. Una es que en México cada pueblo, cada caserío, cada población, no importa lo remoto, pobre o violento que resulte, es, bueno…, hermoso. Tal cual: en nuestro país no existe la fealdad. Eso lo descubrió el analista, escritor y profesor universitario Jorge G. Castañeda aquel día de junio, cuando, remotamente, tenía su colaboración semanal en *Es la hora de opinar*, el programa que conduce Leo Zuckermann en Foro TV, y se le fueron a la yugular.

El tema no era la magia de nuestra miseria, la belleza inherente a lo pobre, tema tan gustado por nuestro presidente. No. De lo que hablaban ese día Zuckermann, Javier Tello, Héctor Aguilar Camín y Jorge era de la llegada de médicos cubanos a México. Llegada polémica. Cuba alardeó siempre de su sistema de salud pública, en realidad un desastre si no eres o uno de los miembros de la élite, que se atienden en clínicas especiales, o de los visitantes extranjeros, como Maradona, que pagan por ser internados en sitios cómodos y equipados, y en cambio te toca ser un ciudadano de a pie y enfrentar la falta crónica de medicamentos e incluso la necesidad de llevar tus sábanas al hospital. Pero bueno, Cuba lo presume y muchos se lo creen, y parte de lo que creen es algo cierto: que la isla tiene muchos, pero muchos doctores. Muchísimos. Muchos más de los que necesita, en realidad: 95 por cada mil habitantes. Era una obsesión del comandante Fidel Castro, y ya sabemos que sus obsesiones eran ley.

¿Qué hacer con tantos doctores? Mandar a unos cuantos al extranjero. Hace ya décadas que Cuba, en nombre de la solidaridad, manda a sus médicos a zonas en crisis, para atender, aseguran, a los más necesitados. ¿Suena bien? Algunas consideraciones: el gobierno cubano cobra por mandarte a sus profesionales, a los que luego paga tal vez 5% de lo que te cobra como salario, es decir, una miseria. Hay más: no pueden viajar con sus familias y van acompañados de elementos de seguridad del Estado que no solo los vigilan, sino que, al parecer, hacen labor de infiltración y proselitismo ahí a donde llega el contingente. Algo más: no son baratos. La ayuda «solidaria» de Cuba le costó a México 6.2 millones de dólares, buenos por 585 médicos (y no médicos). Sí: México pagó por lo que muchos organismos llaman «trabajo esclavo» y probablemente por la infiltración del castrismo.

Con todo, Castañeda concedía algo a los médicos cubanos: se la rifan. En efecto, las misiones de este tipo llegan a donde muchas veces no llegan los médicos locales. A la Argelia de 1963, devastada tras la guerra de independencia, por ejemplo. O a enfrentar el ébola en África occidental, como en 2014. O a Angola, ahora mismo.

O a Putla, Oaxaca, diría Castañeda. Putla, un pueblo,

140

añadió, al que su hija fue al terminar la carrera de medicina y que es «horroroso». Así sentenció. Y lo dicho: le llovió. Los autores de este libro siempre pensaron que México estaba lleno de lugares feos, entre otras cosas porque la pobreza implica que no te alcance el dinero para una casa digna, que las calles tengan mala o nula pavimentación, que la basura no sea recogida oportunamente y que los edificios históricos se caigan a pedazos. También pensamos que era propio de la izquierda condenar esas realidades. Pues resulta que no: que debemos celebrarlas. Parece ser que encontrar feas las calles encharcadas, las casas con varillas expuestas y coronadas por botellas de plástico o la suciedad endémica es clasista, como le hicieron ver a Jorge, uno tras otro, todos los olímpicos del progresismo obradorista. No solo clasista: incluso se llevó el apelativo de «racista», que usó el presidente para dirigirse a él en una de sus conferencias mañaneras.

Aunque lo que más le habrá dolido a Jorge, el bofetón más lacerante, habrá sido la respuesta de un artista visual de creciente respetabilidad: Martí Batres. «Pero Batres es senador», dirán. Bueno, sí. Y exmilitante, y líder del ahora despreciado Partido de la Revolución Democrática, y dirigente del ahora partido oficial Morena, y vendedor de leche Betty (un récord en partículas fecales a mayor gloria del pueblo), y experto en llevar comida en tóper a la oficina por lo de la austeridad republicana. Pero también pinta. Poco antes del «Putla *affaire*», mostró en redes sociales un cuadro que terminó por gracia del confinamiento: *Somos millones*, una panorámica del Zócalo que celebra la llegada de la 4T. No tenemos palabras para calificarlo.

Pongámoslo así: merecería estar en la pared de una de las seis casas de Irma Eréndira Sandoval y John Ackerman. Bueno, pues el senador sentenció a su vez: pintaré un retrato de Putla, para luchar contra el prejuicio, la discriminación, el racismo.

Putla ya tiene un mejor futuro.

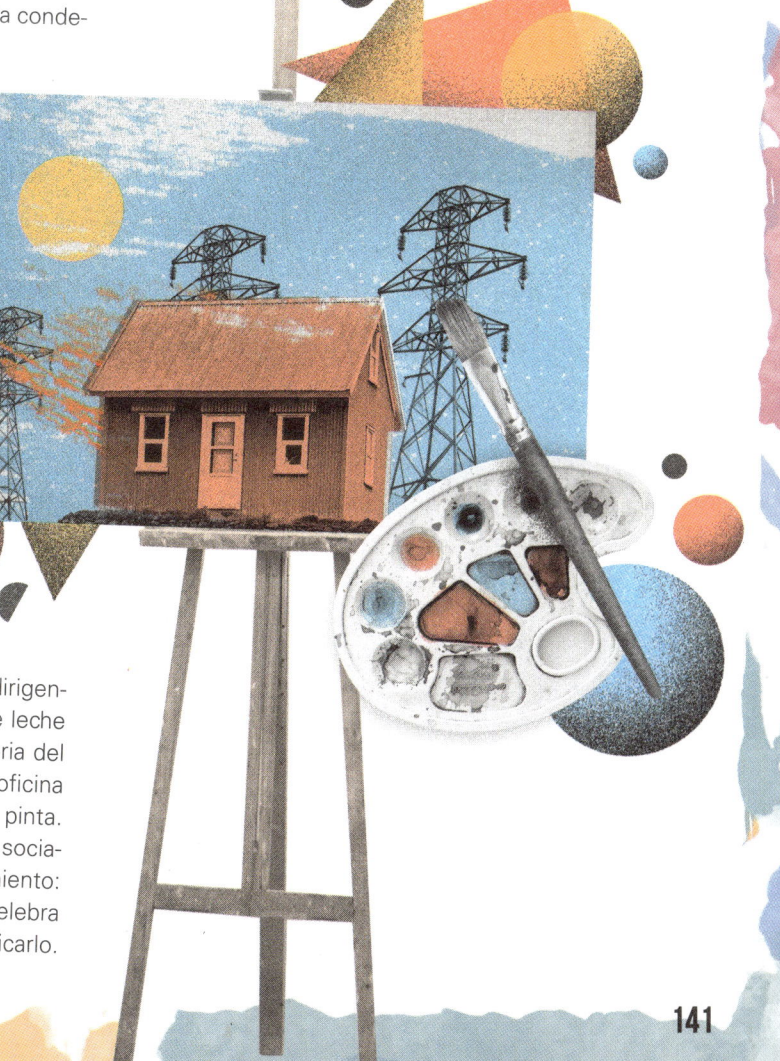

EL MORDISCO tour

MIENTRAS EL MUNDO SE GUARDABA EN CASA, EL PRESIDENTE DE MÉXICO SALÍA DE GIRA, INCANSABLE, EN BUSCA DE UN CACHETE QUE MORDER. LO ENCONTRÓ.

JULIO PATÁN

Los líderes del mundo eligieron maneras distintas de enfrentar la pandemia. Angela Merkel, la canciller alemana, armó inmediatamente un equipo de asesores científicos, ordenó el confinamiento de la población e hizo que se tomaran miles y miles de pruebas.

A horas de que la noticia de la epidemia saliera de Wuhan, Tsai Ing-wen, presidenta de Taiwán, impuso el uso obligatorio de mascarillas, canceló los vuelos e hizo diseñar un plan para identificar y aislar los casos de contagio mediante la tecnología más avanzada.

Moon Jae-in, líder surcoreano, pactó sin tardanzas con la industria una producción masiva de equipo de protección para el personal médico y garantizó que la población entera pudiera hacerse pruebas de covid-19, gratuitamente.

Por las mismas fechas, el presidente de México, Andrés Manuel López Obrador, hablaba también de la pandemia. Su estrategia: comer garnachas y darnos abrazos.

Empezaba el «Mordisco Tour».

La historia, *grosso modo*, es como sigue. El 28 de febrero tuvimos, oficialmente comprobado, el primer caso de covid. El 4 de marzo el presidente declaraba: «Hay quien dice que por lo del coronavirus no hay que abrazarse. Pero hay que abrazarse, no pasa nada». A finales de marzo invitaba a la población, el pueblo bueno, a acompañarlo en una de sus grandes aficiones: comer. «No dejen de salir, todavía estamos en la primera fase —se refería a la fase de contagios—, yo les voy a decir cuándo no salgan», dijo, solo para rematar: «Si pueden hacerlo y tienen posibilidad económica, sigan llevando a la familia a comer a los restaurantes y las fondas».

Y predicó, faltaba más, con el ejemplo. El mandatario, como habrán notado, es propenso a salir de gira no al extranjero, fuente de contaminación tecnocrática y neoliberal, pero sí por las carreteras más humildes de nuestro México. Y justamente de gira por Oaxaca, sin cubrebocas (a la hora de escribir estas líneas solo se le ha visto usarlo en cuatro ocasiones), a la mesa, junto (demasiado junto) a una mujer ataviada con una bonita blusa bordada y abundantes platos de la región enfrente, explicó en video: «Los mexicanos, por nuestras culturas, somos muy resistentes a todas las calamidades. Siempre hemos salido adelante. Nuestro pueblo es poseedor, heredero de culturas milenarias, de grandes civilizaciones, y en eso estriba nuestra fortaleza». O sea: ¿quién necesita sana distancia y mascarillas cuando tiene de su lado a los antiguos mexicas? Pero el punto culminante de la gira fue, días antes, el mordisco.

El 14 de marzo las redes se vieron invadidas por una imagen: en primer plano, Andrés Manuel López Obrador, que por los caminos del sur se había ido a Guerrero, le da no queda claro si un mordisco o un chupetón o un poco de ambas cosas a una niña de cuatro años que, la verdad, tiene cara de quítenmelo de encima. El periodista Diego Fonseca contó hasta ocho besos y tres mordiscos en esa mejilla, pero fue ese mordisco en concreto, ese remate, de un abandono que no le conocemos al líder, vaya, ni cuando embiste un taco de barbacoa, el que quedaría inmortalizado.

Semanas después, López Obrador aceptó suspender por un tiempo las giras, que retomaría en lo que él llamó «logramos domar al virus» y los epidemiólogos, el «pico de contagios» o «semáforo rojo», aunque, eso sí, con muy pocos invitados, casi siempre separados por un par de metros de distancia.

Con unos 52 millones de habitantes, Corea del Sur suma, a la hora de escribir estas líneas, 25 mil contagios y 444 muertes. México, uno de los países que menos pruebas practica, 120 millones de habitantes, le pega, oficialmente, a las 86 mil muertes, con 850 mil contagios.

Los coreanos, sin embargo, son un pueblo mucho más infeliz: no se muerden los cachetes.

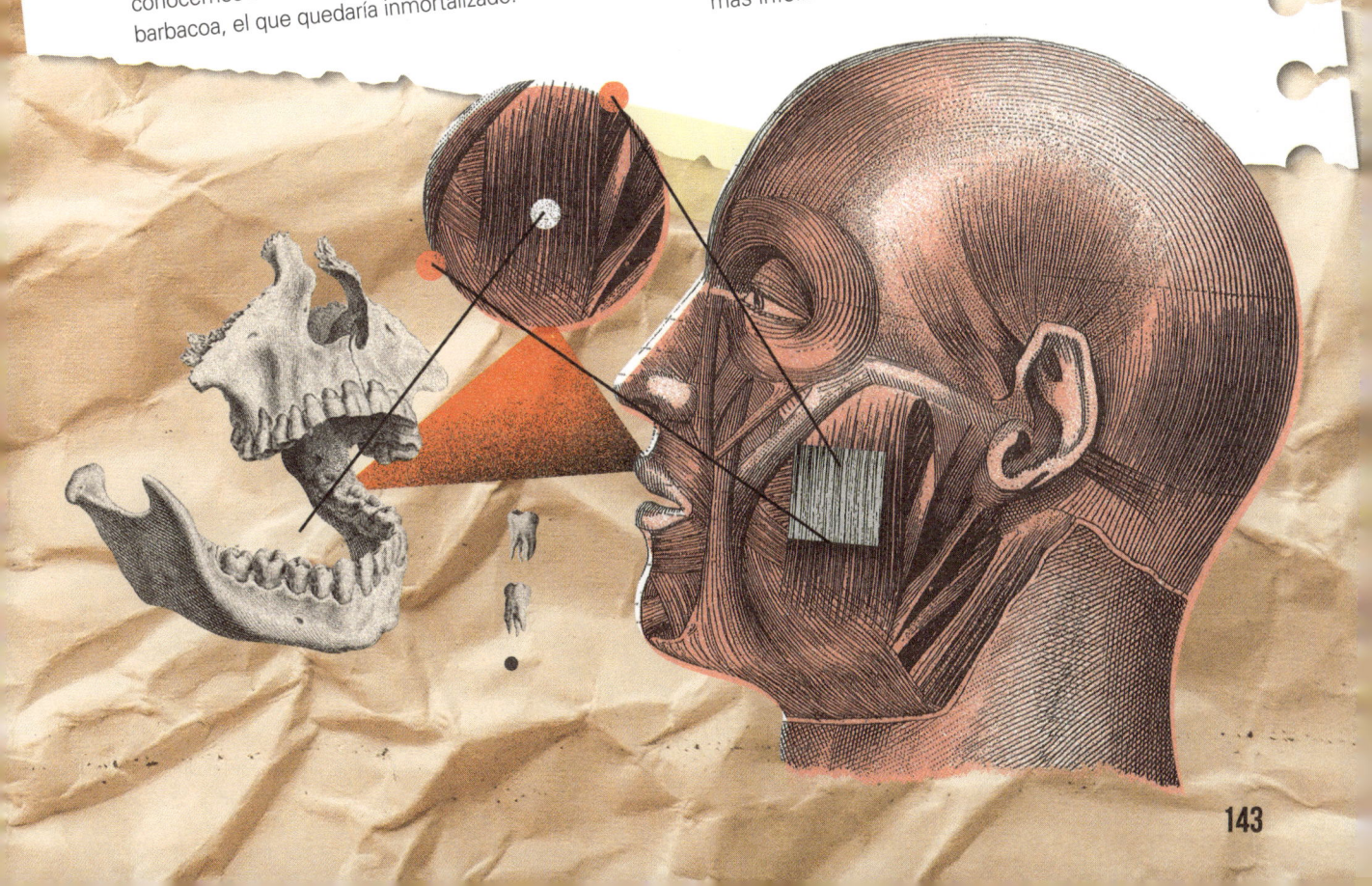

LOS IDIOTAS de siempre

ALEJANDRO ROSAS

SI LOS COVIDIOTAS LLEGARAN A DOMINAR EL MUNDO, LA EXTINCIÓN DE LA HUMANIDAD ESTARÍA GARANTIZADA.

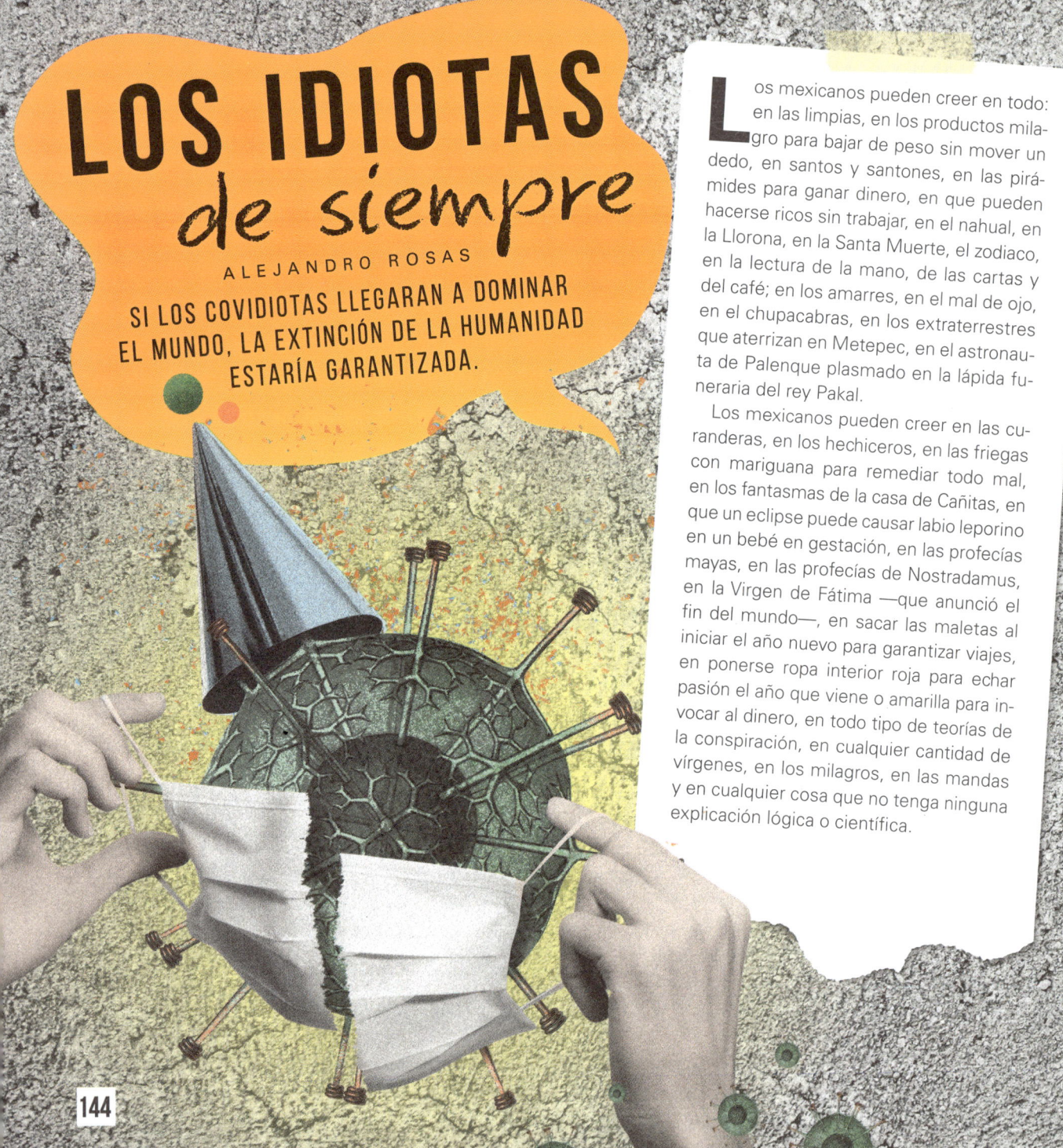

Los mexicanos pueden creer en todo: en las limpias, en los productos milagro para bajar de peso sin mover un dedo, en santos y santones, en las pirámides para ganar dinero, en que pueden hacerse ricos sin trabajar, en el nahual, en la Llorona, en la Santa Muerte, el zodiaco, en la lectura de la mano, de las cartas y del café; en los amarres, en el mal de ojo, en el chupacabras, en los extraterrestres que aterrizan en Metepec, en el astronauta de Palenque plasmado en la lápida funeraria del rey Pakal.

Los mexicanos pueden creer en las curanderas, en los hechiceros, en las friegas con mariguana para remediar todo mal, en los fantasmas de la casa de Cañitas, en que un eclipse puede causar labio leporino en un bebé en gestación, en las profecías mayas, en las profecías de Nostradamus, en la Virgen de Fátima —que anunció el fin del mundo—, en sacar las maletas al iniciar el año nuevo para garantizar viajes, en ponerse ropa interior roja para echar pasión el año que viene o amarilla para invocar al dinero, en todo tipo de teorías de la conspiración, en cualquier cantidad de vírgenes, en los milagros, en las mandas y en cualquier cosa que no tenga ninguna explicación lógica o científica.

Los mexicanos pueden creer en todo eso, pero no en el coronavirus. A mediados de 2020, una encuesta del periódico *El Financiero* arrojó un dato asombroso: cuando menos 10% de la población, por ahí de 13 millones de habitantes, no creía en el covid-19, y seguramente el porcentaje se incrementó drásticamente en los siguientes meses, cuando la mayoría de los mexicanos comenzó a salir a fiestas y reuniones a tratar de hacer su vida como antes de la pandemia.

«Si no lo veo no pasa», «si no me enfermo no existe», y así fue que nació una nueva clase social mexicana: los covidiotas. No tenía que ver con la posición social o la profesión, ni siquiera con las creencias religiosas o las convicciones políticas; tenía que ver con el grado de idiotez. Y de pronto, de Sonora a Yucatán —como decía el anuncio de sombreros Tardán—, vimos todo tipo de gente que como hordas fue engrosando las filas de los covidiotas con un ánimo festivo.

Y en la primera fila de los covidiotas se encuentran quienes le declararon la guerra al cubrebocas, encabezados por nuestro notable *rockstar* de la salud, el subse López-Gatell, que se montó en su macho para afirmar un día que el cubrebocas no servía y al otro día que medio sí servía, y luego que no, y luego que sí, y dejó pasar meses mientras el número de fallecimientos se incrementaba.

Junto al subse, desde luego, también se encuentra nuestro amado líder, que por sus pistolas decidió no usar cubrebocas; bueno, solo dobló las manitas cuando lo llamaron de Washington para viajar a respaldar, perdón, a reunirse con Trump y entonces sí, usó cubrebocas todo bien portadito.

Junto a este par de adalides de la salud, en el grupo de los covidiotas también se encuentran las «ladies» y los «lords» que han hecho berrinche en supermercados, bancos, restaurantes, tiendas de conveniencia, entre otros lugares, porque se les exigió usar el cubrebocas como a todo el mundo. Y hay que decirlo, los covidiotas son universales, no es un logro exclusivamente mexicano.

Hay un segundo grupo de covidiotas que son muy conscientes de sus derechos políticos; tanto, que se manifestaron en el Ángel de la Independencia, a finales de septiembre, para exigir al gobierno que autorizara el uso del dióxido de cloro como medicamento contra el covid, no obstante que todas las pruebas científicas confirmaban que tiene efectos secundarios graves y potencialmente mortales; pero bueno, ¿qué tanto es tantito?, y como son creyentes en ese remedio y están a favor de la paz y de la vida, iniciaron su manifestación dándole las gracias a la Madre Tierra y lanzando una que otra consigna: «No tenemos miedo de respirar, no al uso de cubrebocas»; «La verdad nos hará libres»; «Yo soy el ADN de Dios»; «No a la vacuna obligatoria»; «No a la 5G».

El último grupo de covidiotas está constituido por todas aquellas personas que cada fin de semana subían sus fotografías a Facebook o a Instagram para presumir sus fiestas, reuniones, parrilladas y todo tipo de convivencia social en las que se reunían decenas de personas sin ningún tipo de filtro o también quienes comenzaron a ir a bares y antros, como los covidiotas campus Orizaba que organizaron una Mask Party en el Mandalay Club con un concurso para premiar al cubrebocas más creativo.

«Covidiotas del mundo, uníos» parecía ser el grito de guerra que llegó para quedarse. De hecho, fue en las redes sociales donde surgió el término *covidiota*, que generó la creación de varias cuentas para denunciar a esta gente y fue tan exitoso que de pronto ya había Covidiotas Monterrey, Ciudad de México, Guadalajara, Zacatecas, Mérida, entre otros.

Sin duda la pandemia llegó para desnudar a un amplio sector de la sociedad del que ya sospechábamos: son los idiotas de siempre.

UNA INDUSTRIA
que sí prospera

LA ECONOMÍA SE DERRUMBA, LOS EMPLEOS SE PIERDEN, LAS INDUSTRIAS SE RESQUEBRAJAN. PERO HAY UNA QUE CRECE CON LA PANDEMIA. ¿CUÁL? PIENSEN MAL Y ACERTARÁN.

JULIO PATÁN

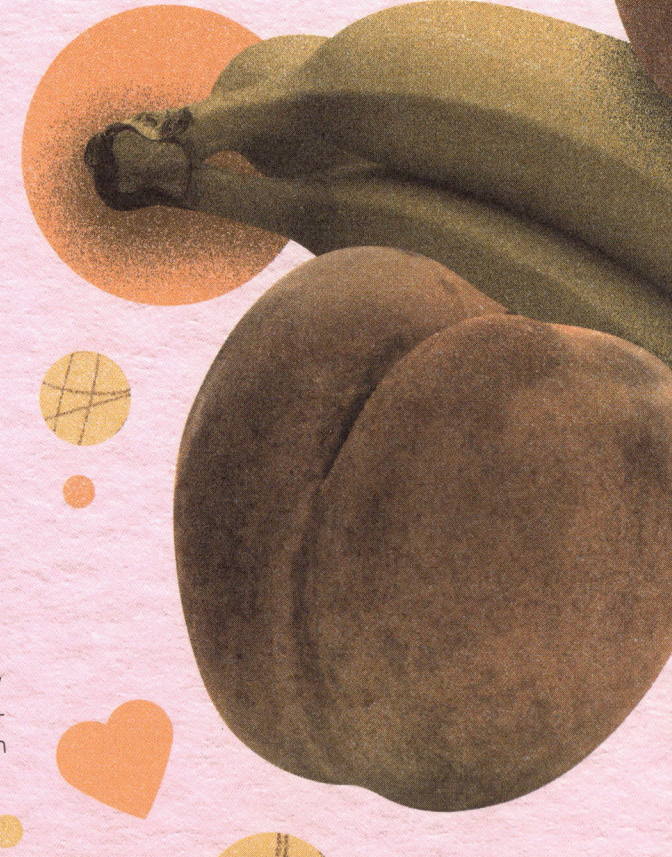

Hay un consenso en que si la economía y la industria sufrirán golpes terribles por el confinamiento en todo el mundo, en México el golpe será infinitamente más duro por la negativa presidencial a poner en marcha un plan de rescate, a contrapelo de lo que han hecho prácticamente todos los mandamases del planeta. Así y todo, en ese panorama tan lleno de nubes, hay ramos de la industria que, por necesidad, florecerán y de hecho ya florecen. «El libro electrónico», nos dirán, optimistas, ustedes, lectoras, lectores. Así lo esperamos. Pero no nos referimos a los libros, no. «Las empresas dedicadas a la comida a domicilio», apuntarán otros, más prosaica y tal vez más realistamente. Bueno, suponemos que sí. «¿Las plataformas tipo Netflix?». Probablemente. Pero tampoco nos referimos a estas muy dignas y muy necesarias facetas de la actividad humana. De lo que hablamos, y con números en las manos, es del aumento en la venta de juguetes sexuales.

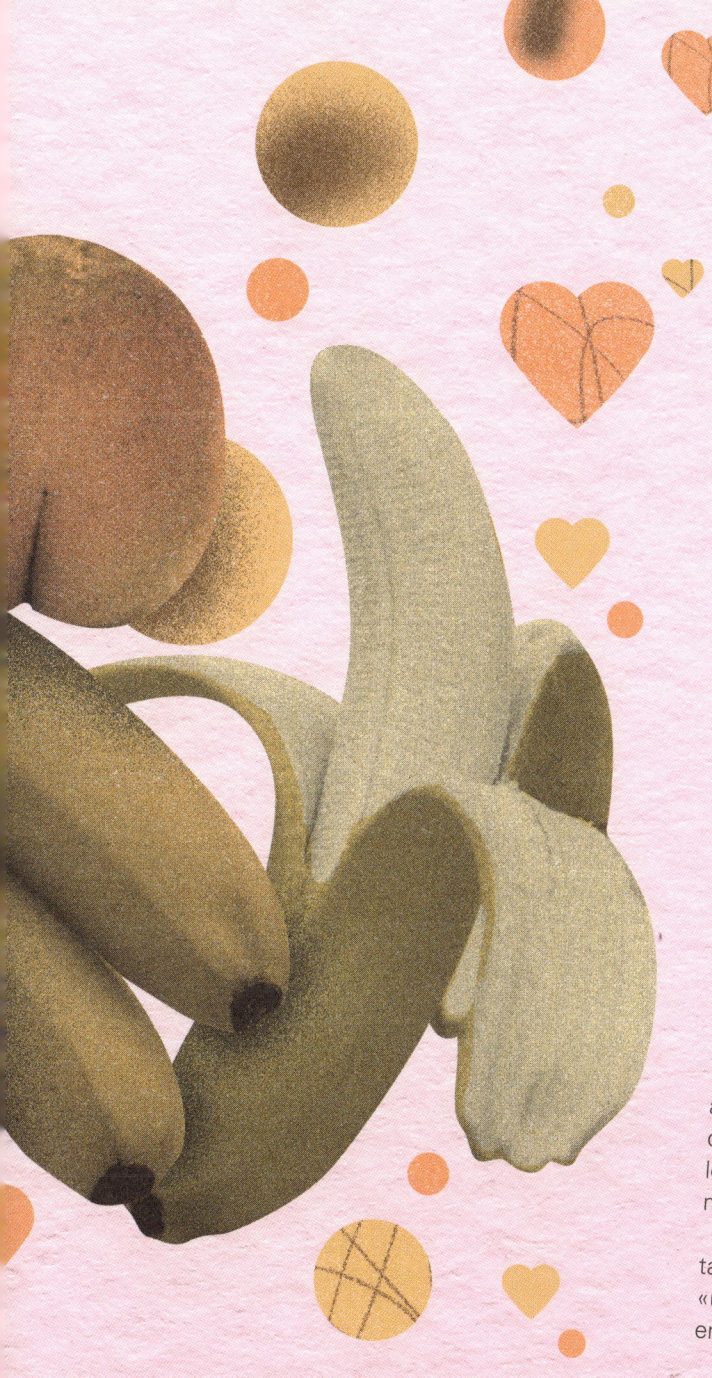

La tienda Erotika, que según nos enteramos tiene hasta 50 establecimientos en el país, vio disparadas sus ventas en línea, que crecieron en un ¡280 por ciento! De hecho —y esto, creemos, no deja de ser una señal alentadora—, los mexicanos y sobre todo las mexicanas —porque las mujeres son 70% de la clientela— saben prever: como con el gel antibacterial y los cubrebocas, hicieron compras de pánico, de manera que el virus nos encontró con un arsenal de masturbadores, aceites y —miren nada más— «kits de *bondage*», que aparentemente son los *best-sellers* de la marca.

De nuevo, México es relevante en estos temas, pero no único. En Guatemala, las ventas en línea subieron 75%, pero una nota del periódico *LA Times* revela subidones en el negocio en Ontario y en Estocolmo, y los autores de estas notas tienen información confiable de que en la capital colombiana el aumento fue de 50 por ciento.

En España tampoco cantan mal las rancheras. El aumento general es de 72%, pero logramos descubrir que una cadena, inquietantemente llamada Dulce de Leche, ha visto multiplicadas sus ventas hasta 300%. Ahora bien, es justamente de España de donde nos llega una advertencia que, nos parece, tiene validez universal, y que, creemos y lamentamos, puede contribuir a disminuir un poco su entusiasmo, lectores queridos. Mexicanas, mexicanos: la higiene, se nos informa desde la madre patria, es crucial. Hay que lavar con agua y jabón, antes y después de usarlos, todos los juguetes: el virus parece sentirse cómodo en nuestros fluidos. Hasta ahí, todo bien. Pero las advertencias, nos tememos, van más allá. Si están confinados con su pareja, deben evitar el sexo anal, porque al parecer las heces también son un hábitat conveniente para el SARS-CoV-2, pero también el oral, y los besos. De hecho, lo mejor, si no quieres contagiarte, nos dicen, es no tener sexo. Punto.

¿Se preguntan qué autoridad médica nos intenta coartar de semejante forma? Se trata de todo un experto en «urología y medicina sexual» en el Hospital Quirónsalud, en Sevilla. Su nombre, lo juramos: doctor Poyato Galán.

«Y LA FIESTA COMENZÓ...»

COMO CUANDO TIENES TODO PARA TU FIESTA: SERPENTINAS, GLOBOS, CONFETI, GORRITOS, ENANOS, MUJERES BARBUDAS, JABALÍES Y, CLARO, ¿POR QUÉ NO?, UNA FUENTE DE SEMEN.

ALEJANDRO ROSAS

Si a lo largo de la pandemia vimos en el mundo ovnis, erupciones volcánicas, meteoritos que pasan rozando la Tierra, avispones asesinos, changos que se han rebelado y, particularmente en México, a la gente de un pueblo chiapaneco buscando al hombre lobo, los gritos de la Llorona en un municipio del país y la persecución de un nahual en Soledad de Doblado, Veracruz, ¿por qué tendría que sorprendernos una fuente de semen en una fiesta?

«Fiesta, fiesta, que siga la fiesta», seguramente cantaron al iniciar este párrafo, y no es para menos: la fiesta nos acompañará hasta la consumación de los tiempos. Pero mientras se forma «la larga fila de la conga» en la fiesta de mis vecinos y se escucha la música a todo volumen que transita de la banda al regueton, a la salsa, al mariachi, a la balada romántica sin ningún pudor, he llegado a una primera conclusión pandémica —aun sin que esta haya concluido—: puede más el desmadre, la borrachera, el baile que un puto virus con todo y sus muertos.

El famoso dicho «el muerto al foso y el vivo al gozo» se ha convertido en sagrada escritura para México y el resto de la Tierra, y en todo caso es natural: todo mundo —aquí sí aplica este lugar común— sabe que la muerte se está despachando con la cuchara grande desde que inició 2020 y en una de esas nos toca. En pocas palabras, el coronavirus le metió emoción y angustia a nuestra vida.

Ya lo había advertido Boccaccio en el *Decamerón* a propósito de la terrible epidemia de peste negra que asoló Europa entre 1347 y 1353: «¡Cuántos valerosos hombres, cuántas hermosas mujeres, cuántos jóvenes gallardos, a quienes no otros que Galeno, Hipócrates o Esculapio hubiesen juzgado sanísimos, desayunaron con sus parientes, compañeros y amigos, y llegada la tarde cenaron ¡con sus antepasados en el otro mundo!».

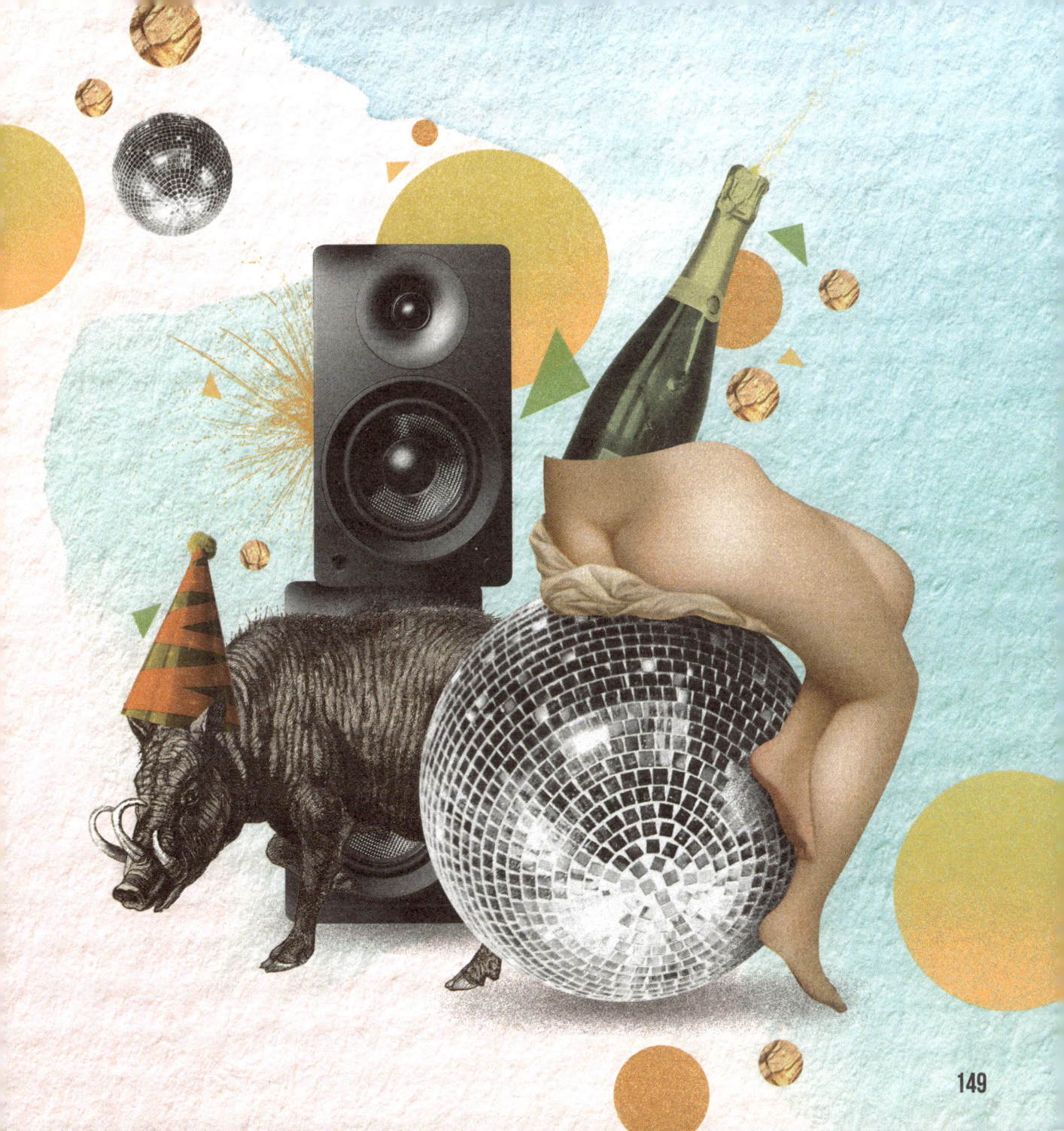

Y como así está sucediendo y la gente lo sabe, «¿por qué no armamos un reven?» (¿Todavía se dice así o ya es una expresión de población de riesgo?). Y como para eso nos pintamos solos, a pesar del confinamiento, de los semáforos, de las indicaciones de las autoridades, no ha habido un solo fin de semana sin denuncias vecinales sobre fiestas.

En Iztapalapa una familia vio lo que se llama «una ventana de oportunidades» y reconvirtió su casa: la transformó en un bar clandestino, cobró 30 pesos de entrada más el consumo y a darle que es mole de olla. Se les llenó varias veces, hasta que fue clausurado. En otro fin de semana, en Ecatepec, el gobierno municipal cerró varios bares clandestinos y además le bajó el *switch* a ocho fiestas; en otra semana, a cinco más. No por nada Iztapalapa y Ecatepec viven en semáforo rojo desde hace como 500 años.

La gente hace lo que quiere porque los gobernantes hacen lo que quieren; al presidente se la ha dicho mil veces que use cubrebocas y no lo usa. Pues bajo la máxima «soy necio como mi presidente», el 26 de julio el gobernador de Guanajuato, Diego Sinhue Rodríguez, organizó un fiestón —al que llamaron eufemísticamente «convivencia»— para funcionarios y otros gobernadores del bloque antiLópez-Gatell, así que se reunieron los de Aguascalientes, Michoacán, Nuevo León, Durango, Coahuila, Tamaulipas y Colima, y al ritmo de la orquesta —porque la música viva siempre es mejor— bailaron 500 personas sin cubrebocas ni su sana distancia, ni ninguna otra Susana, hasta altas horas de la noche. ¡Viva México, cabrones!

Pero las fiestas no son privativas de México; el mundo está padeciendo lo mismo y por eso comenzaron los rebrotes de covid-19 en distintas partes de Europa; incluso en Los Ángeles, California, las autoridades decidieron cortar la luz y el agua en los domicilios donde hubiera fiestas, con justa razón: solo Los Ángeles tenía más de 200 mil contagios a mediados de agosto.

En Twitter comenzó a circular un dato histórico: «En la Edad Media hacían orgías para celebrar el fin de alguna plaga». Cierto o no, en San Francisco decidieron no esperar a que terminara la pandemia y en una lujosa mansión del vecindario de Presidio Heights fue organizada la que quizá pase a la historia como la mejor fiesta del mundo en tiempos de pandemia.

Las autoridades la definieron como «una mezcla entre una orgía y una escena de circo», donde había cerca de 500 personas, además enanos, mujeres barbudas, música a todo volumen y animales que corrían por el patio, entre los que había dos jabalíes y ocho emúes.

Las autoridades se las vieron negras para ponerle alto a la fiesta y faltó poco para que se unieran a la celebración que parecía orgía romana. Gente desnuda corriendo por todos lados tratando de escapar de la policía, música y luces amenizando el espectáculo, los animales asustados agazapados y, ahí, en el centro del jardín, como testigo muda, se levantaba una gran fuente llena de 190 litros de semen. ¿De quién, de quiénes, de qué? Eso se lo guardaron las autoridades. Lo cierto es que 71 personas fueron detenidas y algunas fueron acusadas de bestialidad, aunque las malas lenguas dicen que mientras la policía cumplía con su deber a lo lejos se escuchaba: «Fiesta, fiesta, que siga la fiesta».

EL MILAGRO DEL AMOR

¿VIOLENCIA MACHISTA, INTRAFAMILIAR, DOMÉSTICA? ¡PARA NADA! EL PRESIDENTE NOS INFORMÓ QUE CON LA PANDEMIA LLEGÓ EL AMOR.

JULIO PATÁN

Una preocupación —no tardaríamos en comprobar que plenamente justificada— era el peligro de que la violencia machista, la violencia ejercida por los hombres, castigara con más crueldad todavía a las mujeres, por el confinamiento: encerradas con su verdugo, sí. La ONU, por ejemplo, llamó a esta pesadilla «pandemia a la sombra», una pandemia que ataca a mujeres en todo el mundo y, diría uno, particularmente en México, donde son asesinadas, en promedio, casi 10 cada día.

Pero no fue así. Triunfal, el presidente anunció en una conferencia mañanera: «Decían que iba a haber maltrato al interior de las familias. No, al contrario. En una encuesta reciente se manifestó que una de las cosas que celebraba la gente es que hubo un reencuentro familiar».

Un milagro… Si le creemos al presidente. Por arte de magia, se terminó un cáncer que golpea a México desde hace décadas. En realidad, es una idea congruente con la trayectoria de Andrés Manuel López Obrador, que no en vano es el presidente de izquierda que dijo, meses antes, que el neoliberalismo había traído al país una ola de divorcios, pero que con esta nueva era esa inmoralidad, esa fractura de todo lo que es bueno y decente, se acababa.

Con lo que no era tan congruente era con otros números. La violencia intrafamiliar no es equivalente a la violencia contra las mujeres, pero vaya que están conectadas. Según la Red Nacional de Refugios, durante la cuarentena aumentaron las llamadas por violencia de género en un 60%, mientras las solicitudes de asilo se dispararon en 30%. Tampoco fue un buen periodo en términos de los asesinatos de mujeres: abril rompió el récord de los últimos cinco años.

Así y todo, el «presidente más feminista de la historia», como lo llamó una integrante de su gabinete, celebró que todo fuera amor y armonía, y acusó a los «conservadores» de usar las protestas de mujeres para desacreditarlo y señalar a su gobierno como opuesto a las causas feministas. Es una injusticia. Andrés Manuel López Obrador erradicó la violencia con la herramienta más poderosa de que dispone su gobierno: el decreto. Fue la misma con que se enfrentó al coronavirus.

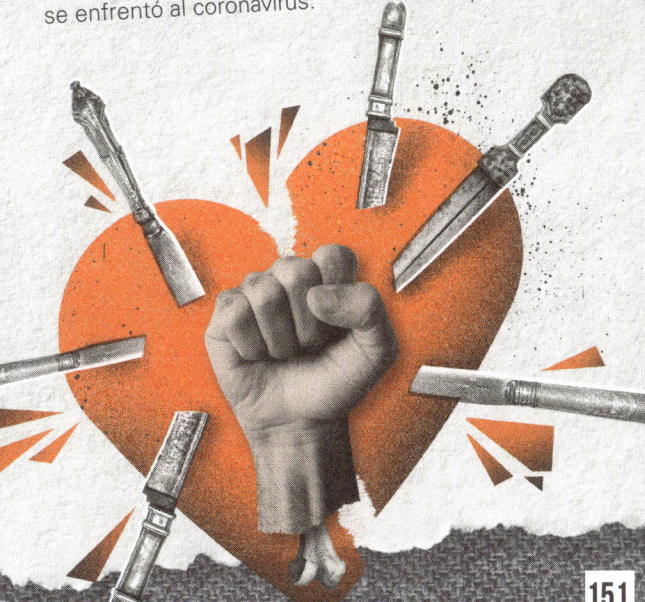

Un líder de TALLA MUNDIAL

EL G-20 FUE EL DEBUT DE NUESTRO PRESIDENTE EN LAS LIDES INTERNACIONALES. SU INTERVENCIÓN, ESPECULAMOS, CAUSÓ UNA SORPRESA QUE LOS GRANDES DEL MUNDO NO OLVIDARÁN.

JULIO PATÁN

Se hizo viral: «El presidente habla tan lento, que los líderes de las grandes potencias han de pensar que en México tenemos un pésimo internet», se leía y releía en redes luego de la reunión del G-20, una reunión a distancia, virtual, que fue, año y medio después de tomar el poder, la presentación en sociedad, o sea en el mundo, del titular del ejecutivo, que ya sabemos que no es muy de tratar con extranjeros.

Y fue una presentación larga: casi siete minutos, cuando el tiempo asignado a cada mandatario era de tres. Pero es que tenía mucho que decir nuestro líder. Mucho que enseñar. Primero, que «los políticos no somos todólogos». «Nosotros hemos considerado que lo fundamental ante este tipo de adversidades es apoyarnos en los especialistas», reveló, para rematar: «en este caso, en los médicos». Suponemos que Pedro Sánchez tomó nota de esa gran sugerencia, agradecido, olvidando por fin lo de que los españoles tienen que disculparse por la conquista. Y es que, cuando el tiempo es tan escaso, hay que dar información relevante a tus contertulios: ¿pandemia? Llama al doctor.

También compartió que en México, para enfrentar al virus, tenemos una institución fundamental: «la familia». Una idea que repetirá después: que es la principal institución de seguridad social, algo, supongo, que tomarán muy en cuenta, digamos, los países escandinavos o Alemania, para darle una mejorada al Estado de bienestar. No se entiende que a esas alturas el lépero de Boris Johnson estuviera entretenido en cualquier otra cosa, volteando para otro lado, como el típico alumno que se sienta en la última fila. Imperdonable. No puedes desperdiciar así una oportunidad histórica.

Pero no paró ahí el derrame de sabiduría. Ante Angela Merkel, ante Shinzo Abe, ahondó: «contamos en nuestros hogares con millones de enfermeras y de enfermeros», algo muy importante para cuidar a la abuelita con diabetes o al abuelito hipertenso. A la población vulnerable, pues. Seguía hablando de la familia.

Líder mundial, hombre que ve el mundo entero desde la atalaya de su Tepetitán natal, pidió a la ONU que interviniera para, dijo, evitar la especulación. Una chamba más para la sociedad de las naciones. Pero no paró ahí: sereno, invitó a las grandes potencias, las «hegemonías», a hacer una tregua. El futuro Nobel de la Paz se asomaba ahí. Y no iba a detenerse. Firme, sentenció: «Desde luego, no al racismo, no a la discriminación», para rematar con otra receta infalible para vencer al coronavirus: «la fraternidad universal», oyeron de sus labios, suponemos que arrobados, Putin y Xi Jinping, un avance, creemos, de su decálogo (página 45 de este libro) para volver a la «nueva normalidad», para volver a salir a las calles.

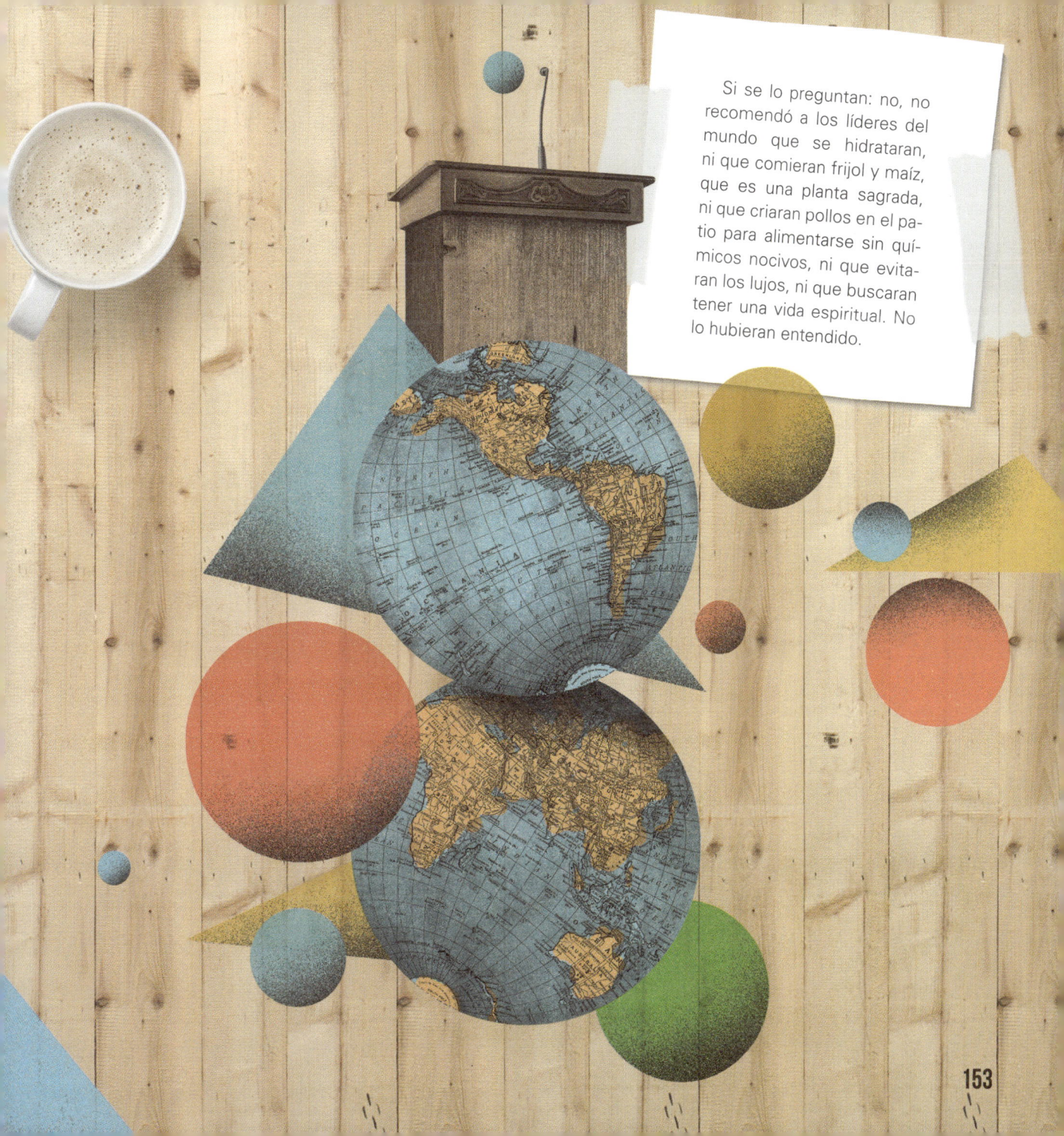

Si se lo preguntan: no, no recomendó a los líderes del mundo que se hidrataran, ni que comieran frijol y maíz, que es una planta sagrada, ni que criaran pollos en el patio para alimentarse sin químicos nocivos, ni que evitaran los lujos, ni que buscaran tener una vida espiritual. No lo hubieran entendido.

LA IGNORANCIA 1 — LA RAZÓN 0

AÑO 2020

> COMO CUANDO VISTE PASAR VARIOS METEORITOS CERCA DE LA TIERRA DURANTE LA PANDEMIA Y POR DESGRACIA NINGUNO LE ATINÓ.
>
> — ALEJANDRO ROSAS

«El virus va a desaparecer solo, así que todos a festejar», dijo Donald Trump en vísperas del 4 de julio, aniversario de la Independencia de Estados Unidos y en momentos en que el número de contagios diarios estaba alrededor de 50 mil, con más de 120 mil fallecidos hasta el día de la Independencia.

El verdadero secreto que guardaba el coronavirus fue que le fundió el cerebro a buena parte de la humanidad, sin importar raza, religión, estrato social o nacionalidad. La pandemia de estupidez se extendió por todo el mundo paralelamente a la del covid-19.

En Palm Beach, Florida, hubo una protesta en el Ayuntamiento, donde se presentaron varias ciudadanas enardecidas, enojadas con las autoridades por la orden de usar cubrebocas. «Están matando gente», gritaban, «son cosas del demonio porque están malogrando el magnífico sistema de respiración de Dios».

Durante el fin de semana patrio —3, 4 y 5 de julio—, en el estado de Alabama, en Estados Unidos, varios jóvenes infectados y sin infectar organizaron la llamada «fiesta covid», en la cual se entregó un jugoso premio en efectivo al primero de los asistentes que se contagiara.

La Ciudad de México no se quedó atrás y un grupo de jóvenes convocó a una fiesta clandestina, en la colonia Las Águilas, para contagiarse y así generar «inmunidad de rebaño», aunque el único rebaño generado fue el de una bola de güeyes ignorantes que pagaron 1 500 pesos de *cover* con barra libre incluida y DJ en vivo.

Pero esas solo fueron unas perlitas. En los momentos en que el avance de la ciencia, la tecnología y las comunicaciones es el mayor en la historia de la humanidad, también su estupidez ha llegado a límites insospechados, como quedó demostrado con la pandemia.

Las autoridades de salud insistieron una y otra vez en que los medicamentos para enfermedades como lupus, cáncer y otras enfermedades autoinmunes no servían para combatir al coronavirus, que rociar cloro o alcohol sobre la piel no mataba al covid-19; que los niños sí podían enfermarse, que no era una enfermedad de viejos o para gente con padecimientos crónicos, que ni los gatos ni los perros transmitían el virus —después de que en diversas regiones del mundo muchas mascotas se quedaran sin hogar por el miedo de sus dueños—.

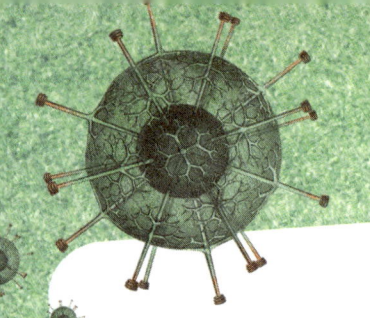

Pero la gente se compró todo y llenó sus muros de Facebook con cualquier cantidad de noticias, recomendaciones, soluciones y remedios absurdos para combatir al coronavirus con excepción del sentido común.

Era insólito ver advertencias de la Organización Mundial de la Salud señalando que los secadores de manos no matan al coronavirus; que no necesariamente había que estar cuando menos 10 minutos con una persona infectada para contagiarse, ni que enjuagarse la nariz con solución salina o hacer gárgaras con blanqueador protegían del coronavirus.

Aunque se sabe que el ajo es muy efectivo contra los vampiros, esta fue una pandemia provocada por un virus, no por una mordida, así que la OMS estableció que el ajo no servía para prevenir la enfermedad, tampoco funcionaba añadir picante a los alimentos. También quedó claro que podemos seguir comiendo sopa de murciélago porque nunca se demostró que ese tipo de sopa, ni ninguna otra, así como la comida china a domicilio fueran responsables del origen y propagación del virus —podemos seguir comiendo el arroz con palillos—.

La gente llegó a compartir que «aguas con las moscas y los mosquitos», porque eran transmisores de la enfermedad, pero peor aún, también creyeron que el virus podía montarse en las ondas electromagnéticas y propagarse a diestra y siniestra por la red 5G. Ya pueden dejar de aguantar la respiración, porque se confirmó que, aunque las personas lograran contener la respiración por 30 segundos o más, esa no era una prueba para saber si tenías coronavirus y, si lo tenías, un baño con agua caliente no te lo quitaría.

En México, en las redes sociales circuló como «noticia de último momento» la recomendación de que no dejaras tomarte la temperatura en la cabeza con los termómetros pistola porque mataban las neuronas y en poco tiempo controlarían tu mente. Tal éxito tuvo el rumor que en los supermercados se pusieron anuncios que decían: «El termómetro es infrarrojo. ¡No es láser! No deja ciego, no mata, no da cáncer, no mata neuronas, no roba líquido de las rodillas».

Merecemos la extinción, aunque quizá el problema fue la sobreinformación. En México debimos haber hecho lo que hizo el gobierno de Turkmenistán: no mencionar el término *coronavirus*, eliminarlo de los folletos de salud, no escribir sobre el tema y detener a la gente que usara cubrebocas o mascarillas, pero como la transparencia es bandera del gobierno mexicano, les bastó con darnos otros datos.

¡NO! CON LA ESPERANZA NO

ALEJANDRO ROSAS

CUANDO TE DAS CUENTA DE QUE, EN MÉXICO, EL COLOR DE LA ESPERANZA ERA VERDE AL INICIO PERO TERMINÓ POR CONVERTIRSE EN ROJO EMERGENCIA.

«En una plaza vacía nada vendía el vendedor», se oyó cantar en Palacio Nacional la noche del 15 de septiembre. Y es que, debido a la pandemia, el gobierno de la República y el gobierno de la Ciudad de México decidieron llevar a cabo la famosa ceremonia del Grito sin que nadie gritara, «a puerta cerrada» o, mejor dicho, a plaza vacía.

Y así vimos la plaza mayor: vacía, ni siquiera un alma en pena se paró por ahí y, como siempre, los organizadores por darle al violín le dieron al violón: colocaron sobre la plancha del Zócalo un gran mapa de la República mexicana iluminado con focos LED y los tres colores de la bandera, atravesado por una antorcha, lo que de inmediato nos hizo pensar que parecía un gigantesco semáforo pandémico con buena parte de la república en rojo y que la antorcha —que llamaron «de la esperanza»— mostraba un país más cerca de las llamas que de la esperanza.

La plaza mayor sin gente, los salones del palacio sin invitados, el presidente y su esposa solos, ni cena, ni brindis, ni agua de horchata, ni nada, y resultó que la ceremonia costó 3 millones de pesos más que la del año anterior. ¿En qué gastó más el gobierno? Nadie sabe, nadie supo.

Cuando uno de tus presidentes grita «Viva el tercer mundo», como lo hizo Luis Echeverría durante su sexenio (1970-1976) en la ceremonia del Grito, sabes que puedes esperar cualquier tipo de arenga la noche del 15 de septiembre. Nunca nadie volvió a lanzar vítores al tercer mundo pero, sin duda, nuestros mandatarios se las han gastado gritando a diestra y siniestra lo que les viene en gana.

José López Portillo en 1979 gritó «Viva Hidalgo, el padre de la patria; viva Morelos, el siervo de la nación; viva Guerrero, el consumador de la Independencia», y de pronto metió un pase filtrado hasta la época de la Reforma y agregó: «Viva Juárez, el Benemérito de las Américas». Tres años después, en 1982, cuando el país se caía a pedazos y ya se había echado el numerito de la nacionalización de la banca con todo y lágrimas, gritó: «Viva nuestra soberanía, viva nuestra autodeterminación, vivan nuestras libertades; México vive, México ha vivido, México vivirá». Y más que vivir, sobrevivimos, pues lo que siguió fue una serie de crisis económicas que no nos dieron tregua durante casi todos los años ochenta.

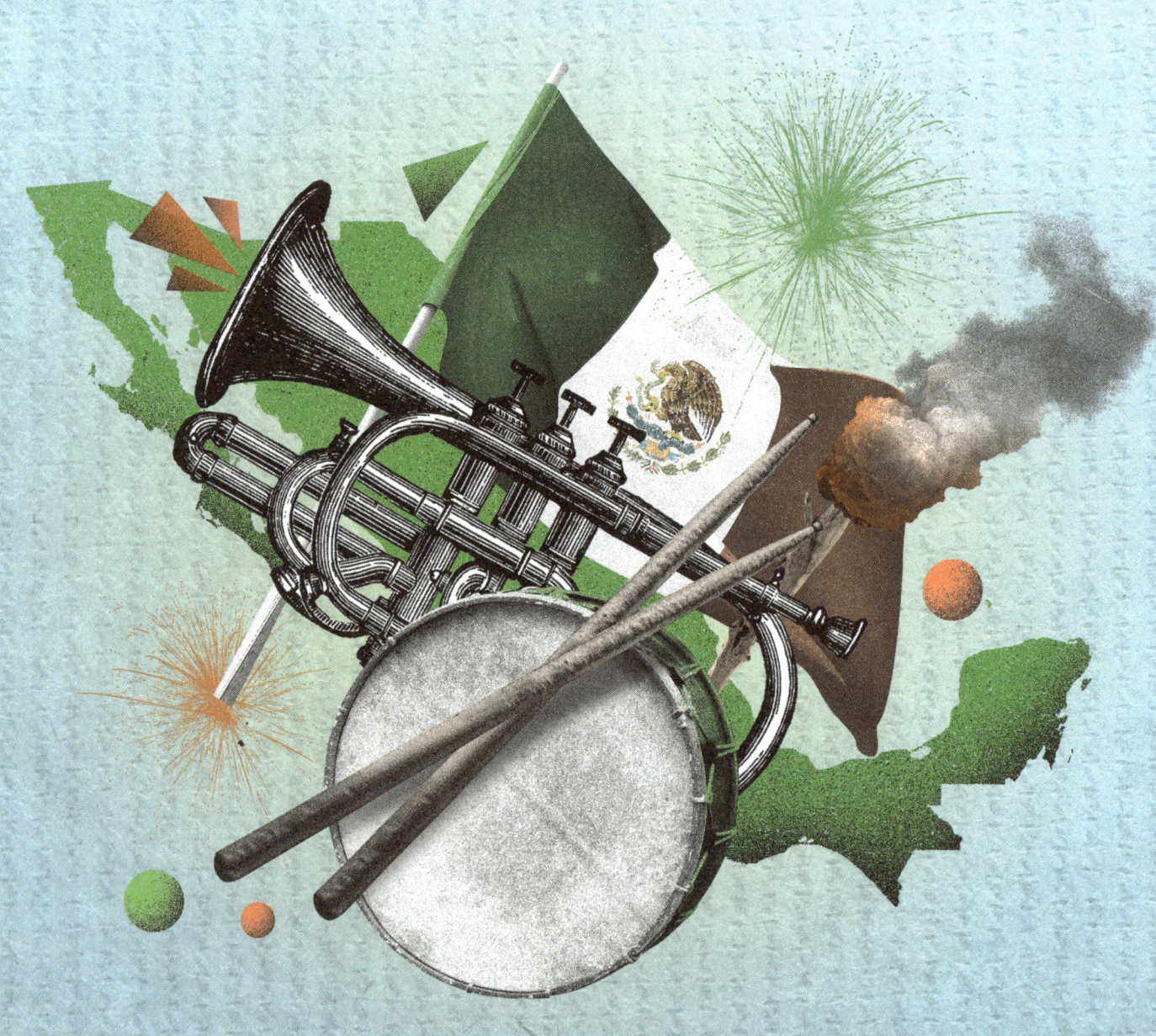

Como en los viejos tiempos del presidencialismo mexicano, en 2019 Andrés Manuel López Obrador supo llevar con orgullo la investidura presidencial y le devolvió al Grito la dignidad perdida, sobre todo durante el sexenio de Enrique Peña Nieto, quien padecía cada 15 de septiembre; incluso de manera insólita necesitaba un acordeón para recordar quiénes eran los «héroes que nos dieron patria y libertad», además de que se la pasaba haciendo corazones malformados y sonriendo para las revistas del corazón.

En 2019, nuestro amado líder gritó con emoción y enjundia como solían hacerlo José López Portillo o incluso Vicente Fox —sí, Fox, el expresidente que hoy tuitea como si estuviera bajo los efectos del alcohol y la mariguana, y que, por cierto, en 2006 gritó «¡Viva Leona Vicario!», dato curioso para quienes creen que al primero que se le ocurrió mencionarla fue a nuestro amado líder.

El presidente López Obrador ya tenía camino recorrido dando de gritos; no solo en sus mítines y manifestaciones, sino también en la noche de la Independencia. Lo hizo como jefe de gobierno y luego como presidente «legítimo», hasta que se le hizo dar el Grito como presidente constitucional.

En 2019 se sirvió con la cuchara grande y, además de recordar al padre de la patria y compañía, y arengar a favor de la libertad, la justicia, la democracia y la soberanía, amplió su abanico de posibilidades: «¡Vivan las madres y los padres de nuestra patria! ¡Vivan los héroes anónimos! ¡Viva el heroico pueblo de México! ¡Vivan los indígenas! ¡Viva la fraternidad universal! ¡Viva la grandeza cultural de México!».

En el Grito de 2020, edición pandemia, el presidente salió al balcón central del Palacio Nacional a gritar frente a una plaza vacía, aunque su arenga recibió los «vivas» de la Banda de Música y Coro del Ejército y Fuerza Aérea Mexicanos, que se encontraba en la plaza mayor para entonar el himno nacional.

La arenga incluyó a los de siempre: Hidalgo, Morelos, Josefa Ortíz de Domínguez, Leona Vicario, Allende, al pueblo de México, a las comunidades indígenas, a la grandeza cultural de México —a pesar del megarrecorte que le metieron al presupuesto de cultura—, a la libertad, a la justicia, a la democracia, a la igualdad, a nuestra soberanía, y remató con tres vivas que más bien parecían letanías: «¡Viva la fraternidad universal!» —¿lo habrán escuchado los alienígenas ancestrales hasta los confines del universo?—, «¡Viva el amor al prójimo!» y «¡Viva la esperanza en el porvenir!».

Más cristiano no podía ser el final de su grito, y aunque todo mundo cuestionó lo del amor al prójimo (porque se la pasa en pie de guerra con los prójimos fifís, conservadores y neoliberales malditos), lo verdaderamente preocupante es que vuelva a usar el término *esperanza*, ya que cuando el presidente lo usa, alguna calamidad cae sobre nuestro país, como ocurrió con los llamados «municipios de la esperanza», que a mediados de mayo eran los lugares donde debía renacer México, donde iniciaría la nueva normalidad y donde se plasmaría el futuro venturoso que aguardaba para los mexicanos; nomás que una vez que los llamó así, el coronavirus llegó por sus fueros a pintarlos de color rojo pandemia a todo lo que da.

Un premio PARA EL PRESIDENTE

JULIO PATÁN

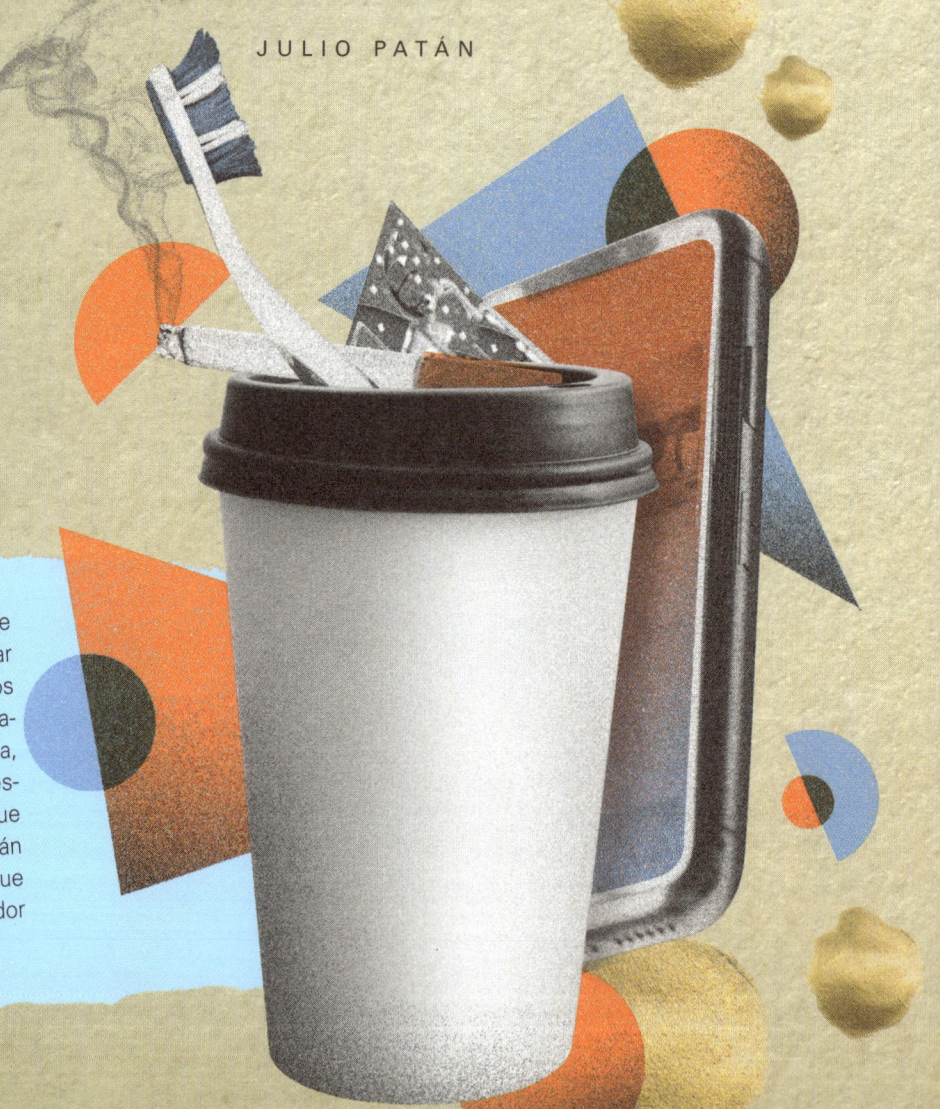

ASÍ COMO EXISTEN LAS FRAMBUESAS DE ORO, QUE PREMIAN A LO PEOR DEL CINE, EXISTEN LOS IG NOBEL, QUE PREMIAN A LO PEOR DE LA CIENCIA. ADIVINEN QUIÉN SE LO GANÓ POR SU MANEJO DE LA PANDEMIA.

Están los premios Nobel, que celebran, por ejemplo, lograr la síntesis de los elementos radiactivos, hacer aportaciones capitales a la tecnología inalámbrica, definir los tipos sanguíneos o descubrir la Helicobacter, ese bicho que provoca la gastritis. Y luego están los premios Ig Nobel, como el que ganó Andrés Manuel López Obrador en el año de la pandemia.

¿Qué premian estos últimos? Uy, la lista es inagotable, pero siempre, sin excepciones, atiende a, llamémoslos así, logros reales. Premian, por ejemplo, la demostración de que los cuchillos hechos con excrementos congelados no sirven para nada. O —como recuerda el escritor Guillermo Sheridan— a la policía irlandesa, que impuso media centena de multas a una persona de nombre Prawo Jadzy, que en polaco significa «licencia de manejar». O al equipo que desarrolló el estudio «Asimetría térmica del escroto humano», consistente en mediciones comparativas de la temperatura del testículo izquierdo y el derecho. O al médico japonés que desarrolló un escrito en el que detalla la colonoscopía que se practicó a sí mismo. Es decir, mientras los Nobel premian los momentos estelares de la humanidad, los Ig premian los momentos estrambóticos de la humanidad… Pero cuando están en buen plan. Porque cuando están en mal plan, lo que premian es… No pongamos calificativos. Premian a los antievolucionistas gringos, por decir algo. O a nuestro presidente, en la categoría de Educación para la Salud (nuestro país, recordemos, tiene el cuarto lugar en muertes por covid).

Es importante hacer dos anotaciones sobre el premio otorgado a nuestro líder, para entender cabalmente su alcance, su magnitud, su trascendencia.

La primera tiene que ver con quiénes y en dónde lo entregan. Los Ig son la antesala de los otros Nobel: se entregan un poco antes, en la Universidad de Harvard (no en 2020: la ceremonia fue obligadamente virtual), luego de que deliberan —suponemos que tras procesar una montaña de información— las mentes más elevadas del planeta: la élite científica e intelectual, incluidos varios Nobel, que además suelen presentarse a entregar los premios. Te premia la crema y nata, pues. No hay forma de que se rían de ti personas más inteligentes.

La segunda anotación es sobre los compañeros de ruta del licenciado Andrés Manuel López Obrador, presidente constitucional de los Estados Unidos Mexicanos. Porque nuestro líder no ganó solo. El desempeño del gobierno federal en la lucha contra la pandemia fue premiado junto con el de Jair Bolsonaro, el presidente brasileño, que negó la gravedad del virus y participó en manifestaciones contra el cubrebocas justo antes de caer contagiado. Con el de Donald Trump, que puso a su país en el primer lugar de muertes por covid: más de 200 mil; luego, él también se contagió. Con el de Boris Johnson, el británico del Brexit, que antecedió a Bolsonaro: negación, contagio. Con el de Putin, que —recordaremos— le suministró una vacuna no suficientemente probada ¡a su hija! Tampoco podían faltar Alexander Lukashenko —el dictador bielorruso desconocido por la Unión Europea y destacado por la represión de la disidencia—, famoso por decir que esta enfermedad se cura con saunas y vodka; Tayyip Erdogan —el mandamás turco—, que lanzó la iniciativa de encarcelar a los contagiados que den información falsa o incierta sobre sus contactos; Narendra Modi —el jefe de jefes en la India, famoso por la represión de activistas y periodistas críticos, y por las cifras récord de desempleo—, que puso a su país en el tercer lugar de muertes; y Gurbanguly Berdymuhamedov, el autócrata de Turkmenistán, donde se optó por la política del negacionismo extremo: se prohíbe hablar del coronavirus tanto en documentos oficiales como en los medios, como a los ciudadanos en la calle, que pueden ser detenidos por eso o por usar cubrebocas.

Los Ig Nobel reconocieron, pues, a nueve mandatarios que, en palabras del creador de los premios, Marc Abrahams —ya al margen del sonsonete irónico que distingue a esta celebración—, ignoraron la evidencia científica e instituyeron políticas públicas desastrosas. Y pues sí: esos nueve países, solitos, sumaban 23 millones de contagios a la hora de hacer este libro, sobre un total de 38 millones.

Y es que, como señalan sus seguidores más fervorosos, nuestro presidente nos ha convertido, ante los ojos del mundo, en un líder global.

ALEJANDRO ROSAS

#LADYIDIOTA

COMO CUANDO TE DAS CUENTA DE QUE, SI EXISTIERA LA JUSTICIA DIVINA, LAS LADIES MEXICANAS DEBIERON SER LAS PRIMERAS EN IR A VOCIFERAR AL MÁS ALLÁ.

Cualquier afrenta se le pudo haber perdonado: su soberbia, su desprecio por la gente que solo estaba haciendo su trabajo, su altanería, su falta de educación, su falta de civismo, su falta de solidaridad; la pudimos haber disculpado por el mal ejemplo que le dio a su hija, por ser una neurótica, una desquiciada, una idiota…, por todo, pero se condenó para toda la eternidad cuando arremetió con desprecio contra el chicharrón en salsa verde.

Y es que no se vale, eso sí nos pudo, o al menos a mí, me pudo y mucho. Aun cuando la mujer solo hubiera tenido dos neuronas como lo demostró, aun cuando no hubiera aprendido a colocarse el cubrebocas después de meses de pandemia —no, no va debajo de la nariz—, aun cuando su entendimiento no le alcanzara para comprender que por el coronavirus no se podía ingresar a ningún supermercado acompañado o con menores de edad, aun cuando hubiera amenazado con el «soy abogada», aun cuando hubiera insultado al personal de seguridad diciéndoles «nacos» o «¡claro!, ganas tres pesos», o «llámale al gerente», aun con todo eso, se pasó de lanza cuando le gritó al de seguridad: «Ve a comer chicharrón en salsa verde a tu casita», como si comer chicharrón en salsa verde fuera el peor de los insultos —por cierto, mi tía Elvia hacía uno verdaderamente espectacular…—.

Así se comportó esta energúmena de mujer que en redes sociales fue apodada como #Lady3pesos. Por fortuna ha resultado más efectivo el implacable ajusticiamiento de las redes sociales que la justicia humana o la justicia divina, y poco tiempo después de su espectáculo su identidad fue revelada en Facebook y pa' pronto la empresa donde trabajaba —la inmobiliaria Century 21— la puso de patitas en la calle.

Pero #Lady3pesos no fue el único caso que presenciamos a lo largo de la pandemia. Si en México ya teníamos una considerable tradición en el arte de generar este tipo de personajes nefastos —ladies y lords—, que son la parte más podrida de la sociedad —no dedicada a la delincuencia—, durante todo 2020 tuvimos una muy disputada competencia por el título de #LadyPandemia, que también podría llamarse #LadySoyLaMasIdiota. Y fue tan peleado el galardón que llegaron candidaturas desde más allá de nuestras fronteras.

Tal fue el caso de #LadyZote, mujer hondureña que hizo un berrinche épico cuando recibió una despensa de parte de su gobierno para hacer frente a la pandemia y que incluía una pieza del famosísimo y mexicanísimo jabón Zote, el cual despreció porque según su docta y refinada opinión ese jabón era para «bañar perros y no para bañar gente». En sus tres minutos de fama, #LadyZote grabó un video adicional con un mensaje para los mexicanos: «Buenos días, ¿hoy no piensan levantarse para bañarse con el jabón del perro?».

Aunque doña Isabel tenía méritos para llegar a las finales, en caso de haber ganado hubiera sido una campeona póstuma: ya no le dio tiempo ni de bañar a su perro con jabón Zote, falleció de covid a finales de junio.

La llamaron #LadyCovid, pero su nombre es Karen Fernanda. En los primeros días de agosto abordó en Cancún un vuelo de Aerobús con destino a Guadalajara, pero al parecer llegó al avión todavía muy enfiestada y, como buena mala copa, cuando le exigieron el uso correcto del cubrebocas, de buenas a primeras comenzó a gritarles a los pasajeros y a la tripulación: «Voy a decir una cosa. Todos están aquí porque les vale verga el covid. Nos vale verga el covid y todo. ¿Estamos de acuerdo? ¿Por qué me juzgan a mí de culera? ¿Por qué?».

«Pues porque estás haciendo el ridículo», le respondió una señora. «Madura, niña, madura, ya estás grande». Y ni tardos ni perezosos miembros de la tripulación, pasajeros y autoridades la obligaron a bajar de la aeronave, mientras gritaba: «Cancún es libre, Cancún es perreo». Sin embargo, a diferencia de otras *ladies*, a los pocos días Karen ofreció disculpas a través de su cuenta de Twitter y fue perdonada cuando menos por un amplio sector masculino que ingresó a su cuenta de Instagram para ver que #LadyCovid sabía modelar todo tipo de bikinis y contaba con 23 mil seguidores.

Pero el respetable se quedó con ganas de ver un combate a muerte entre la energúmena #Lady3Pesos y la no menos iracunda #LadyPizza, una joven que se cansó de insultar a todo el personal de un local de la pizzería Little Caesars, porque se negaron a darle una ficha de espera debido a que no llevaba cubrebocas y no atendió las medidas de seguridad para la compra de comida rápida.

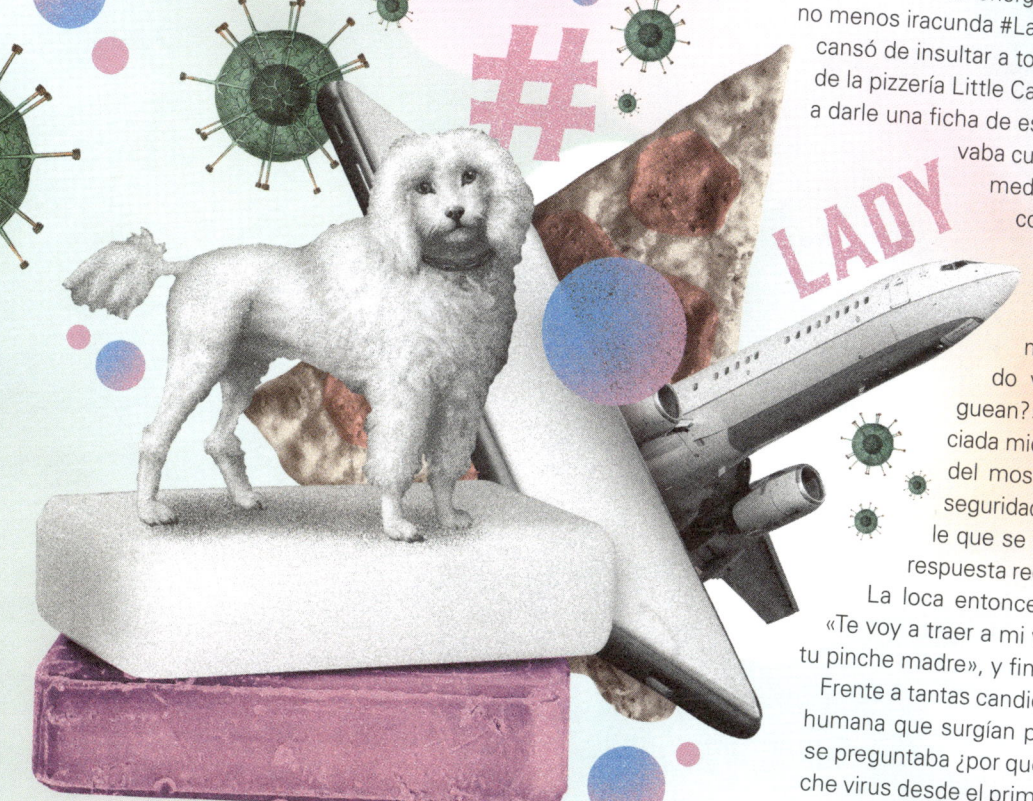

Y de los insultos pasó a las amenazas: «¿Quieres ver cómo le hablo a mi banda y ahorita valiendo verga llegan y los rafaguean?», gritó la joven desquiciada mientras golpeaba la vitrina del mostrador. Un elemento de seguridad se le acercó para pedirle que se tranquilizara, pero como respuesta recibió un golpe en la cara. La loca entonces lanzó otra amenaza: «Te voy a traer a mi wey para que te rompa tu pinche madre», y finalmente se retiró.

Frente a tantas candidatas con tanta miseria humana que surgían por aquí y por allá, uno se preguntaba ¿por qué no se les pegó el pinche virus desde el primer día de la pandemia? Algo bueno habría dejado el covid-19.

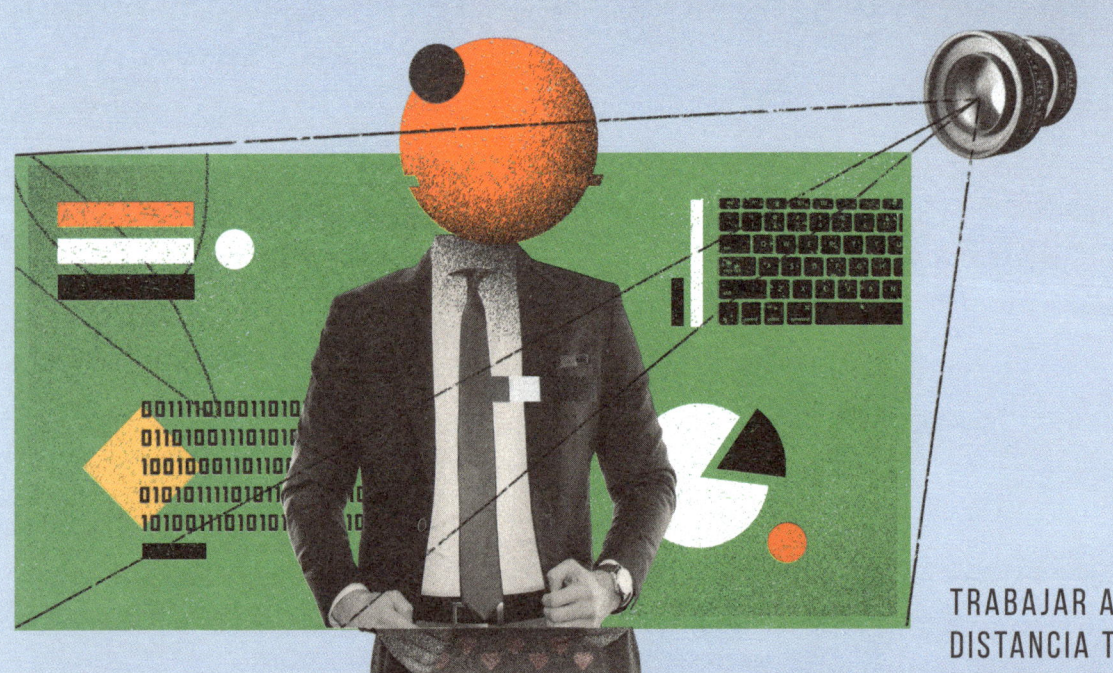

De mi casa para EL MUNDO

TRABAJAR A DISTANCIA TIENE SUS RIESGOS, SOBRE TODO CUANDO NO MANEJAS BIEN LAS NUEVAS TECNOLOGÍAS. A CONTINUACIÓN, ALGUNOS EJEMPLOS.

JULIO PATÁN

Se lee y se escucha con frecuencia que la pandemia traerá algunos beneficios, entre ellos la práctica, más extendida día con día, de trabajar desde casa. Los autores de este libro odian tanto como el que más la idea de ir a una oficina, organizar juntas y compartir el Coffe-mate (si lo conoces, eres población de riesgo) en la cocinita con la cafetera y el micro, de modo que tienen una inclinación natural a celebrar esta posibilidad, pero —disculparán que nos convirtamos en aguafiestas— dudamos que el futuro sea tan luminoso. No, probablemente no nos esperan años con relajadas jornadas de trabajo en pijama, ni zooms a las cinco de la tarde con un martini sucio escondido en una taza de café, ni redactar informes en la cama, junto a tu persona amada, con el iPad sobre los calzones que no te has cambiado en tres días.

Y no nos esperan por al menos tres razones.

Una, difundida implacablemente por el *New York Times*, es que, casi sin excepciones, la productividad de las empresas baja sensiblemente. En esencia, parece que, de entrada, la semana laboral se ve reducida a cuatro días, o, en otras palabras: el viernes se convierte, oficialmente, en fin de semana.

La otra es que para muchas personas es fácil caer en equivocaciones peculiares cuando trabajan a distancia. Unas son equivocaciones ajenas.

Estás hablando sobre la necesidad de algo curricular (la calidad del audio es mala) y tu marido, al que el confinamiento no lo ha llevado a romper la comunicación contigo, gracias a Dios, aparece en calzones, con un vaso en la mano, y con una camiseta futbolera en la que se lee claramente: Multiva. Porque el amor prevalece, porque el núcleo familiar es el sustento de la mexicanidad, tu marido lee tu lenguaje corporal y entiende, por tus movimientos decididos de la mano, que tiene que salir de cuadro. Lo logra en el tercer intento. Quedan para la posteridad, sin embargo, esos calzones blancos tipo Homero Simpson.

Otras son equivocaciones propias.

Estás en clase, se te olvida cerrar el micro y te das vuelo contra el maestro, que te acaba de encargar que veas un documental y avisa que ahí termina la clase. Es entonces cuando entra tu voz, la voz de Carlos: «Estamos pagando la perra mensualidad para que nos venga a decir estas mamadas». Y es que las clases son peligrosas, como puede constatar esa otra alumna. Te aburres, entra la somnolencia, pierdes reflejos y dices algo como: «Ma, ahorita voy y lavo la licuadora, que esta señora está que habla como un loro».

Eres una reconocida figura del periodismo deportivo y, como buena parte de la humanidad, trabajas en casa.

¿Por qué no hacerlo vestido solo de la cintura para arriba? Seguro que no eres el único. Pero sí perteneces a la minoría ya no tan reducida de los que lo hacen público. Ese fue el caso de Ricardo Puig, que durante la transmisión de *Fútbol Picante*, un programa de ESPN, tiró la cámara de un manotazo y reveló que sí, que el saco y la camisa y demás, o sea lo de arriba, no *machaban* con lo de abajo, o sea, con esos calzoncillos.

Pero ningún caso como el de Malú Mícher, senadora de Morena, que en una sesión a distancia de algunos legisladores con el Banco de México empezó a desvestirse frente a la cámara, o más bien frente a las cámaras, o sea: frente a la Cámara Alta y frente a la de su dispositivo electrónico, hasta que dos compañeros le avisaron por teléfono. Lo verdaderamente bizarro, en este caso, es la ciudadanía, que si a Ricardo Puig le celebró el episodio con humor, y bien está, a la senadora la sometió a la dosis habitual de violencia machista.

Pero también está la mala fe.

Hacia el final de otra reunión de tribunos, la de la Comisión de Cultura de la Cámara de Diputados, que decidió organizar una plática abierta sobre derechos de autor, uno de los expertos en propiedad intelectual invitados a la mesa fue interrumpido sin contemplaciones. ¿Un poeta indignado porque le suspendieron la beca, especie peligrosa donde las haya? No. ¿Otro estudiante aburrido al que su profe obligó a oír la conferencia para ahorrarse un par de horas de clase? Tampoco. ¿La bancada panista, que decidió boicotear la sesión? De ninguna manera. Lo que le pasó a Kiyoshi Tsuru, abogado, es que el usuario conectado bajo el nombre de Yehuda Cohen se dedicó a hacer sonoros gemidos sexuales hasta que, a petición de Sergio Mayer, titular de la Comisión, lograron bloquearlo. Lo que le pasó a Tsuru, en fin, fue que se convirtió en víctima, una más, del *zoombombing*.

Que es una práctica muy extendida, cabe decir. La sufrió el Poder Judicial argentino, cuando, en una reunión nacional, nuevamente, vía Zoom, un *hacker* coló un sitio porno, pero porno de veras. ¿Les parece grave? Bueno, lean esto: en abril, el FBI avisó que decenas de miles de chats «zoomeros», desde tu plática con la psicoanalista, a la reunión de trabajo, al sexo virtual con el ex, se habían hecho públicos.

Así que, entre el error y la mala fe, es altamente probable que un día recibas de nuevo ese mensaje odioso: «Junta Santa Fe 17:30. Bx».

El último TLATOANI

LAS PROFECÍAS MEXICAS LO ANUNCIARON: «LLEGARÁ UN ÚLTIMO TLATOANI A RECLAMAR SU PENACHO, ASÍ QUE RECUPÉRENLO A GÜEVO.», DEL CÓDICE MORENIZTLI.

ALEJANDRO ROSAS

El mundo se ha desquiciado por completo, lo bizarro ha tomado visos de normalidad y hacia el último trimestre de 2020 parece que la pandemia hubiera decidido llevarnos de manera definitiva hacia un «abismo profundo y negro como mi suerte» —cantaría José Alfredo Jiménez—. Y es que ni para dónde hacerse. ¿O será que se acerca una nueva era?

En Egipto, los arqueólogos anunciaron el hallazgo de 59 sarcófagos con todo y momias, y les pareció buena idea abrir uno en pleno 2020 —*¡Jelou!* ¿Sí recuerdan la maldición de la momia?—; un meteorito cruzó por los cielos de Monterrey y no faltó el mexicano que ofreció fragmentos «originales» hasta en un millón de pesos en Facebook —era necesario un meteorito un poco más grande, pero no se nos hizo—. Apareció otro geoglifo en Nasca, Perú —sí, donde están las otras líneas que trazaron los alienígenas ancestrales—, y que demuestra con toda claridad que muy talentosos no son los extraterrestres; el Vaticano puso en la antesala de la santidad a un milenial de 15 años que llevó la palabra de Dios a las redes sociales —seguramente era un trol— y su cuerpo incorrupto está expuesto en Asís, Italia, con jeans y unos Nike; le llaman «el *influencer* de Dios».

Se está acabando el año 2020 y la carrera por las vacunas que comenzó con todo optimismo se ha convertido en una carrera de obstáculos porque aún no se ve por dónde ni pa' cuando (en Rusia se teme que los experimentos le devuelvan la vida a Lenin y a Stalin). Los sepelios *in situ* y vía *streaming* se han sofisticado: ahora hasta por FaceTime un deudo puede despedir a su difunto en caso de que no hubiera querido ir al velorio. También la educación en línea vive sus mejores momentos: mientras los papás se azotan contra las paredes por culpa de sus criaturitas, da ternura ver a los alumnos haciendo honores a la bandera y cantando el himno nacional frente a la computadora y en el comedor de la casa.

El mundo ha enloquecido. «¿Por qué no ofrecemos vuelos a ninguna parte?», sugirieron algunas aerolíneas, y ahora en Japón, Taiwán y Australia se venden boletos para tomar un avión que durante dos o tres horas vuela sobre sitios icónicos y luego regresa al mismo lugar de donde partió, pero sirven un menú de autor, bebidas espirituosas y regalan recuerditos bien monos. Señal del apocalipsis: los vuelos a ningún lado se agotaron.

Lo peor de Donald Trump luego de verlo bailar en un acto de campaña —cual si fuera uno de los hipopótamos de la película *Fantasía*— fue que sobrevivió al covid, aunque los conspiracionistas creyeron que nunca se enfermó. Chale, el coronavirus nos falló cuando más lo necesitábamos.

Dicen que las penas con pan son menos, y como hay que hacerle la luchita, en México abrió «Tacovid. Una taquería con sabor viral», que entre su menú ofrece la Cuarentorta, el Brote, el Quesanitizante, el Cubrebocas y el Ommmms; además, quedó demostrado que los chilangos siempre tuvimos razón: las quesadillas no llevan queso —o al menos eso dijo la Profeco—.

En este México lindo y querido la pandemia se convirtió en un vodevil, en el que nuestro amado líder, junto con el doctor Muerte —López-Gatell—, continuó insistiendo en lo bien que íbamos a pesar de los 86 mil fallecimientos al 17 de octubre. Por entonces, en las mañaneras del presidente, la enfermedad ya era lo de menos, y como nuestro preclaro gobierno siempre va un paso adelante, previendo que el fin del mundo se acerca ya y volveremos a la época de las cavernas, decidió acabar con la ciencia, las artes, la cultura y la investigación desapareciendo 109 fideicomisos; pero eso sí, nuestro amado líder tiene su guardadito de 8 mil millones de pesos para saber si el pueblo bueno —consulta de por medio— quiere que su gobierno aplique la ley.

El gobierno de la CDMX —gracias, Claudia Sheinbaum— nos quitó el monumento a Cristóbal Colón de Paseo de la Reforma —por genocida—, pero a cambio nos dieron una estatua de Fidel Castro y otra del Che —por genocidas— sentados en una banca para que podamos tomarnos una fotografía con ellos. Aquí ganó la ignorancia a plenitud.

Si camina como primera dama, se mueve como primera dama, habla como primera dama es... pato, al menos así lo sostiene el gobierno. Nuestra no primera dama se fue a recorrer Europa, cual nueva emperatriz Carlota, para exigir una disculpa de Europa y hasta del universo entero a nosotros los pobrecitos mexicanos, para explicarle al papa que Hidalgo y Morelos era unos curas chingones y se pasaron de lanza con ellos, también para buscar piezas históricas porque el gobierno quiere montar una exposición para celebrar una fecha que nunca existió: la fundación de Tenochtitlan en 1321. Durante su gira, nuestra no primera dama lució unos cubrebocas divinos y al último grito de la moda; lo curioso es que en México nunca ha usado ninguno en los eventos públicos. Bien raro...

El 2021 está a la vista, la pandemia bizarra continúa viento en popa —y lo que falta por ver—, pero al parecer la verdad ha sido revelada: el coronavirus sirvió para purificar a la humanidad, para prepararla ante la llegada de un nuevo mesías. Todo lo sucedido en 2020 en México y el mundo solo ha sido el anuncio de una nueva era, del tiempo nuevo que comenzará en 2021, cuando nuestro amado líder, en una magna ceremonia en la plaza mayor de la Ciudad de México, se coloque el penacho de Moctezuma en la cabeza y se convierta en el tlatoani-amo del universo, tal como anunciaron las profecías.